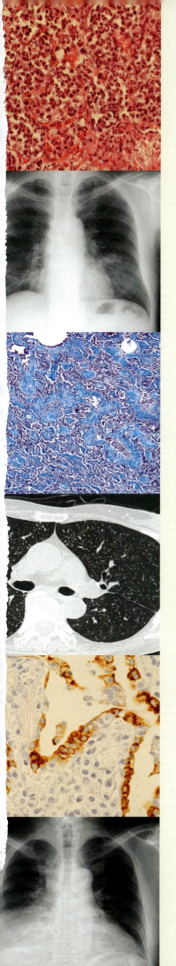

Clinical-**R**adiological-**P**athological
Approaches to Respiratory Diseases

臨床・画像・病理を通して理解できる！

呼吸器疾患：
Clinical-
Radiological-
Pathological
アプローチ

編集 **藤田次郎**／**大朏祐治**
Jiro Fujita　　*Yuji Ohtsuki*

南江堂

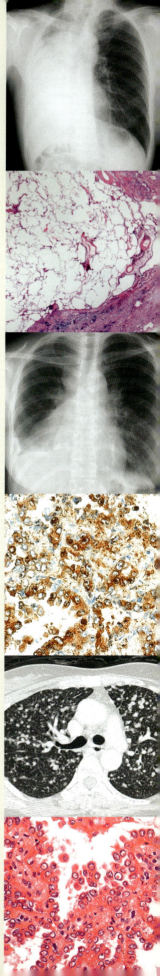

執筆者一覧

編　集

| 藤田　次郎 | ふじた じろう | 琉球大学医学部附属病院長／琉球大学大学院医学研究科 感染症・呼吸器・消化器内科学（第一内科）教授 |
| 大朏　祐治 | おおつき ゆうじ | 松山市民病院 病理診断科 高知大学名誉教授 |

執筆者（執筆順）

喜舎場朝雄	きしゃば ともお	沖縄県立中部病院 呼吸器内科 部長
原永　修作	はらなが しゅうさく	琉球大学大学院医学研究科 感染症・呼吸器・消化器内科学（第一内科）講師
大朏　祐治	おおつき ゆうじ	松山市民病院 病理診断科
松田　直之	まつだ なおゆき	名古屋大学大学院医学系研究科 救急・集中治療医学分野 教授
桑平　一郎	くわひら いちろう	東海大学医学部付属東京病院 呼吸器内科 教授
田中　裕士	たなか ひろし	札幌せき・ぜんそく・アレルギーセンター 理事長
尾内　一信	おうち かずのぶ	川崎医科大学 小児科学 教授
宮下　修行	みやした なおゆき	川崎医科大学 総合内科学1
高橋　　洋	たかはし ひろし	坂総合病院 副院長／坂総合クリニック 所長（兼任）呼吸器科・感染症科
比嘉　　太	ひが ふとし	国立病院機構沖縄病院 呼吸器内科 統括診療部長
新里　　敬	しんざと たかし	中頭病院 感染症内科・総合内科 部長
田代　将人	たしろ まさと	長崎大学大学院医歯薬学総合研究科 臨床感染症学分野 助教
泉川　公一	いずみかわ こういち	長崎大学大学院医歯薬学総合研究科 臨床感染症学分野 教授
中村　茂樹	なかむら しげき	国立感染症研究所 真菌部 主任研究官
宮﨑　義継	みやざき よしつぐ	国立感染症研究所 真菌部 部長
大島　一浩	おおしま かずひろ	長崎大学大学院医歯薬学総合研究科 臨床感染症学分野／長崎大学病院 第2内科
栁原　克紀	やなぎはら かつのり	長崎大学大学院医歯薬学総合研究科 病態解析・診断学 教授
橋永　一彦	はしなが かずひこ	大分大学医学部 呼吸器・感染症内科学
門田　淳一	かどた じゅんいち	大分大学 理事（社会連携・国際担当）・副学長／医学部 呼吸器・感染症内科学 教授
仲本　　敦	なかもと あつし	国立病院機構沖縄病院 呼吸器内科 内科部長
大湾　勤子	おおわん いそこ	国立病院機構沖縄病院 副院長
倉島　篤行	くらしま あつゆき	複十字病院 呼吸器内科 臨床研究アドバイザー
仲村　秀太	なかむら ひでた	琉球大学大学院医学研究科 感染症・呼吸器・消化器内科学（第一内科）
一ノ瀬正和	いちのせ まさかず	東北大学大学院医学系研究科 呼吸器内科学分野 教授

玉田　　勉	たまだ つとむ	東北大学大学院医学系研究科 呼吸器内科学分野 講師
坂本　　晋	さかもと すすむ	東邦大学医学部 内科学講座呼吸器内科学分野(大森) 准教授
本間　　栄	ほんま さかえ	東邦大学医学部 内科学講座呼吸器内科学分野(大森) 教授
山本　善裕	やまもと よしひろ	富山大学大学院医学薬学研究部 感染予防医学講座 教授
井村　穣二	いむら じょうじ	富山大学大学院医学薬学研究部 病理診断学講座 教授
一門　和哉	いちかど かずや	済生会熊本病院 呼吸器センター 呼吸器内科 部長
近藤　康博	こんどう やすひろ	公立陶生病院 呼吸器・アレルギー疾患内科 主任部長
林　　宏紀	はやし ひろき	日本医科大学付属病院 呼吸器内科 助教
吾妻安良太	あづま あらた	日本医科大学大学院医学研究科 呼吸器内科学 教授
小倉　高志	おぐら たかし	神奈川県立循環器呼吸器病センター 副院長
中村祐太郎	なかむら ゆうたろう	浜松医科大学 内科学第二講座 講師
須田　隆文	すだ たかふみ	浜松医科大学 内科学第二講座 教授
渡辺憲太朗	わたなべ けんたろう	福岡大学医学部 呼吸器内科 教授
平井　豊博	ひらい とよひろ	京都大学大学院医学研究科 呼吸器内科学 教授
長瀬　隆英	ながせ たかひで	東京大学大学院医学系研究科 呼吸器内科学 教授
井上　義一	いのうえ よしかず	国立病院機構近畿中央胸部疾患センター 臨床研究センター センター長
岡本　翔一	おかもと しょういち	順天堂大学大学院医学研究科 呼吸器内科学
熊坂　利夫	くまさか としお	日本赤十字社医療センター 病理部 部長
瀬山　邦明	せやま くにあき	順天堂大学大学院医学研究科 呼吸器内科学 先任准教授
江石　義信	えいし よしのぶ	東京医科歯科大学大学院医歯学総合研究科 人体病理学 教授
稲瀬　直彦	いなせ なおひこ	東京医科歯科大学大学院医歯学総合研究科 統合呼吸器病学 教授
浅野浩一郎	あさの こういちろう	東海大学医学部内科学系 呼吸器内科学 教授
蛇澤　　晶	へびさわ あきら	国立病院機構東京病院 臨床検査センター 部長
熊澤　文雄	くまさわ ふみお	赤羽中央総合病院 呼吸器内科 部長
橋本　　修	はしもと しゅう	日本大学医学部内科学系 呼吸器内科学 主任教授
佐田　憲映	さだ けんえい	岡山大学 腎・免疫・内分泌代謝内科学
槇野　博史	まきの ひろふみ	岡山大学病院 病院長
黒沼　幸治	くろぬま こうじ	札幌医科大学医学部 呼吸器・アレルギー内科学 講師
中島　　啓	なかしま けい	亀田総合病院 呼吸器内科 部長代理
青島　正大	あおしま まさひろ	亀田総合病院 呼吸器内科 主任部長
重城　喬行	じゅうじょう たかゆき	千葉大学大学院医学研究院 呼吸器内科学 助教
巽　浩一郎	たつみ こういちろう	千葉大学大学院医学研究院 呼吸器内科学 教授
水野　史朗	みずの しろう	金沢医科大学 呼吸器内科学 准教授
土橋　浩章	どばし ひろあき	香川大学医学部・医学系研究科 血液・免疫・呼吸器内科学 講師
健山　正男	たてやま まさお	琉球大学大学院医学研究科 感染症・呼吸器・消化器内科学(第一内科) 准教授
坂東　修二	ばんどう しゅうじ	香川大学医学部・医学系研究科 血液・免疫・呼吸器内科学 講師
宇田川　響	うだがわ ひびき	国立がん研究センター東病院 呼吸器内科
梅村　茂樹	うめむら しげき	国立がん研究センター東病院 呼吸器内科
早川　乃介	はやかわ だいすけ	順天堂大学医学部附属順天堂医院 呼吸器内科
柳下　薫寛	やぎした しげひろ	順天堂大学医学部附属順天堂医院 呼吸器内科

髙橋　和久　　たかはし かずひさ　　　順天堂大学大学院医学研究科 呼吸器内科学 教授

野崎　　要　　のさき かなめ　　　　　国立病院機構九州がんセンター 呼吸器腫瘍科

瀬戸　貴司　　せと たかし　　　　　　国立病院機構九州がんセンター 呼吸器腫瘍科

野守　裕明　　のもり ひろあき　　　　亀田総合病院 呼吸器外科 顧問

山本　寛斉　　やまもと ひろまさ　　　岡山大学病院 呼吸器外科 助教

大藤　剛宏　　おおとう たかひろ　　　岡山大学病院 臓器移植医療センター 教授

中野　孝司　　なかの たかし　　　　　国家公務員共済組合連合会 大手前病院 顧問 呼吸器センター長

川崎　雅之　　かわさき まさゆき　　　国立病院機構大牟田病院 院長

岸本　卓巳　　きしもと たくみ　　　　岡山労災病院 副院長

奥田　昌也　　おくだ まさや　　　　　明和病院 呼吸器外科 部長

横見瀬裕保　　よこみせ ひろやす　　　香川大学医学部 呼吸器・乳腺内分泌外科 教授

塩谷　隆信　　しおや たかのぶ　　　　秋田大学大学院医学系研究科 保健学専攻理学療法学講座 教授

序　文

　このたび，呼吸器科医，放射線科医，病理医，および研修医を対象とし，「～臨床・画像・病理を通して理解できる！～呼吸器疾患：Clinical-Radiological-Pathological アプローチ」を出版させていただいた．

　呼吸器疾患は多岐にわたることから，その診断過程では，問診・身体所見から鑑別診断を挙げ，検査値や画像（X線・CT像）から疾患を絞り込み，最終的には病理診断で病態の詳細を理解する，という流れを経る．このため，呼吸器疾患の診療に際し，症例ごとにCRP（Clinical-Radiological-Pathological）カンファレンスが実施され，診断に携わる多職種の医師は，それぞれの立場でのコメントを述べつつ，疾患の病態の本質を理解することが求められる．ただしCRPカンファレンスを行うためには臨床医，放射線科医，病理医の協力が必要となるが，呼吸器疾患に精通した各科医師が揃う環境にある施設は決して多くはない．このような背景から，本書は，呼吸器疾患のCRPを切り口に実臨床における診断過程に沿った紙面構成とし，画像，病理像を多数供覧しながら，呼吸器疾患診療の本質が学べるように工夫した．

　本書の基本構成は「総論」，「各論」の2部構成とし，「総論」においては，「呼吸器疾患の病態の捉え方」，「胸部画像診断の基本的理解」，および「肺病理診断の基本的理解」を取り上げた．また「各論」では，呼吸器疾患のCRPの実践として計51疾患を取り上げた．各論の記載に際し，Clinicalからの視点ではその疾患の基本病態（原因・定義も含める）を解説し，それを把握するための問診の仕方，身体所見のとり方，重要な検査所見について言及した．診断基準や病期分類，重症度分類なども掲載し，鑑別診断として疾患名を挙げて解説した．Radiologicalからの視点では，典型的なX線・CT像を供覧し，病態にひきつけた画像の特徴，判読におけるポイント・注意点を解説した．さらにPathologicalからの視点では，典型的な病理像を供覧し，病態と画像にひきつけた病理像の特徴，判読におけるポイント・注意点を解説した．最後に，CRPカンファレンスとして，病態・画像・病理について総合的に捉えたまとめ的解説を行い，また病態にひきつけた基本的な治療戦略や治療選択の考え方を簡潔にまとめたコラムをできる限り盛り込んだ．

　多くの呼吸器疾患を対象に，CRPを基軸において解説した類書は少なく，本書は，呼吸器疾患の診断と治療にあたる呼吸器科医，放射線科医，病理医，および研修医に広く活用されることを期待したい．

　最後に本書の企画，および出版に継続してご支援いただいた，南江堂の平野萌氏，および大野隆之氏に深く感謝したい．

2017年4月

琉球大学医学部附属病院長
琉球大学大学院医学研究科感染症・呼吸器・消化器内科学講座（第一内科）教授
藤田　次郎

松山市民病院病理診断科
大朏　祐治

目　次

総論　呼吸器疾患におけるCRPの重要性

I	呼吸器疾患の病態の捉え方	喜舎場朝雄	2
II	胸部画像診断の基本的理解	原永　修作	11
III	肺病理診断の基本的理解	大朏　祐治	23

各論　呼吸器疾患のCRPの実践

I章　呼吸不全と呼吸調節障害

1	急性呼吸不全とALI/ARDS	松田　直之	36
2	慢性呼吸不全	桑平　一郎	41

II章　呼吸器感染症

1	マイコプラズマ肺炎		田中　裕士	46
2	クラミジア・ニューモニエ肺炎		尾内　一信	51
3	オウム病		宮下　修行	55
4	Q熱		高橋　洋	59
5	レジオネラ肺炎		比嘉　太	64
6	肺膿瘍		新里　敬	68
7	肺アスペルギルス症	田代　将人, 泉川　公一		72
8	肺クリプトコックス症	中村　茂樹, 宮﨑　義継		77
9	MRSA肺炎	大島　一浩, 柳原　克紀		81
10	緑膿菌性肺炎	橋永　一彦, 門田　淳一		85
11	肺結核症		仲本　敦	89
12	結核性胸膜炎		大湾　勤子	93
13	非結核性抗酸菌症		倉島　篤行	97
14	ニューモシスチス肺炎		仲村　秀太	102

III章　閉塞性肺疾患・気道系疾患

1 慢性閉塞性肺疾患（COPD）････････････････････ 玉田　　勉，一ノ瀬正和　105

2 びまん性汎細気管支炎 / 副鼻腔気管支症候群 ･･････････ 坂本　　晋，本間　　栄　110

3 気管支拡張症 ･･････････････････････････････ 山本　善裕，井村　穣二　115

IV章　間質性肺疾患

1 急性間質性肺炎（AIP） ･････････････････････････････ 一門　和哉　118

2 特発性肺線維症（IPF） ･････････････････････････････ 近藤　康博　122

3 非特異性間質性肺炎（NSIP） ･･･････････････ 林　　宏紀，吾妻安良太　127

4 特発性器質化肺炎（COP） ･･････････････････････････ 小倉　高志　132

5 Pleuroparenchymal fibroelastosis（PPFE）･･････ 中村祐太郎，須田　隆文　136

6 気腫合併肺線維症（CPFE） ･･･････････････････････ 渡辺憲太朗　140

7 肺Langerhans細胞組織球症････････････････････････ 平井　豊博　144

8 慢性好酸球性肺炎 ･･･････････････････････････････ 長瀬　隆英　149

9 肺胞蛋白症 ･･････････････････････････････････････ 井上　義一　152

10 リンパ脈管筋腫症 ････････････････ 岡本　翔一，熊坂　利夫，瀬山　邦明　157

Column　その他の間質性肺疾患について ･･･････････････････ 大朏　祐治　162

V章　免疫・アレルギー性肺疾患

1 サルコイドーシス ･･････････････････････････････････ 江石　義信　165

2 過敏性肺炎 ･･････････････････････････････････････ 稲瀬　直彦　169

3 アレルギー性気管支肺アスペルギルス症 ････････････ 浅野浩一郎，蛇澤　　晶　173

4 急性好酸球性肺炎 ･･････････････････････････ 熊澤　文雄，橋本　　修　178

5 ANCA関連肺疾患 ･････････････････････････ 佐田　憲映，槇野　博史　182

6 多発血管炎性肉芽腫症（Wegener肉芽腫症） ･････････････ 黒沼　幸治　186

7 Goodpasture症候群（肺胞出血） ･･････････････ 中島　　啓，青島　正大　190

VI章　肺循環障害

1 慢性血栓塞栓性肺高血圧症 ･･･････････････････ 重城　喬行，巽　浩一郎　194

2 肺高血圧症 ･･････････････････････････････････････ 水野　史朗　199

VII章　全身性疾患による肺病変

1 膠原病の肺病変 ･････････････････････････････････ 土橋　浩章　203

2 HIV/AIDSの肺病変 ･･････････････････････････････ 健山　正男　208

3 悪性リンパ腫の肺病変 ････････････････････････････ 坂東　修二　215

VIII章　腫瘍性疾患

1 小細胞肺癌 ………………………………………… 宇田川　響, 梅村　茂樹　220

2 腺　癌 …………………………… 早川　乃介, 柳下　薫寛, 高橋　和久　224

3 扁平上皮癌 ………………………………………… 野崎　要, 瀬戸　貴司　228

4 縦隔腫瘍 ……………………………………………………… 野守　裕明　233

5 転移性肺腫瘍 ……………………………………… 山本　寛斉, 大藤　剛宏　240

6 胸膜中皮腫 ………………………………………………… 中野　孝司　244

IX章　職業性肺疾患

1 珪　肺 ………………………………………………………… 川崎　雅之　249

2 石綿肺 ………………………………………………………… 岸本　卓巳　252

X章　先天性異常・形成不全

1 肺分画症 …………………………………………… 奥田　昌也, 横見瀬裕保　257

2 肺動静脈瘻 ………………………………………………… 塩谷　隆信　261

索　引 ………………………………………………………………………………… 267

総論

呼吸器疾患における CRP の重要性

Clinical

Radiological

Pathological

総論 Ⅰ

呼吸器疾患の病態の捉え方

問診は患者の問題を抽出する過程において重要であり，また，身体所見を丁寧にとることで急性や慢性の問題を拾い上げることも可能になる．本項では呼吸器疾患における問診のポイントと身体所見について述べながら病態の捉え方について触れていく．

問診のとり方

a. 臨床経過を把握する

一般に感染症では1週間以内の経過は急性，1週間から1ヵ月以内の経過は亜急性，月単位の経過では慢性と考える．びまん性肺疾患においては1ヵ月以内が急性，3ヵ月以内が亜急性，3ヵ月以上が慢性と考える．この区別の重要性はそれぞれの経過で鑑別疾患が大きく異なってくるからである．臨床症状の経過を把握することで，びまん性疾患の場合に慢性の呼吸器疾患に新しい感染症が加わったのか，原疾患が悪化してきたのかを判断することができる．

b. 呼吸器症状からの問診ポイント

1) 上気道症状

鼻閉，鼻汁，くしゃみ，咽頭痛，嗄声などは上気道の症状で鼻炎，咽頭炎などの何らかのウイルス感染症を示唆する．

ウイルス性の呼吸器感染症は家族内で伝播することも多く，同居している家族あるいは職場において同様の症状の人がいないかを聞くことも重要である．若年のマイコプラズマ肺炎の場合には中高生以下の子供から広がっていくことがしばしばある．特に子供や孫の最近の健康状態を確認することも大切である．

2) 下気道症状

咳嗽(乾性，湿性)，血痰，呼吸困難，胸痛などが挙げられる．咳嗽が乾性か湿性かを聞くことは非常に重要である．

乾性咳嗽はマイコプラズマ肺炎などの非定型肺炎を鑑別疾患に挙げるのに鍵となる症状である[1]．

湿性咳嗽は呼吸器感染症の代表的な症状で特に喀痰の色が膿性かどうかを確認する．高齢者においては白内障のために痰の色を常に白いと表現する場合があり，可能なら家族にも喀痰の色を聞くようにする．さらに鉄錆色の痰は比較的肺炎球菌に特徴的であり[2]，オレンジ色の喀痰はレジオネラ肺炎[3]，イチゴゼリー様の色は肺炎桿菌，緑色は緑膿菌を示唆する．

3) 呼吸困難

呼吸困難がある場合には感染症においては肺炎を起こしている可能性がある．

一般に気管支炎では慢性閉塞性肺疾患(chronic obstructive pulmonary disease：COPD)などの呼吸器系の基礎疾患がなければ呼吸困難は伴わない．また肺炎がなく安静時の呼吸困難がある場合には気管支喘息やうっ血性心不全が背景にないかを考える．

起坐呼吸は閉塞性疾患，心不全のいずれにおいてもありえるが，発作性夜間呼吸困難[4]や後傾姿勢をとる，体重増加などの心不全に比較的特徴的な症状や徴候にも注意を払うと鑑別可能である．発熱の有無の確認はいうまでもない．また，COPDや間質性肺炎などの慢性呼吸器疾患がある患者では日頃の呼吸困難のレベルを modified Medical Research Council (mMRC) Breathless Scale で評価し，急性期に悪化している場合には具体的な scale で表現する[5]．

特に呼吸困難の短期間での悪化はCOPD・間質性肺炎の急性増悪の中心となる症状である．安静時にも呼吸困難がある場合には気管支喘息の重積発作・COPDに伴う気胸・間質性肺炎の急性増悪などの可能性がある．

4) 胸痛

一般に胸痛を訴える患者の診察においてはその性状，パターンを十分に捉えて鑑別にあたるべきである．肺実質には神経がないため肺炎のみでは通常痛みはなく，胸膜近傍に感染症をきたし臓側

胸膜から壁側胸膜に波及した場合に胸痛を伴うことがある．特に深呼吸で増強する胸膜刺激痛は胸膜に及んだ感染症とまれには心外膜炎を疑わせる症状である．また，このような胸痛を伴う呼吸器感染症の患者では口腔内の衛生状態が悪いことが多く，最近の齲歯の治療歴，歯槽膿漏や歯肉炎などの有無もチェックすべきである．胸痛を伴いやすい感染症として肺炎球菌，膿胸，肺膿瘍，胸膜炎，敗血症性塞栓（感染性心内膜炎，Lemierre 症候群，薬物乱用など）が挙げられ，起炎菌としてはグラム陽性菌・嫌気性菌が多い．また，麻薬性鎮痛薬を必要とするような強い胸痛を呈している場合には Streptococcus milleri group による膿胸を鑑別疾患に挙げるべきである．また，発熱を伴わない胸膜刺激痛では気胸・肺塞栓などの可能性を考える．さらに発熱を伴わない背景因子として大切なのは糖尿病，ステロイドまたは消炎鎮痛薬の内服などが挙げられ，その場合には注意深い解釈が求められる．

c. 肺外症状からの問診のポイント

呼吸器系の解剖に即した症状に対して呼吸器系統外または全身的な症状を肺外症状と呼ぶ．たとえば発熱，食思不振，体重減少，夜間盗汗，脱力などは全身症状である．感染症では肺外症状に若年で家族との接触歴があればマイコプラズマ肺炎，中高年ではクラミドフィラ肺炎など，温泉・クーリングタワーなどの水または土いじりなどの曝露があればレジオネラ肺炎などの非定型肺炎が鑑別になる．喫煙男性で6ヵ月以内にベースの体重より5％以上の体重減少がある場合には肺癌も疑い，微熱・夜間盗汗・食欲低下などがあれば結核の可能性も考える．また，間質性肺疾患が疑われる場合には関節痛，顔・関節などの発疹，胸焼け，乾燥症状などが伴えば膠原病を考える．

d. その他の肺外症状からの問診のポイント

review of systems をとることと関連づけると漏れが少なくなる．頭痛，意識障害，腹痛，嘔吐，下痢，関節痛，筋肉痛，皮疹などは重要な問診事項である．一般的にこれらの症状は感染症では非定型肺炎[6]，ウイルス感染症，高齢者の肺炎などを，喫煙高齢者では悪性疾患，中年女性では膠原病を念頭に置く際に聞くべき症状である．

1）関節，筋肉症状

インフルエンザを代表とするウイルス感染症の全身症状としてみられることが多く[7]，レジオネラ肺炎でもしばしば認められる．インフルエンザA型では特に関節・筋肉痛が強く，若い男性でも救急室受診するほどの強い痛みを訴える．さらに横紋筋融解症をきたしやすい原因として肺炎球菌，オウム病などもある[8]．坐位から立位になるのが困難であったり上肢の挙上がスムーズにいかない場合には皮膚筋炎も鑑別になり，眼瞼や関節伸側の特徴的な皮疹などに注意する．若年から中年の女性で微熱・関節痛などの症状が週から月単位でみられる場合には膠原病の可能性を考えて問診を詰めていくことが肝要である．

2）消化器症状

呼吸器感染症で下痢がよくみられるのはレジオネラ肺炎で，そのほかにインフルエンザB型でもみられる．発熱と下痢の患者をみて最近の抗菌薬の投与歴があれば Clostridium difficile による偽膜性腸炎を鑑別に入れるべきである．

両側肺底部で吸気全般に coarse crackles が聴取される場合には細菌性肺炎，肺胞性肺水腫などの肺胞を侵す病態を考える（表1）[9]．

身体所見のとり方

呼吸器疾患において五感を十分に活用し，特に患者が救急室に受診した場合には徒歩か救急車搬送かの情報も踏まえて重症度を迅速に判定する．また慢性呼吸器疾患のある患者において新しい身体所見の出現は入院の適応の1つである．

a. 全身状態と意識レベルを確認する

1）全身状態

栄養状態が良好か，るいそうが強いか．6ヵ月以内で5％以上の体重減少は器質的疾患を考え，かつ慢性肺疾患の予後因子となる．

2）意識レベル

当院では Glasgow Coma Scale（15点満点）で表記することが多い．呼吸器疾患の患者において意識障害の鑑別で最も重要な項目の1つに高炭酸ガス血症によるナルコーシスが挙げられる．一般的に炭酸ガス分圧の値が基礎値より15 mmHg 以上の上昇があれば羽ばたき振戦や傾眠傾向がみられ，さらに35 mmHg 以上の上昇があれば昏睡状

表1 肺炎における呼吸副雑音のphase

	bacterial (n = 100)	atypical (n = 83)	p value
phase			
pan-inspiratory	49(49.0)	5(6.0)	< 0.0001
late inspiratory	9(9.0)	28(33.7)	< 0.0001
early-to-mid inspiratory	1(1.0)	2(2.4)	0.591
early inspiratory	0	0	1.000
none	41(41.0)	48(57.8)	0.027
laterality			
unilateral	48(48.0)	33(39.8)	0.297
bilateral	11(11.0)	2(2.4)	0.040
none	41(41.0)	48(57.8)	0.027
location			
upper chest	2(2.0)	0(0)	0.502
lower chest	57(57.0)	35(42.2)	0.054
none	41(41.0)	48(57.8)	0.027

(Norisue Y et al : PostGrad Med **84** : 432, 2008 より引用)

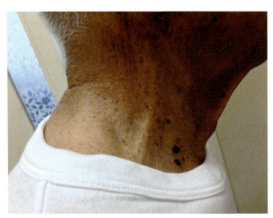

図1 中斜角筋の肥大

態もありうる.

b. 頭頸部の身体所見のポイント

① 顔面：顔面の浮腫は肺性心の徴候である．そのほかに甲状腺機能低下症や尿毒症も鑑別になる.

② 眼：乾燥性角膜炎の所見があればSjögren症候群が，強膜炎の所見があれば肉芽腫性多発血管炎などが考えられる．内眼炎の所見があればサルコイドーシスが鑑別の1つになる．Horner症候群がみられれば肺尖部の癌を念頭に置くべきである.

③ 耳：耳介部の発赤や腫脹があれば再発性骨軟骨炎を考える.

④ 鼻：鞍鼻は肉芽腫性多発血管炎と再発性骨軟骨炎を考える．鼻翼呼吸は高度の拘束性疾患の急性期に認められる呼吸状態である.

⑤ 口腔：舌や結膜にチアノーゼがみられる場合にはいわゆる中心性チアノーゼが考えられる（酸素飽和度が75％未満で出現することが多い）．Cold areaと呼ばれる爪床，鼻，頬部，耳介，口唇の外側のみにチアノーゼがあれば末梢性の可能性が高い.

⑥ 頸部：頸部の身体所見は大きな情報源となる．中斜角筋の肥大は慢性の拘束性障害と関連することが多い（図1）[10]．頸動脈の躍動性拍動は慢性の貧血や急性の高炭酸ガス血症，肺動静脈奇形などの存在を示唆する.

⑦ その他：胸骨柄上部で示指をまっすぐに挿入して気管が左右のいずれかに偏位していれば上肺野に慢性的な収縮機転を伴う病変を疑わせる所見である.

c. 胸部の身体所見のポイント

1）視 診

① 皮膚所見：くも状血管腫と女性化乳房の存在は肝硬変を疑わせる．女性化乳房自体は薬剤（H_2拮抗薬やカルシウム拮抗薬など），肺癌や睾丸腫瘍が原因のこともある．頸部から前胸部に分布する出血斑はアミロイドーシスも考え，長管骨の骨折から間もない時期に前胸部や前腋窩部に点状出血をみたら脂肪塞栓を考える.

② 胸郭変形：脊椎カリエスなどでは脊椎の前弯が認められることが多い．そのほかに先天性疾患として鳩胸，漏斗胸などもある．また，脊椎が直立している場合には強直性脊椎炎や中年女性の非結核性抗酸菌症の可能性も念頭に置く．

2）触　診

肺性心をきたした患者では右室が心拍最強点を作るため，剣状突起下に触れる．無気肺では罹患側に移動し，重度の間質性肺炎では傍胸骨領域に偏位する．

3）打　診

遠位指節関節を1本の指で手首のスナップをきかせて叩いて音響と指腹に伝わる感触を参考にする．打診は常に同じ高さで左右差を常に意識しながら行うのが肝要．

4）聴　診

① 正常呼吸音

● 気管音：頸部気管直上では聴診上，呼気音が吸気音と同等以上の強さで聴取される．このような音がそれ以外の部位で聴かれれば異常である．

● 気管支音：傍胸骨部や背部の肩甲骨間で呼吸音が呼気も吸気とほぼ同等に聴こえる．この音がほかの部位で聴かれれば異常で bronchial breathing または tubular breath sound とも呼ばれる[11]．具体的には大葉性肺炎，無気肺，巨大ブラ，葉切除後，一側肺摘出術後，萎縮肺（気管支拡張症，間質性肺炎など）のように容量減少がある病態で聴かれる．

② 異常呼吸音

● pan inspiratory crackles：吸気全般に一定の強さで聴取され，細菌性肺炎や肺胞性肺水腫で聴かれることが多い．

● late inspiratory crackles：吸気の後半にアクセントがある断続性雑音で間質性肺炎や間質性肺水腫，肺炎の回復期などで聴取される．病変の主座が間質にあることを示す雑音である．聴診にて雑音の性状が粗い場合は coarses と表現し，細かい音の場合には fine な crackles と表現する．したがって断続性雑音の表現において吸気のどの相に強弱があるかと，音自体の性状は分けて表現すると病変の推定をする際に有用である．

● 特殊な副雑音 squawk：細気管支に強い炎症がある過敏性肺炎や蜂巣肺のある間質性肺炎で聴

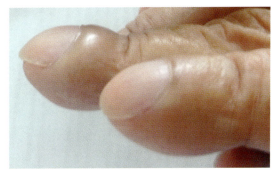

図2　ばち指

取されることがある．

d. 腹部の身体所見のポイント

呼吸器疾患の患者においても低栄養や肝硬変などの胸腹水が貯留する場合があるので shifting dullness などもチェックする．また，肺性心の患者ではそれに加えて hepato-jugular reflux が認められることがある．血液疾患などの合併が疑われる場合には肝脾腫などの確認も必要になる．

e. 四肢の身体所見のポイント

上肢では左右の周囲径に差があれば顔面浮腫や前胸部の表在静脈の怒張にも注意を払い，上大静脈症候群の可能性も考える．

一側上肢の感覚障害や根症状があれば Pancoast 腫瘍を念頭に置く．下腿の浮腫には多くの情報が盛り込まれる．一般的に圧痕性の浮腫があれば 4.5 kg の体内水分量の増加があると考えられる．

① fast edema：3本の指（示指～薬指）で最低10秒間，押して40秒未満に圧痕が消退したら最近発症した低蛋白血症が原因の可能性がある．

② slow edema：同じ条件で押して1分以上，圧痕が残存したらうっ血が原因の可能性がある．

③ ばち指：呼吸器疾患では大切な身体所見の1つである．遠位指節関節の皮下組織と爪床の角度が最も大切な定義で（180度以上）ある（図2）．よくみられる疾患として先天性チアノーゼ性心疾患，間質性肺炎，気管支拡張症，肺膿瘍，膿胸，扁平上皮癌，肝硬変，感染性心内膜炎，炎症性腸疾患，良性石綿性胸水，神経原性腫瘍などが挙げられる．気をつけなければならないのは COPD や肺結核では頻度が少ないことである．これらの疾患の患者でばち指に遭遇したら癌などの合併をむしろ考えるべきである．腺癌の患者でばち指を伴い

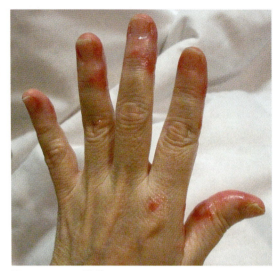

図3　Gottron 徴候

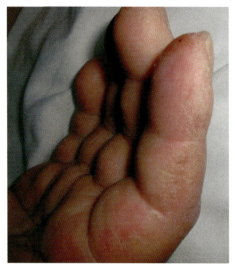

図4　mechanic's hand

膝関節などの大関節の疼痛のある患者をみたら肥大性肺性骨関節症を考える.

　対称性の多関節痛があれば関節リウマチの可能性を，眼瞼や手指関節の伸側に特徴的な皮疹はGottron 徴候（図3）と呼ばれ，皮膚筋炎の中でも進行の速い間質性肺炎がある患者の可能性を考え迅速な診断と治療が必要になる. また，手指の示指の橈骨側の固い皮膚の所見はmechanic's handを示唆し（図4），臨床経過・症状と合わせて筋炎を念頭に置いてアプローチする.

血液検査・喀痰検査のポイント

　薬剤の関与も鑑別になれば全血算（CBC）の分画も提出する. 間質性肺疾患を考える場合にはLDHをみる. 疾患活動性を評価する時にはKL-6も出してみる. 血液検査（白血球数，C反応性蛋白）は提出し白血球の分画はアレルギー性疾患，薬剤性肺炎，重症肺炎，急性呼吸促迫症候群（acute respiratory distress syndrome：ARDS）などが鑑別になる時に評価する. 腎機能，肝機能は抗菌薬の量の決定，すでに抗菌薬の投与がある場合の副作用の評価のために必須である. 重症肺炎，ARDS，ニューモシスチス肺炎などを考える場合にはLDHを提出する. また，ALPは粟粒結核が鑑別になる時に診断の糸口になる. 赤沈は肺結核，肺膿瘍，膿胸，肺放線菌症などの慢性呼吸器感染症を考える場合に意義がある. 喀痰の塗抹

染色は起炎菌を迅速に想定し，より狭域の抗菌薬の選択につながり，費用対効果の面でも大切で耐性菌の産生防止にもつながる. 喀痰培養の結果が患者背景に照らして起炎菌として妥当かは常に考える習慣をつける.

肺機能評価のポイント

　肺活量・拡散能が80% 未満かを評価し努力性肺活量の変化などを臨床症状と照合して疾患活動性を評価する[12].

主な呼吸器疾患と鑑別方法

a. 慢性閉塞性肺疾患（COPD）

1）緊急度・重症度の判定

　問診で夜間の睡眠が障害されたり日中の行動範囲に制限がある状況，視診で起坐呼吸の状態などは緊急性が高いと判断する. 重症度は呼吸筋疲労を示唆する所見を目安にする. 発汗・胸鎖乳突筋を代表とする呼吸補助筋の使用・奇異性呼吸などは重症の徴候である. また，バイタルサインでは脈圧の増大，呼吸数25/ 分以上の頻呼吸，120/ 分以上の頻脈なども重症の反映である. 脈圧の増大は高炭酸ガス血症の可能性があり血液ガスの適応となる（表2）[13]. 頻呼吸と頻脈は低酸素血症を疑う. 以上の重症度判定に基づいて救急室でも注意深く観察する.

表2　血液ガスを施行すべき所見

- 意識障害
- 発汗
- 呼吸補助筋の使用
- Hoover徴候
- 奇異性呼吸
- 脈圧の増大
- 羽ばたき振戦

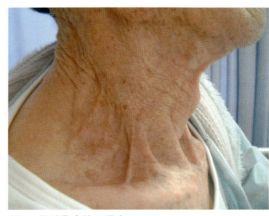

図5　胸鎖乳突筋の肥大

2) 診断項目の確認

　COPDの急性増悪の中心となる3つの症状は呼吸困難・喀痰の増量・喀痰の膿性化であり[14]，この3つの症状が急性にみられたり悪化する疾患が鑑別疾患となる．

3) COPDの主要身体所見

① 呼吸補助筋：主な補助筋は胸鎖乳突筋である（図5）．

② 頸静脈：外頸静脈が呼気にのみ怒張し，吸気に虚脱するのは閉塞性肺疾患でみられることが多い．頸静脈が常に怒張している場合には肺性心やうっ血性心不全，肺癌に伴う上大静脈症候群などが鑑別に挙げられる．

③ Hoover徴候：1秒量が700 mL未満または呼気終末肺容量が95％以上の患者では吸気時に肋骨角が鋭角化する[15]．

④ 奇異性運動：呼吸筋疲労がある患者では胸部と腹部の協調運動が失われる．また，多発肋骨骨折や横隔神経麻痺では左右の胸郭運動の協調性が失われる[16]．

⑤ early crackles：吸気の早期のみに聴取される断続性雑音で口にも同様な音が放散する．1秒量が700 mL未満か呼気終末肺容量が95％以上の高度の過膨張状態を示唆しHoover徴候と相関する．

⑥ early-to-mid inspiratory crackles：吸気の早期にアクセントがある断続性雑音で気管支炎，気管支拡張症，COPDなどで聴取される気道病変の存在を疑わせる雑音である．

⑦ Hamman徴候（Hamman's crunch）：縦隔気腫の患者で傍胸骨領域に心音に連動して聴取される音をいう．吸気時に息止めをさせると聴取しやすい．皮下気腫の患者において罹患部位において聴診器を押しつけるとラ音が聴取される．

4) 鑑別診断を絞り込んでいく際の病歴・身体所見のポイント

(a) 気管支喘息との鑑別

　最も類似する重要な鑑別疾患である．抗原曝露が原因となる発作を除くとCOPDに比較して経過は緩徐に進行し，明け方に乾性咳嗽や呼吸困難が悪化する傾向がある．この点がCOPDやうっ血性心不全との病歴からの鑑別で最も大切である．身体所見では重積発作で胸鎖乳突筋の使用があり，胸部聴診所見で高音でpolyphonicと呼ばれるさまざまな高さのwheezeが聴取される．浮腫は一般にみられない．治療効果の点ではβ_2刺激薬への反応がCOPDに比べて速やかなことが多い．

(b) うっ血性心不全との鑑別

　高齢者の喘鳴をきたす疾患で常に鑑別に挙がる．病歴では高血圧・心房細動・弁膜症・心筋梗塞などの既往の有無を確認する．経過において体重の増加・夜間の発作性呼吸困難は特異度が高い．具体的には就寝後数時間経過してからの発作性の呼吸困難をいう．バイタルサインでの収縮期血圧優位の高血圧，頻脈などは重要なチェック項目である．身体所見においては頸静脈の呼吸と連動しない怒張，胸部聴診所見でのwheezeと両側でcracklesが聴取されることが多い．両側のcracklesも同時に伴う点がCOPDとの相違点となる．心音ではS3・S4やギャロップリズムなどが特徴である．下腿のslow edemaと呼ばれる前頸骨部を3本の指で押して圧痕の回復に40秒以上かかる浮腫がうっ血の時の浮腫のポイントである．COPDでは足首にも浮腫を伴うことがある．

表3　施行すべき検査

- ●パルスオキシメーター
- ●胸部単純X線写真
- ●心電図
- ●血算
- ●喀痰塗抹および培養検査
- ●生化学検査

表4　COPDの入院の適応

- ●安静時呼吸困難の悪化
- ●重症COPD
- ●チアノーゼ，末梢の浮腫などの新しい身体所見
- ●初期治療に反応不良の悪化
- ●心不全や新規の不整脈などの重篤な併存疾患
- ●高齢
- ●在宅支援が不十分

（Stockley RA et al : Chest 117 : 1638, 2000 より改変して引用）

(c) 気管支拡張症との鑑別

　非喫煙者に多い．普段から喀痰が多く，bronchorrheaと呼ばれる1日に100 mL以上の喀痰の喀出がある患者では寝床にティッシュを常時置いていることが多く，夜間の喀痰が多いことを示している．COPDに比較して呼吸困難は比較的軽度であるが肺炎を合併すると呼吸不全も高度になる．身体所見では呼吸補助筋は中斜角筋の肥大がみられ，胸部聴診所見では両側にcoarse cracklesが聴取され，wheezeは局所的なことが多い．ばち指はCOPDに比べてみられることが多い．

(d) 肺塞栓との鑑別

　過凝固状態をきたしうる危険因子や基礎疾患の把握が大切である．抗リン脂質抗体症候群，腺癌を代表とする担癌患者，最近の骨盤腔や下腿の整形外科的手術の既往，不動状態・産褥期肥満などは重要な因子となる．胸痛や呼吸困難が主な症状で呼吸不全は高度で喀痰などの気道の症状は乏しい．身体所見ではII音の亢進がみられることがあるが，重篤な呼吸不全の割に所見に乏しいのが特徴である．

(e) 肺高血圧との鑑別

　特発性では30歳代前後の若年女性や最近は高齢者で原因不明の肺動脈性肺高血圧がみられることが報告されている．二次性の場合には気管支拡張症・結核後遺症・間質性肺炎などが基礎疾患として代表的で，COPDでは肺高血圧をきたす頻度が少なくあっても軽度のことが多い．身体所見ではII音の亢進，胸骨近傍での汎収縮期雑音の聴取，肝腫大，腹満，顔面および足首の浮腫などが特徴である．

5) 大切な検査成績のポイント

　パルスオキシメーターで酸素飽和度を測定することは酸素投与の必要性や重症度判定に有用で救急室では必須のチェック項目である．心電図は特に高齢者において心疾患の併存や心不全の除外のためには欠かせない検査である．血算は慢性呼吸不全に伴う多血症の評価，貧血，感染に伴う白血球の上昇などの把握に大切な検査である．喀痰塗抹は手間はかかるが，COPDの急性増悪の原因で細菌感染が最も多いことから，適切な初期治療のためには施行すべき重要な検査で医師自らが標本を作製して検鏡することが望ましい．インフルエンザ桿菌・肺炎球菌・モラキセラなどの三大起炎菌はグラム染色で十分に同定可能な微生物である（表3）．着目すべき所見として意識障害，発汗，呼吸補助筋の使用，Hoover徴候，奇異性呼吸などは呼吸筋疲労のサインで，バイタルサインでの脈圧の増大，羽ばたき振戦などがみられる場合には高炭酸ガス血症をきたしている可能性があり血液ガスを施行すべきである（表2）．

　ガス交換と浮腫には関連があり，高炭酸ガス血症（$PaCO_2$が65 mmHg以上またはPaO_2が40 mmHg以下の低酸素血症）があると下腿浮腫を生じる（$PaCO_2$が50 mmHgかつPaO_2が50 mmHgの条件でも浮腫をきたしうる）．肺性心ではankle edemaをきたすことがある．

　安静時の呼吸困難の急激な進展，重症COPD，新たにチアノーゼや末梢浮腫の出現などがあれば入院適応となる（表4）．また意識の変容，酸素療法にもかかわらず呼吸不全が進行する場合には専門医にコンサルトしてICUの適応になることが多い（表5）[5]．

✎ 診断のピットフォール

　高齢者で喘鳴と伴う呼吸困難をきたした場合，気管支喘息と心不全の2つが最も重要な鑑別疾患である臨床経過を丹念にたどり，夜間の呼吸状態の変化を把握することが肝要である．

　頸静脈の怒張は呼吸性に変動すれば閉塞性肺疾患の可能性が高く，関係しない場合にはうっ血性心不全や閉塞性ショックを考える．COPDで呼吸不全があり酸素療法が必要な場合には酸素飽和度の目標を88〜92％というように上限を設定して管理する[17]．特に酸素投与を開始して酸素分圧が基礎値より7mmHg以上上昇する患者はCO_2ナルコーシスを起こす可能性が高く注意深く調節酸素療法を行う．

b. びまん性肺疾患について

　以下の背景因子の問診を行うことが鑑別につながる．

① 既往歴：内科系と外科系に分けて古い順に経時的に聞き出して整理する．慢性の呼吸器疾患や膠原病の存在は間質性肺炎や肺高血圧の出現の可能性があり意識して問診する．心不全・腎不全などの基礎疾患があれば肺水腫をきたすことがあり体重の変化を確認する．

② 職業歴：これまでに従事した職業について古い順にまとめて粉塵曝露・大気汚染・気道過敏性を惹起する因子などを聞き出す．

③ 動物飼育歴：毛の長い猫・犬などは気管支喘息の原因になる．鳥への間欠的な曝露は慢性過敏性肺炎の原因となりうる．

④ 環境因子について：自宅が木造か否か，湿度などを聞く．さらに寝室の環境，特に枕・布団などの使用状況は慢性咳嗽の原因究明の参考になる．職場環境も丹念に聞いてマスクの着用なども確認する．

⑤ 薬剤歴：最近開始した薬剤はサプリメントなども含めて聞いておく．薬剤性肺障害の報告がある薬剤を内服している場合には呼吸器症状との関連性を確かめることが重要である．

⑥ 生活歴：喫煙歴はしっかりと聞いてpack-yearで表現する．受動喫煙についても確認する．飲酒歴もすべての患者で確かめる．

表5　COPDのICU入室の適応
● 初期救急治療への反応が不良の重度の呼吸困難
● 昏迷，傾眠，昏睡などの意識変容
● 酸素投与や非侵襲的換気補助下での酸素分圧が40mmHg未満の持続・悪化する低酸素血症やpH7.25未満の重症呼吸性アシドーシス
● 侵襲的機械換気が必要
● 昇圧薬の必要な血行動態不安定状態

(Vestbo J et al：Am J Respir Crit Care Med **187**：359, 2013 より改変して引用)

⑦ 家族歴：悪性腫瘍・間質性肺炎・膠原病などの家族歴は必ず聞くようにする．

　びまん性肺疾患においては原因不明，喫煙関連，膠原病関連，薬剤性，職業性など鑑別疾患が多岐にわたり，問診と身体所見で鑑別疾患で優先順位をつけることが重要である．その後，可能性の高い疾患へのアプローチで必要な血液検査，肺機能，胸部画像検査，病理検査などを組み合わせて臨床医が主導権をとって総合的に最終診断をつける．

　最後に問診・身体所見を踏まえて鑑別疾患も優先順位をつけて必要な検査をオーダーすることが診断・管理への王道であることを強調しておく．

文　献

1) 宮城征四郎：呼吸器レジデントマニュアル，医学書院，東京，第3版，p6-14，2000
2) 宮城征四郎ほか：ジェネラリストのための呼吸器診療勘どころ，医学書院，東京，p2-13，2014
3) Fujita J et al：Mechanism of formation of the orange-colored sputum in pneumonia caused by legionella pneumophila. Intern Med **46**：1931-1934, 2007
4) Charlie S et al：Does this dyspneic patient in the emergency department have congestive heart failure? JAMA **294**：1944-1956, 2005
5) Vestobo J et al：Global strategy for the diagnosis, management, and prevention of chronic obstructive pulmonary disease：GOLD executive summary. Am J Respir Crit Care Med **187**：347-365, 2013
6) 伊藤功朗ほか：*Chlamydia pneumoniae*肺炎，オウム病，マイコプラズマ肺炎の臨床的比較．日呼吸会誌 **39**：172-177，2001
7) Oliveira EC et al：Influenza pneumonia：a descriptive study. Chest **119**：1717-1723, 2001
8) 高柳昇ほか：横紋筋融解症を合併した市中肺炎．日呼吸会誌 **43**：731-735，2005
9) Norisue Y et al：Phasic characteristics of inspiratory crackles of bacterial and atypical pneumonia. PostGrad

Med J **84** : 432-436, 2008

10) Kishaba T : Practical management of idiopathic pulmonary fibrosis. Sarcoidosis Vasc Diffuse Lung Dis **32** : 90-98, 2015

11) Bohadana A et al : Fundamentals of lung auscultation. N Engl J Med **370** : 744-751, 2014

12) du Bois RM et al : Forced vital capacity in patients with idiopathic pulmonary fibrosis : test properties and minimal clinically important difference. Am J Respir Crit Care Med **184** : 1382-1389, 2011

13) Celli BR et al : Exacerbations of chronic obstructive pulmonary disease. Eur Respir J **29** : 1224-1238, 2007

14) Stockley RA et al : Relationship of sputum color to nature and outpatient management of acute exacerbations of COPD. Chest **117** : 1638-1645, 2000

15) 宮城征四郎：COPDにおける理学所見と肺機能検査値との関係．臨床病理 **38** : 415-419，1990

16) 宮城征四郎：呼吸器病レジデントマニュアル，医学書院，東京，第4版，p2-14，2008

17) Austin MA et al : Effect of high flow oxygen on mortality in chronic obstructive pulmonary disease patients in pre-hospital setting : randomised controlled trial. BMJ **341** : c5462, 2010

胸部画像診断の基本的理解

胸部画像検査は，呼吸器診療において重要であり，多くの呼吸器疾患において欠かすことのできないものである．その基本となるのは胸部単純X線写真であるが，必要に応じてcomputed tomography（CT），magnetic resonance imaging（MRI），radioisotope（RI）検査，positron emission tomography（PET）CTなどが行われ，近年では呼吸器疾患診療における胸部エコーの有用性も確認されている．これらの画像診断の組み合わせにより，種々の呼吸器疾患の診断が可能となる．

呼吸器系の正常構造および肺・心・胸郭の異常は7つのX線濃度，すなわち空気，脂肪，軟部組織，石灰化，造影剤などのX線不透過メディア，骨，または金属に分類される（図1）[1]．胸腔内ではこれらのうち2つの異なる放射線濃度の組織や人工物が接しているので境界が明瞭に描出されることが特徴である．呼吸器系に異常がある場合はX線の吸収の程度が変化するため，画像上の陰影として描出される．また正常で認められる境界面の欠如や，新たな境界面の出現が潜在する病変の目印となることもある[1]．

胸部画像（chest radiographic）は健康診断を除いては，咳嗽や喀痰，胸痛などの呼吸器症状や発熱，体重減少といった全身症状（clinical information）から何らかの呼吸器疾患の存在を念頭に撮影し，読影することになる．臨床情報を踏まえて，疾患の病理学的所見（pathological finding）を推測しながら読影することが必要となる（C-R-P診断）．

本項では胸部単純X線写真と胸部CTを中心に臨床情報や病理学的所見を意識した胸部画像診断の基本について述べる．

胸部単純X線写真

a. 胸部単純X線写真読影の基本

胸部単純X線写真の読影の基本は，読影する順番を決めて漏れなく評価することにある．読影の

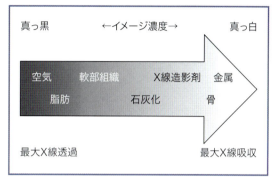

図1　標準的なX線イメージ強度と相対的な生体構造の可視濃度

流れについてはさまざまな提案がなされているが，重要なことは自分が慣れた読影の手順をおさえていくことである．読影の際には，撮影条件や体位の確認，骨・軟部組織・縦隔・横隔膜周辺の異常の有無，肺野所見の上中下・左右の比較についてはすべての症例で行うべきである．一見して明らかな浸潤陰影などの異常がみつかった場合でも，一通り網羅的に読影することで潜在的な病変を発見できる場合もある．

1）撮影条件の確認

胸部単純X線写真の読影においてまず必要なのは，撮影条件の評価である．一般的に胸部単純X線写真は立位深吸気位で撮影されるが，患者状況が悪い場合はポータブルで臥位や坐位で撮影される．また，側臥位撮影は少量の胸水の診断に，呼気撮影は気胸や慢性閉塞性肺疾患（COPD），air trappingなどの診断に利用される（図2）．ポータブル撮影時には撮影ごとに前傾や後傾での撮影，右前や左前斜位，吸気不十分など撮影条件が異なる場合があり，特に注意が必要である．条件を意識しないで読影すると，条件による陰影の違いを，呼吸器疾患の悪化または改善と捉えてしまう可能性もあり注意が必要である（図3）．撮影条件が悪い場合は躊躇せずに再度撮り直しを行うこと

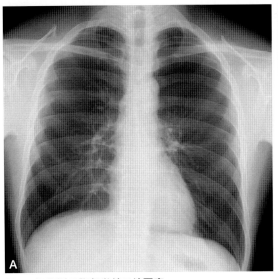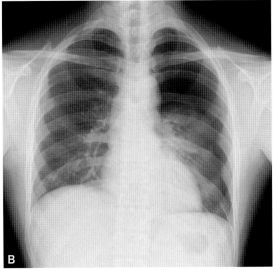

図2　気胸例の胸部単純X線写真
吸気撮影(A)でも気胸は確認できるが，呼気(B)では虚脱肺と気胸腔が明瞭になる．

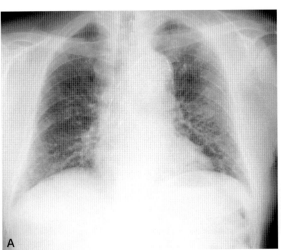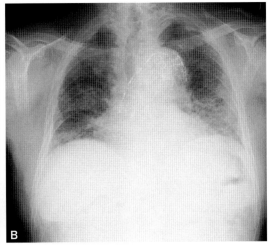

図3　吸気条件の違いによる画像の変化
適切な吸気(A)に比較して，吸気不十分(B)では肺野の陰影が悪化しているようにみえる．

が正しい臨床判断につながる．撮影条件が適切かどうか，濃度とコントラスト，吸気条件，管球の高さ，斜位の有無についてチェックする．
①濃度とコントラスト：心臓の裏側や横隔膜に重なった血管陰影が透見できる．
②十分な吸気条件：右横隔膜が第10肋骨後部と第6肋骨前部が交わる位置と重なる．
③適切な管球の高さ：鎖骨が第4椎体に位置している．
④正面像か斜位か：鎖骨頭と棘突起の棘突起が左右の鎖骨頭の中心であれば正面像である．右鎖骨頭と棘突起の距離が短ければ右前斜位で左鎖骨頭と棘突起の間隔の方が短ければ左前斜位である．
　また，胸部単純X線写真の立位PA像と比べてポータブル撮影での次のような特徴があることも認識しておく必要がある．
● 心陰影が拡大する．
● 横隔膜が高位になる．
● 奇静脈弓陰影が拡大する．
● 上肺野の血管陰影が下肺野と同程度になる．

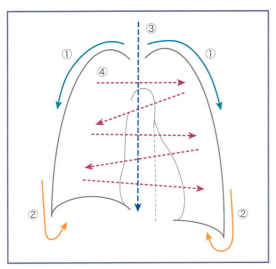

図4 胸部単純X線写真の読影順の例
① 骨性胸郭・軟部組織を上から順にたどる，② 横隔膜周囲の観察，③ 縦隔を上からたどる，④ 肺野は肺尖部から上肺野，中肺野，下肺野と左右を比較しながら読影する．

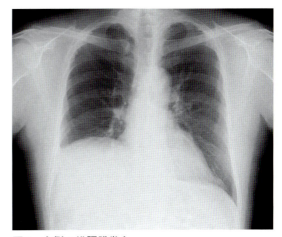

図6 右側の横隔膜挙上
横隔神経麻痺により右の横隔膜挙上がみられる．

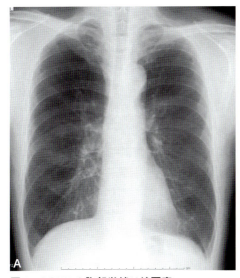

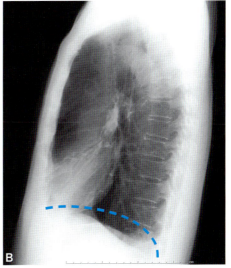

図5 COPDの胸部単純X線写真
正面像（A）では肺の過膨張により横隔膜が平定化し，側面（B）では胸骨横隔膜角が鈍化し，横隔膜ドームが消失している．

- 肩甲骨が肺野に入り込んでくる．

2）読影の順序

　条件確認後の胸部単純X線写真読影の流れを示す．順序については問わないが系統的に読影するよう心掛けることが重要である．読影の順序の例を図4に示す．それぞれの部位での読影ポイントを以下に示す．

（a）骨性胸郭，軟部組織

　胸部単純X線写真は高圧撮影であり本来は骨病変をみる条件ではないため十分な評価は困難であるが，骨折や骨融解，肋間の開大や狭小化など確認できる範囲はチェックする．

　軟部組織では，肺野の透過性に影響する皮下脂肪の程度や，乳房，大胸筋など，そして腫瘍陰影と判別が困難になる乳頭などに注意して読影する．

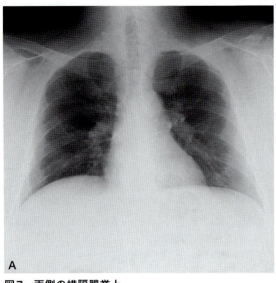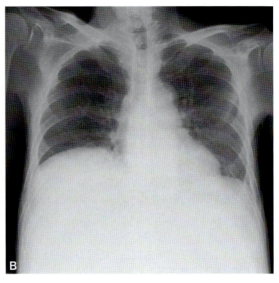

図7　両側の横隔膜挙上
A：肥満男性の画像で腹部の脂肪により横隔膜挙上がみられる．B：肝硬変患者で多量の腹水により横隔膜の挙上がみられる．

(b) 横隔膜周囲

　横隔膜の位置は胸部正面深吸気位では第10～11後肋骨に重なり，左は右より0.5～1肋間（椎体）低い．COPDなどの過膨張では横隔膜は低下し（図5），逆に無気肺や横隔神経麻痺（図6），肝脾腫や横隔膜下の腫瘍，腹水などの腹部の異常によって横隔膜は挙上する（図7）．胸郭横隔膜角（costphrenic angle：CP angle）は正常では鋭角（sharp）であるが胸水の存在や胸膜の肥厚などにより鈍角（dull）となる．

　横隔膜周囲の読影にあたっては，横隔膜の高さの変化，CP angle以外にも横隔膜下に透見される気管支・血管陰影の異常にも注意する必要がある．

(c) 縦隔陰影

　左右の縦隔陰影辺縁を頭尾方向にたどり，リンパ節腫大や血管径の拡大，心拡大など縦隔陰影の増大，肺野との境界に異常がないかなどについて評価する．

(d) 肺野の病変

　肺葉と区域の解剖学的知識は肺疾患の局在や広がりの理解において重要である．胸部単純X線写真では肺野は上肺野，中肺野，下肺野に分けて読影する．

　肺野の読影時にわずかな陰影も見逃さないため

のコツとして，読影する領域以外の部分を紙などで隠して上肺野，中肺野，下肺野を区切って比較する方法がある．またcomputed radiography（CR）画像を画像モニターでみる場合には全体像をみた後に領域ごとに拡大して比較読影することでより詳細な評価ができる．

3）胸部単純X線写真でみられる異常所見

　胸部単純X線写真でみられる異常所見には大きく分けて① 肺胞性陰影（air space opacity），② 間質性陰影（interstitial opacity），③ 結節および腫瘤，④ 嚢胞と空洞，⑤ リンパ節腫大，⑥ 胸膜異常の6つが挙げられる[1]．それぞれの陰影について以下に述べる．

(a) 肺胞性陰影

　肺胞性陰影は，辺縁が不明瞭で，融合し，しばしば胸膜面まで広がる傾向を示す．分泌物，血液，浮腫液，腫瘍細胞などが肺胞腔内の空気と入れ替わることで肺胞性陰影を呈するため，肺炎以外にも肺胞出血，肺水腫，腫瘍などで同様の陰影を呈しうる（図8）．

(b) 間質性陰影

　間質性陰影には線状または網状陰影，微細な粒状陰影，すりガラス影などが含まれる．間質性肺炎以外にも肺炎，リンパ管症，粟粒結核など種々の疾患で陰影をきたしうる．

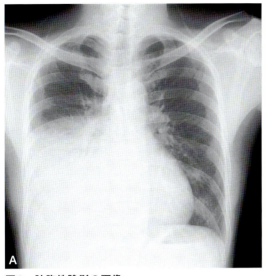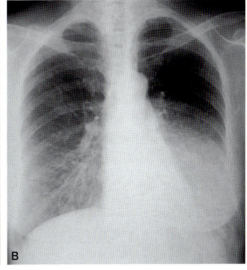

図8 肺胞性陰影の画像
A：肺炎球菌性肺炎による肺胞性陰影．B：粘液産生性腺癌による肺胞性陰影．

(c) 結節および腫瘤陰影

結節とは胸部単純X線写真で直径3cm以下の丸い影のことを表し，3cmを超えると腫瘤陰影と表現する．

(d) 嚢胞と空洞

嚢胞は，通常細胞成分で構成する薄い壁を認める．一方，空洞は肺の結節や腫瘤陰影の内部壊死によって内部が排出され，空気に置き換わることで形成される．

(e) リンパ節腫大

リンパ節腫大は縦隔や肺門の拡大などによって描出される．胸部単純X線写真でリンパ節が観察されやすい部位は，右傍気管領域，肺門部，大動脈-肺動脈ウインドウ（aortopulmonary window：AP-window），気管分岐各領域や上縦隔である．

(f) 胸膜異常

胸膜異常には胸膜肥厚，胸水，気胸などが含まれる．

4) 肺野陰影読影のコツ

肺野陰影の読影の際にはシルエットサインを確認し，横隔膜下や心陰影の裏などのみえにくい部分にも異常がありうることを意識することで陰影の把握が容易になる．また肺炎で浸潤影がみられた場合は，そのパターンや肺葉の容積変化によって病原体の推測につながる場合もある．

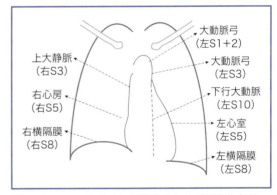

図9 シルエットサインが認められる解剖学的部位

(a) シルエットサイン

胸部の画像診断においてはシルエットサインを意識することも重要である．シルエットサイン陽性とは，正常では明瞭に描出されるべき臓器の辺縁が隣接する病変のために不鮮明になることである．つまり，横隔膜，心陰影，下行大動脈など，本来は明確にみえているラインが不鮮明になっている場合は，接している肺葉の病変の存在を示唆するものである（図9，10）．学生や研修医においては日頃から胸部単純X線写真において通常確認できる各種ラインをトレース（図11）しながら読影する習慣をつけておくとシルエットサインの

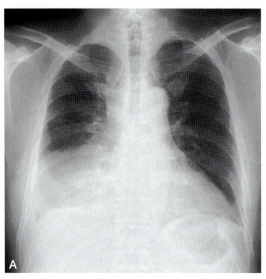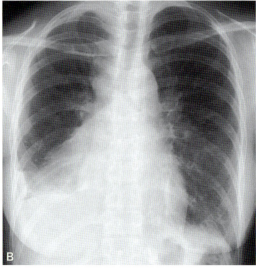

図10　右下肺野に浸潤陰影をきたした症例
A：右第2弓とのシルエットサイン陽性であり中葉に病変があると判断できる．B：2弓とのシルエットは陰性であり病変は下葉が主体である．

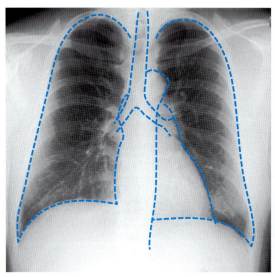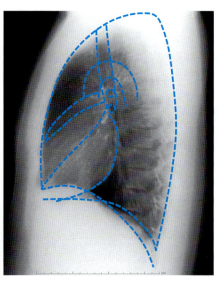

図11　胸部単純X線写真の各ラインのトレース

陽性に気づきやすい．

（b）容積変化の確認

　胸部の画像診断においては，肺容積の変化を意識することも重要である．全体的な容積の変化はCTよりも胸部単純X線写真の方が判断しやすい．容積の変化は，気管などの縦隔臓器，横隔膜や葉間裂などの正常位置からの偏位によって確認できる．右横隔膜の位置が後肋骨10～11の高さより低下している場合，気腫による過膨張や巨大

囊胞による容積増大が示唆される（図5）．一方で，通常より横隔膜が高位にある場合は，間質性肺炎などによる線維化のための容積減少のみならず，吸気不足によるもの（図3-B）や，肥満や腹水などによる圧排のための場合もある（図7）．また，気管や縦隔が正中より偏位している場合は偏位側が収縮性変化により容積減少し気管を牽引している場合と，腫瘤性病変などにより圧排されている場合がある（図12）．片側性に広範囲な透過性低下

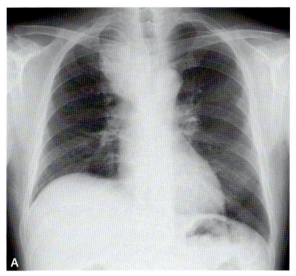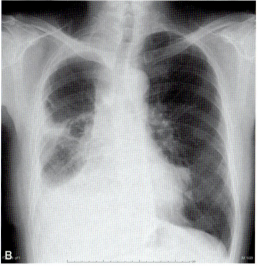

図12　気管の偏位
A：気管の右側の腫瘍が気管を左方へ圧排している．B：右上葉の収縮性変化により気管が右側に牽引されている．

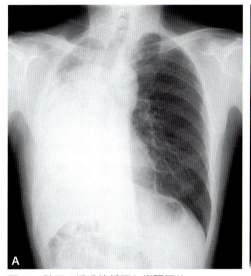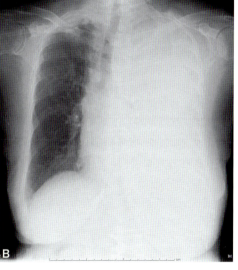

図13　肺野の透過性低下と縦隔偏位
A：気管が病側（右側）に偏位しており病側の容積減少があることから無気肺と判断できる．B：縦隔は健側（右側）に偏位しており，病側の容積増大があることから多量胸水や出血，巨大な腫瘍などが示唆される．

がみられる場合に胸水か無気肺かの判断が必要となるが，病側に縦隔が偏位する場合は容積減少から無気肺が示唆され，健側に偏位する場合は容積増加があることから胸水貯留などが示唆される（図13）．肺炎においても容積変化が病原体推測のヒントとなる場合があり，肺炎球菌性肺炎やクレブシエラ肺炎などでは肺炎時に局所の肺胞内に多数の白血球を含む滲出液が充満し，肺の容積が増大する．一方で，マイコプラズマのように強い

気道炎症をきたす場合は，気道内の滲出物によって末梢側の無気肺を呈することで容積の減少を認める．画像上，肺炎との鑑別が必要になる器質化肺炎の場合にも容積減少がみられることがある．

b. 胸部単純X線写真の利点と欠点

　胸部単純X線写真の利点は，まず安価で手軽であり，継時的な比較がしやすいことが挙げられるが，そのほかにも胸部の概観像が得られることや，肺野の容積の変化が判断しやすいこと，被曝

量が少ないことなども挙げられる. 一方で, さまざまな臓器, 組織の陰影が重なった重責像であることやコントラストの分解能が不十分であることが欠点である[2]. 胸部単純X線写真の欠点はCTによって補うことができる.

胸部CT

　胸部CTは, 多方向からのX線投影像から, 断層面内に任意の点のX線吸収度［水を0, 空気を−1000, 緻密骨を＋1000として各組織の吸収度を計算したHounsfield unit（HU）を単位として用いる］を計算してグレイスケールで表示するもので, 画像の白黒は組織のX線吸収度を表す. CT画像ではX線をより吸収する骨は白く, 空気は黒く映る. CTは胸部単純X線写真と比較して, 水と軟部組織を異なった濃度で描出することができる[2].

a. CTの適応

　すべての呼吸器疾患がCT検査の適応になる可能性があるが, 胸部単純X線写真のみで診断, 評価可能な場合は必ずしもCT検査を必要としない. 診療上, 有用性が高まる例として以下の状況が挙げられる[3].
① 胸部単純X線写真で異常が確認されているが, 診断, 評価のために詳細な画像所見が必要な場合.
② 胸部単純X線写真で, 何らかの異常の存在が疑われるがはっきりしない場合.
③ 呼吸器症状や呼吸機能異常があるが胸部単純X線写真では異常が確認できない場合.
④ 肺転移のスクリーニング.
⑤ CTにて確認されている既存, 既知病変の治療に対する反応性の評価.

b. CTによる被曝

　CT撮影による放射線被曝は, 撮影範囲や撮影条件によって異なるが, 1回の胸部CTでは7〜12 mSv程度であり, 胸部単純X線写真の200〜2,000倍程度であることを認識しておく必要がある. CT検査のオーダーにあたって, 予想される情報と被曝などの不利益を勘案して適応を決定すべきである. 考慮の上, 実際CT検査を行う場合においても, 被曝をできるだけ低減するように, 撮影条件などを最適化することも重要である[2].

c. CTの表示方法

　胸部には肺野, 縦隔, 骨が含まれるため, 評価する病変に応じて, 肺野条件, 縦隔条件, 骨条件といった異なる条件で表示して評価する必要がある. 肺野条件（windowレベル−500〜−700 HU, window幅1,000〜1,600 HU）では肺野の血管構造が明瞭にみえるが, 縦隔は全体的に白くなる. 一方で縦隔条件（windowレベル40〜70 HU, window幅300〜400 HU）では, 心血管, 食道など縦隔構造がよくわかるが, 肺野は黒くなり, 内部構造は確認できない[2].

d. CTの撮影方法

　CTの撮影方法には造影剤の使用の有無により, 単純CTと造影CTに分けられる. 胸部領域における造影CTの適応は, ① 大動脈瘤や肺血栓塞栓症などの血管病変の診断, ② 病変の造影効果の有無や造影タイミングの違いによる組織構築の推定, ③ 肺門部などにおける血管とリンパ管などの軟部組織の識別, ④ 出血（造影剤の血管外漏出）の検索などに用いられる[2].

　通常のCTはスライス厚が5 mmで表示されるのに対し, スライス厚を薄く（多くの場合は＜1 mm）し, 輪郭強調を加えて画像再構成を行うなど画像処理を加えたものを高分解能CT（high-resolution CT：HRCT）と呼ぶ. HRCTでは, 細かい構造が描出されるため, 肺野の結節陰影やびまん性肺疾患などの詳細な解析にしばしば用いられる[2]. さらに, 細かく撮影された横断面の画像データからコンピュータグラフィックスを用いて冠状断や矢状断など任意の断層面を再構成した画像をmulti-planar reconstruction（MPR）と呼ぶ. また異なったCT値を持つ領域の境界面を, ある閾値をもって描出表示することにより臓器の輪郭や病変の範囲を三次元的に表示する3D表示（3 dimensional CT：3DCT）がある[2].

e. 胸部CTの読影の基本

　胸部CTの読影の基本は, まずどの部位に異常があるかを把握し, さらにその異常所見の性状を把握することである. 肺野の評価においては肺葉および区域の特定が必要となる. まず上・中・下葉を識別し, さらに区域を特定する. 肺葉を識別する際には葉間を確認し, 上肺領域では大葉間裂（major fissure）の前側が上葉, 後方が下葉となる（図14-A）. 小葉間裂（minor fissure）が確認できるスライスでは右肺では前方が上葉, 中央が中

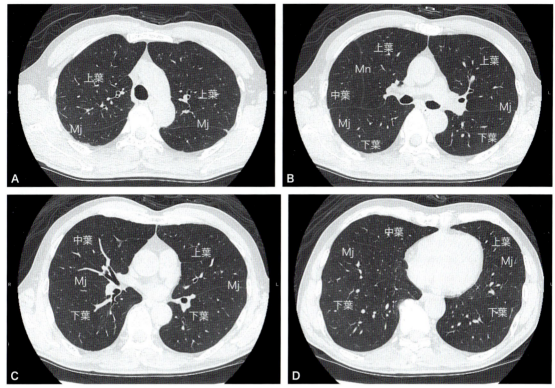

図14　CTで画像での葉間裂および上・中・下葉の同定
Mj：大葉間裂，Mn：小葉間裂．

葉，後方が下葉となり（図14-B），小葉間裂が消失した以降のスライスでは右肺は前方が中葉，後方が下葉となり，左肺は前方が上葉（舌区），後方が下葉となる（図14-C，D）．区域の同定のためには気管から主気管支，区域気管支をたどり同定していく．

　縦隔の読影手順について定まったものはないが，縦隔の解剖を意識しつつ，気管-主気管支，大動脈-分枝する大血管，心臓，食道，奇静脈，肺静脈，肺動脈をそれぞれ同定し，リンパ節を含むそれ以外の軟部組織領域を確認するように心掛ける．

f. 胸部CTの異常所見

　胸部CTにて評価する異常所見は，縦隔-肺門や胸壁などの軟部組織の異常と肺野の異常，骨部の異常に分けられる．

1）縦隔-肺門や胸壁などの異常

　縦隔の異常の評価はまず，解剖学的部位と内部の性状の把握が必要である．縦隔内の腫瘤性病変は造影効果を示す充実性病変と，内部が均一で水-軟部組織濃度を示す囊胞性腫瘍に分けられる．縦隔のリンパ節の有無やその場所は肺癌の病気分類において重要である．

2）肺野の異常

　肺野の異常所見の評価においては，分布（限局性かびまん性），透過性（亢進または低下），そして陰影の形態および周囲との関連について評価する．陰影の形態はそのサイズや放射線の吸収の程度，周囲の正常肺との関連などから，① 粒状陰影，結節陰影，腫瘤陰影，② 線状陰影，網状陰影，③ 肺野高吸収域，④ 肺野低吸収域と囊胞性病変などに分類される．

（a）粒状陰影，結節陰影，腫瘤陰影

　粒状陰影，結節陰影，腫瘤陰影は，大きさ，形，辺縁の明瞭性に加え，分布の特徴を評価することが重要となる．それぞれのサイズは5 mm以下が粒状陰影，5 mm～3 cmが結節陰影，3 cm以上になると腫瘤陰影と表現されることが多い．

（b）線状陰影，網状陰影

　線状陰影は種々の太さの線状の陰影で，網状陰

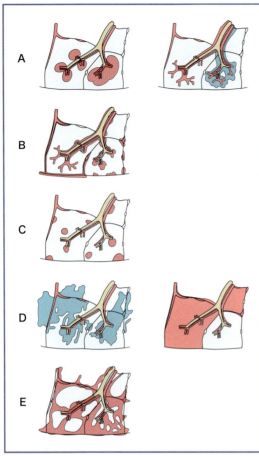

図15　二次小葉レベルの病変分布の模式図
A：気管支肺動脈束の腫大および隣接肺野の高吸収域
B：気管支肺動脈束および小葉辺縁構造の両者の腫大あ
　るいはこれらの構造に重なる結節
C：小葉構造と一定の関係を持たないランダムな分布を
　示す小結節
D：肺野の高吸収域あるいは低吸収域
E：肺構造の改変
［村田喜代史ほか（編）：胸部CT，メディカル・サイエンス・イ
ンターナショナル，東京，第3版，p297，2011より引用］

の違いは病変部で肺胞内がどの程度病原体や細胞，分泌物などで埋められ，含気がどの程度残っているかを反映している．

（d）肺野低吸収域と囊胞性病変

　正常肺野に比較して放射線吸収が低下（黒く描出）される陰影で，COPDや囊胞，空洞病変などでみられる．慢性肺塞栓症などの疾患では血流が低下することで肺野が比較的低吸収域を呈するため，隣接する正常な領域と合わさってモザイク様にみえるモザイク灌流（mosaic perfusion）を呈する．閉塞性細気管支炎などの閉塞性疾患ではair trappingと血流低下の両方の結果としてモザイク陰影を呈する．

3）びまん性病変の評価

　HRCTではびまん性肺疾患の陰影の性状とともに，病変の分布を局所の既存構造，特に二次小葉構造と関連づけて局在化することによって，鑑別診断に役立ついくつかの病変分布を抽出することができる．図15に示すような5つのパターンに分類することができる[3]．病理像を推測しながら評価するとよい．

（a）気管支肺動脈束の腫大および隣接肺野の高吸収域（図15-A）

　主に肺動脈気管支束沿いに病変が分布し，小葉中心性分布とも呼ばれる．気道散布性のことが多く，各論で述べられる過敏性肺炎やびまん性汎細気管支炎などがこのパターンをとる．

（b）気管支肺動脈束および小葉辺縁構造の両者の腫大あるいはこれらの構造に重なる結節（図15-B）

　肺動脈，静脈周囲，小葉間隔壁沿いに病変する広義間質パターンはリンパ路に沿って広がる病変で，画像上，気管支血管壁の不規則な太まりや小葉間隔壁肥厚，胸膜沿いの結節として現れる．癌性リンパ管症やサルコイドーシスなどの疾患がこのパターンをとる（図16）．

（c）小葉構造と一定の関係を持たないランダムな分布を示す小結節（図15-C）

　二次小葉と関連しないランダム分布は，血行性の原因によって形成され，粟粒結核や転移性肺転移がこのパターンを呈する（図17）．

影とは細かな線状陰影により形成される網目状の陰影のことを表す．種々の疾患における気管支血管束周囲や小葉間隔壁の肥厚，気管支拡張，蜂窩肺などによってみられる．

（c）肺野高吸収域

　肺野の放射線透過性の程度により大きく浸潤陰影（consolidation）とすりガラス影に区別される．consolidationは病変部で背景の血管陰影が認識不可能な濃い陰影で，すりガラス影は病変部で血管が同定可能な比較的均一な淡い陰影である．2者

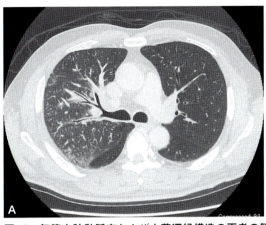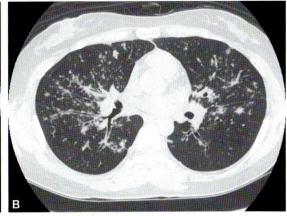

図16　気管支肺動脈束および小葉辺縁構造の両者の腫大あるいはこれらの構造に重なる結節
A：癌性リンパ管症．B：サルコイドーシス．

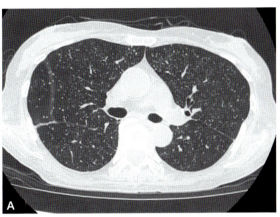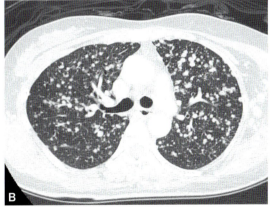

図17　ランダムな分布を示す小結節
A：粟粒結核．B：肺腺癌の肺内転移．

(d) 肺野の高吸収域あるいは低吸収域（図15-D）

　形のある構造物の陰影変化はなく，肺野のCT値が上昇したり低下したりする陰影の場合は病変が肺胞領域かHRCTでは分解できない小病変の集まりによるものである．高吸収域の中に血管陰影が認められるものをすりガラス影とよび，血管陰影が消失する場合を浸潤影と呼ぶことが多い．肺炎を含むさまざまな陰影においてすりガラス影と浸潤影は混在してみられる（図18）．

(e) 肺構造の改変（図15-E）

　病変の程度が強く，さらに慢性の経過をたどった場合，既存の肺胞構造の破壊に加え，修復機転の結果として出現する器質化，線維化などの所見がみられるようなってくる．このような病変では二次小葉が改変し，位置関係がくずれ，病変を二次小葉構造と関連づけて評価することが困難になる．見方を変えると，構造の改変がみられる場合には器質化や線維化が存在すると考えることもできる．つまり，すりガラス影の中の気管支拡張は器質化，線維化があると判断できる．ほかにも容積減少，太い気管支や血管の偏位および胸膜への近接，蜂窩肺などが構造改変を示唆する所見である（図19）．

　本項では胸部画像の基本として胸部単純X線写真と胸部CTについて述べた．それぞれの検査のメリット，デメリットを意識しつつ，両者を撮影した場合には，一方で認めた所見が他者ではどのように描出されているかを比較する習慣をつけることが重要である．また，胸部単純X線写真読

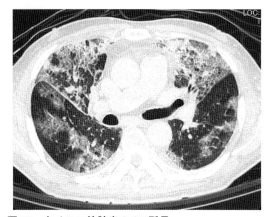

図18　ウイルス性肺炎のCT所見
肺炎による肺野の高吸収域(すりガラス影および浸潤影の混在)が広範囲に認められている.

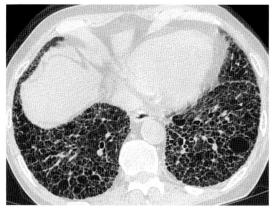

図19　特発性肺線維症のCT所見
蜂窩肺による肺構造の改変がびまん性に認められる.

影時にCTではどのような所見が得られるかを推測することで読影力の向上につながる.

　さらに,画像所見を確認したら必ず身体所見を再評価し,また病理所見が得られた後には再度画像所見を評価することが重要であり,このフィードバックの姿勢を持ち続けることで,正しい画像評価が得られるようになる.

文　献

1) 片桐真人:胸部X線,CTスキャン,MRIについて.レックナー呼吸器学―基礎から疾患までの包括的アプローチ,福地義之助ほか(監訳),丸善出版,東京,p133,2015
2) 日本呼吸器学会:単純撮影.新呼吸器専門医テキスト,南江堂,東京,p79,2015
3) 村田喜代史:びまん性肺疾患.胸部のCT,村田喜代史ほか(編),メディカル・サイエンス・インターナショナル,東京,第3版,p297,2011

肺病理診断の基本的理解

肺病変の理解には，まず肺の正常構造の正確な理解，把握が是非とも必要であり，これらの基礎知識がなければ多種多様な病変を理解することは極めて難しい．そこで，まず，正常肺の構造を記述し，病変との関連性についての詳細を組織，細胞レベルで述べる．また，免疫染色を用いた細胞の同定も肺病変の理解や診断確定には極めて重要であり，疾患によっては，最終決定権を握っているといっても過言ではない．近年，多種多様な抗体が市販されており，これらを最終診断に至る有用な手段として適切に使用することも肝要である．しかし，決して染色結果に惑わされることなく，あくまで，基本的な病理所見の一助として疾患全体を考慮すべきである．

肺の基本構造

a. 気管支の構造

気道は気管（trachea）から分岐した気管支系によって構成され，右気管支は太くやや鋭角に分岐し，左気管支はやや水平で右よりもやや細い．このために，異物は右に入りやすい．右には上中下葉の３葉，左には上下葉の２葉が存在し，気管支系B1～10に対応するS1～10の分野があり，左では，S1+2の存在とS7の欠損のために２分野少なく８分野となっている．これらは肺病変の局在部位についての記載上，共通認識を持つために重要な用語である．血流量は立位では下葉が多く，仰臥位では左右均等になっている．

b. 気管の構造

気管軟骨は馬蹄型であり，その後面は食道の存在のために膜様となっている．気道壁には線毛上皮や粘液産生性杯細胞が配列し，これらを中間型細胞や予備細胞が支えて多層性の上皮を構成している．予備細胞には多分化能があり，線毛上皮，粘液産生上皮のみならず，扁平上皮へも，特に喫煙刺激などにより分化しうる能力を有しており，本来の肺には存在しない角化扁平上皮系腫瘍の肺

発生の源となる．

c. 気管支軟骨

気管支軟骨は気管支の細分岐に従って全周性から次第に消失し，細気管支分岐部以降は軟骨とともに気管支腺も消失する．年齢とともに気管支軟骨は，石灰化や骨化したものが増加し，その可動性や伸縮性が失われる．

末梢気道

a. 末梢気道の構造

細気管支（bronchiole）から分岐する末梢気道（図1-A～C）が呼吸機能にとっては大変に重要な部分であり，小葉内で，終末細気管支（terminal bronchiole：TB）は６回分岐し，さらに肺胞を有した末梢気道である．呼吸細気管支（respiratory bronchiole：RB）として３回（17～19次）分岐する．これらが小葉中心性変化の中心をなす部分である．さらに末梢の肺胞道（alveolar duct：AD）に分岐し，肺胞嚢（alveolar sac：AS）を経て３～５回分岐後に最終的に肺胞（alveolus：A，23次）へと分岐する．

b. 呼吸細気管支

RB部分（図1-C）では，空気の出入する気道と同時に肺胞の存在のためにガス交換としての呼吸機能も有している．このためにRBでは，しばしば出入する空気の流れが乱されやすく，有害な物質の吸入や貯留，さらにさまざまな病変が存在するとなおさら，その流れが複雑となり，気道被覆細胞が傷害されやすくなる．ついで，RB以降の末梢域での呼吸機能の低下を生ずる．

肺胞口

RBやADでの肺胞の入口部には肺胞口（alveolar mouth：AM）が存在し，ここでは，菲薄な上皮に被覆されるが，AMの頂部には特に近接した毛細血管は存在せず，扁平な上皮下には平滑筋や膠原線維や弾性線維の存在が優勢であり，内外因

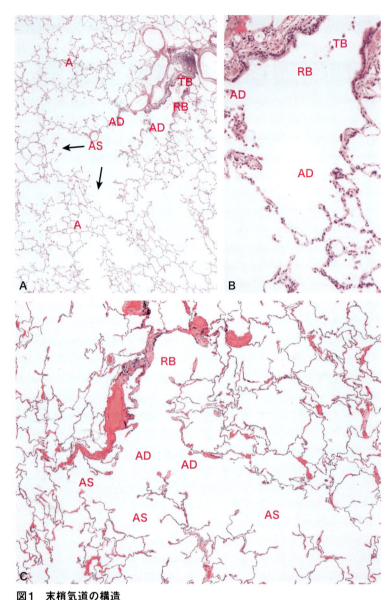

図1　末梢気道の構造
A，B：TB-RB-AD-AS-Aの末梢気道部分岐．C：RB-AD-ASの分岐．

性のさまざまな刺激によって，それらの上皮が容易に酸素不足によって傷害され，そこからの滲出物質や滲出細胞によりさまざまな病態が形成される．なかでも，硝子膜形成[1]やMasson体は，このAMを起点に形成され，ときにはほぼすべての気腔を充填するような多数のMasson体形成もみられる（図2-A，B）．上皮傷害に伴う気道内の滲出物の器質化機転がその原因であり，滲出物の成分によりその性状も変化する．細胞成分に乏しい酸性粘液多糖類が豊富な基質を有したものや膠原

線維に富んだものが認められる．自然消退するような水分に富んだ少量の滲出物は吸収機転によってすぐに排除されるが，線維素やさらに炎症細胞や線維芽細胞成分を含む滲出物や血液は器質化肉芽組織増生によって置換され，Masson体形成に至る（図2-C）．
　線維素の析出や上皮の欠損，さらに細胞成分に富んだ滲出物に対しては肉芽組織としての線維化が生じ，線維芽細胞（fibroblasts）の増生，特に筋線維芽細胞（myofibroblasts）の出現を伴うと膠原

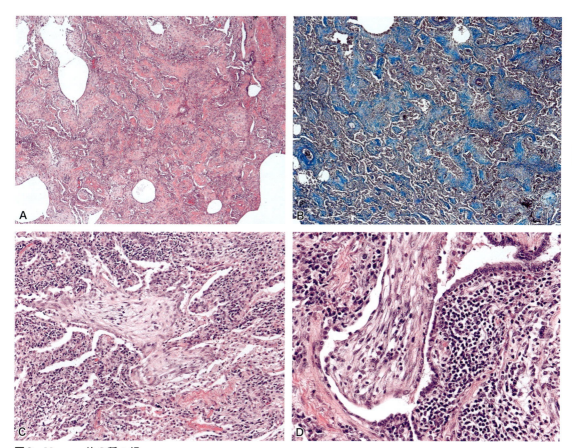

図2　Masson体の種々相
A：多数のMasson体形成．　B：Masson体のAzan染色．　C：Masson体の拡大．　D：bronchiolitis obliteransの部分像．

線維の産生が認められ，同時に表面は再生性上皮によって早い時期に被覆され，収束後には上皮に覆われた膠原線維性Masson体は，collagen globulesとして収束する．線維化が残存しない器質化肺炎も存在し，これらが自然消退しつつその部位を移動するいわゆる移動性の陰影を呈するbronchiolitis obliterans organizing pneumonia（BOOP）の病態を呈する（図2-D）．

肺胞のsingle faceとdouble face

肺の機能を考える上で，single faced，double facedの肺胞壁の区別を知っておくことも重要であり，正常ではdouble：singleの比率は10：1とされるが，特にさまざまな感染症や間質炎において，その比率に変化が生じると考えられ，線維化や細胞浸潤によりsingle facedが増加すればするほど呼吸機能の悪化が生じる．すなわち，double faced（図3-A）が減少するほどガス交換機能の低

下が進行すると類推できる．浮腫，出血，広範な胞隔炎でも同様のことが生じるが，これらの場合には，肺胞壁の両側いずれにおいてもガス交換ができなくなる肺胞部分が増加すれば急激な呼吸機能の障害が現れると考えられる．通常型間質性肺炎（usual interstitial pneumonia：UIP），慢性過敏性肺炎（chronic hypersensitivity pneumonitis：CHP），collagen vascular disease related interstitial pneumonia（CVD-IP）の急性増悪の場合には，肺構造の保持された部分に広範な上皮傷害を伴うびまん性肺胞傷害（diffuse alveolar damage：DAD）を生じ，硝子膜を形成したりして急性呼吸不全に至るが，それらの病態がその典型例である．

上皮の動態

外的なまた内的な刺激が高度で，広範囲に上皮の傷害が生じた場合には，急激な多数の肺胞上皮

25

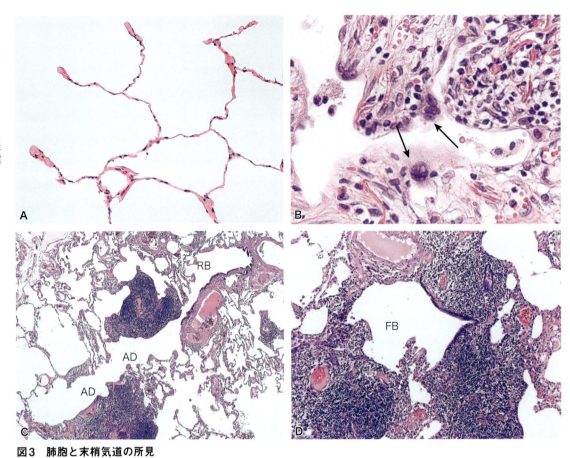

図3 肺胞と末梢気道の所見
A：double-faced alveoli．B：多彩なⅡ型肺胞上皮．C：気道に沿うlymphoid hyperplasia．D：follicular bronchiolitis
（FB）．

の増加が必要となり，再生性肺胞上皮の腫大化，多核化，特に多形化がしばしばみられ，急激な上皮の増加に際しては大小不同性を伴う多彩な再生上皮が観察される（図3-B）．代表的な例である，薬剤性傷害や放射線傷害の場合はもちろん，それらによらない広範な上皮の喪失の場合でも同様の上皮変化がときにみられることは興味深い．肺の病変は，空気の流れ込みやすさに代表されるように，互いに周囲に影響を及ぼしあいながら周囲と共同・協調しながら進行していく点を知ることが肝要であり，単独で進行する肺変化はほとんどないといっても過言ではない．Ⅱ型肺胞上皮の増生はその周囲での上皮の消失を，囊胞性変化は気流の流れの乱れを，虚脱は閉塞を，うっ血は循環障害を，浮腫は血管の透過性の亢進などを意味していると常に考慮しながら観察する必要がある．

形態形成と気流

　肺病変の形態形成には空気の入りやすい方向に空気が流入し，全体の形態が経過に従って次第に決まってくることを知ることも重要である．結節形成があればそれを囲むように，避けるように空気が流れ，その周囲には大小の囊胞や気腫性変化が生じる（図3-C）．また，囊胞形成があれば，その囊胞が中枢の空気の流れと連続していて，follicular bronchiolitis（図3-D）のようにcheck valve方式の囊胞形成の場合もみられる．また，位置によっても，上葉には空気が入りやすく出やすい構造があり，空気の流れと隔離された囊胞性変化ができやすく，肺の弾性線維の働きも年齢とともに減弱し，末梢の虚脱や弾性線維の変性も加わってfibroelastosisに基づくapical capがさまざまに形成されるが，これもほかの病変の存在や宿主の年齢

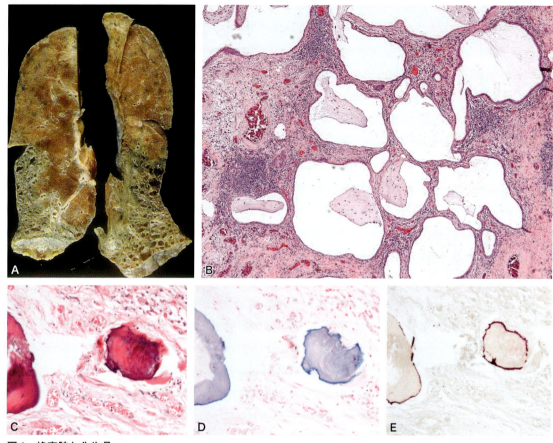

図4 蜂窩肺と化生骨
A：蜂窩肺．B：顕微鏡的蜂窩肺．C：化生骨．D：Fe染色陽性．E：Al染色陽性．

や生活環境にも関係して個人差があると思われる．

蜂窩肺

　蜂窩肺の形成も末梢気道の構造破壊に従って遺残した気腔や細気管支腔が空気の流れ込みやすさによってさまざまに拡張し，周囲を圧排虚脱させながら大小の嚢胞状になったものである（図4-A）．蜂窩肺は，UIP，非特異性間質性肺炎（nonspecific interstitial pneumonia：NSIP），CVD-IPなどで認められ，顕微鏡レベルで認識できる顕微鏡的蜂窩肺もしばしば伴っている（図4-B）．肺胞上皮もこれらの末梢気道の変形により傷害され，周囲の肺胞上皮の増生を伴うが，嚢胞に接した部分では，気管支上皮の伸展が気管支上皮化生（bronchiolization）としてしばしば認められる．また，虚脱した嚢胞周囲にはII型肺胞上皮の増生がしばしば腺様に認められる．この時，

肺の発生段階から基本的な肺の形態形成に必須であるKL-6は，まず最初に再生上皮表面に線状に出現する．さらにSP-A，SP-Dは増殖上皮のさらなる成熟に従ってこの後出現するために，これらは，再生II型肺胞上皮の成熟度を知るマーカーになりうると考えられる．これらの再生性II型肺胞上皮には，ときに少数の好酸性核内封入体が見出され，SP-Aが陽性である．肺腺癌でときに多数が集簇性に認められる．肺組織での孤在性の化生骨形成（図4-C）も蜂窩肺を伴う肺の胸膜下にしばしば認められるが特別に癌との関連はみない．蜂窩肺や荒廃した肺組織の胸膜部などによく合併することがあるので，注意が肝要である．多発性に化生骨形成が認められる diffuse pulmonary ossification（DPO）が知られているが，画像にてこの存在を指摘できることはまれであり，組織標本で初めて指摘されることが大部分である[2]．最近は

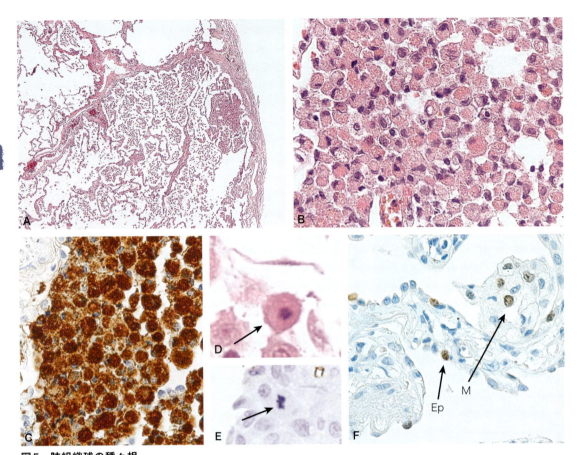

図5　肺組織球の種々相
A：DIPパターン．B：茶褐色色素貪食組織球．C：CD68陽性組織球．D，E：組織球の分裂像．F：MIB-1陽性組織球（M）と肺胞上皮（Ep）．

HRCTにより指摘される症例があるが，やはり剖検で発見されることが多い．これらの多発性化生骨形成では，石灰化前線においてFe，Alが異常沈着することが組織化学的に明らかにされており（図4-D，E），一般にみられる孤在性骨との大きな違いとなっている[2]．

肺胞マクロファージ

剥離型間質性肺炎（desquamative interstitial pneumonia：DIP）やNSIPパターンの部分像としてしばしば認められるDIPパターン（図5-A，B），閉塞性肺炎の時に目立つ，泡沫細胞を含めたCD68陽性の肺胞マクロファージ（図5-C）は確実に増殖能力を有しており，HEや免疫染色でも分裂像も確認できる（図5-D，E）．MIB-1で染めるとかなりの割合で核が陽性に染まり（図5-F），細胞周期の0期ではなく，G1期以降の細胞増殖期

にあることがわかる．DIPやDIP reactionを考える際に非常に重要であるように思われる．通常，マクロファージが散在する程度の正常の数であれば，その所見は認めがたいが，集積性存在や数が全体に増加している時には，これらのマクロファージは増殖能力を発揮し，それ自体数が増加する．肺のマクロファージにはそれ自体に増殖能力があると理解すべきである［「コラム：その他の間質性肺疾患について」（p162）］．

KL-6と形態形成

肺の形態形成においてはKL-6は非常に早期から必須の成分であり，胎齢23週にはすでに肺胞上皮表面に発現していることが確認でき（図6-A），胎齢29～30週になって初めてSP-A（図6-B）が認められるようになる[3]．つまり，KL-6は肺の形態形成のごく初期から必須の因子であ

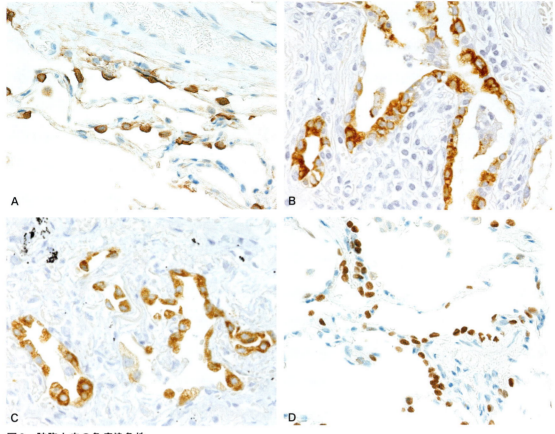

図6　肺胞上皮の免疫染色性
KL-6（A），SP-A（B），SP-D（C），TTF-1（D）による肺胞上皮染色.

り，SP-A，SP-D（図6-C），TTF-1（図6-D）はその後に出現してくる成分であり，成熟度のマーカーになりうると考えられる．再生性上皮では，SP-A，SP-Dが陰性のものが認められるのに対し，その時期においてもすでにKL-6は表面に線状に陽性である．Masson体の上皮被覆に関しても認められる上皮にはすでにKL-6が存在するのに，いまだSP-AやSP-Dは存在していないことが確認できる．存在部位としては，KL-6は細胞表面にみられ，SP-AやSP-Dは細胞胞体内に認められ，肺胞蛋白症などにおいて過剰産生された場合には，いずれも胞隔内を移動してリンパ管を経由して排出されることが明らかにされている[4]．過剰産生の場合にそれぞれの成分がリンパ管内に免疫染色で明瞭に染色できる．SP-AとSP-Dで興味深い点は，肺胞蛋白症の場合には，貯留物は，微細顆粒状にSP-Aが染色されるのに対し，やや粗大な顆粒としてSP-Dが染色されて乖離して存在し，リンパ管内でも同様に乖離したままの状況が確認できる点である．微細構造的にはどちらもリン脂質としての基本構造が確認できる[4]．

感　染

気道に沿った感染が細気管支から次第に下行し，RB，AD，AS，肺胞レベルに達すると気管支肺炎を生じ，さらに基本構造の融解や破壊がみられると細気管支炎・肺膿瘍など高度な炎症となる．するとその周辺では，炎症性の血管透過性の亢進によって線維素の析出を高度に伴う器質化肺炎が認められるようになる．加えて充血や浮腫やさらに泡沫細胞が集積性に出現する部分的なlipoid pneumoniaも認められるようになり，液体成分に富む物質の滲出がさらに周辺でみられる．

末梢の肺構造の壊れに関しては，RBやADにみられたAMの入口部にわずかな平滑筋や膠原線維，弾性線維が認められるが，これらが増生し

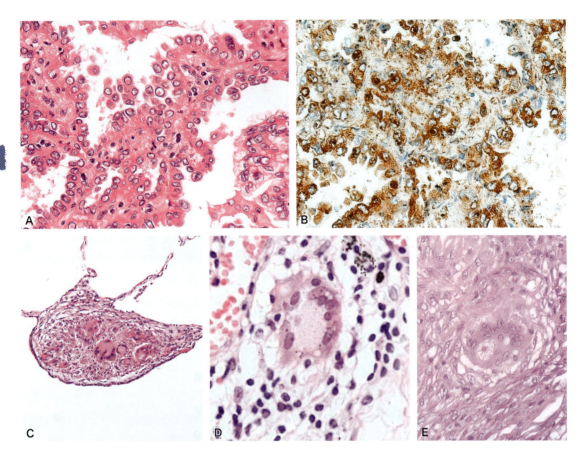

図7　核内封入体と肉芽腫
A：腺癌核内封入体．B：SP-A陽性の封入体．C，D：CHPの肉芽腫．E：asteroid body.

たり増加する病態がしばしば認められる．特に胸膜下では，数珠状の小結節状の平滑筋増生とこれに線維化も加わって末梢気道の著明な変形狭窄がもたらされ，RBやADの変形に引き続いて，末梢気道の閉塞や変形さらに気腫により空気の流れが乱され，さらなる末梢気道の構造破壊につながる．空気は呼吸に従って，傷害部分では，流れやすい方向に流れていくため，囊胞性変化は空気が流れ込みやすい部分の繰り返された過膨張の結果生じたものである．

　肺に形成された小結節や変形部位により空気の流入が妨げられると，その周囲には空隙が形成され，気腫様にみられることがしばしばである．このような囊胞性～囊胞様変化が認められた場合には，周囲に末梢気道の閉塞や変形が存在すると考えてよいと思われる．弾性線維の増加による結節形成の頻度は低いが，膠原線維の増加による結節形成は肺うっ血ではしばしば認められ，末梢気

道，ADに沿う数珠状の膠原線維性結節形成が認められ，高度な場合には，胸膜部線維内に仮生骨形成がときに認められる．AMの膠原線維の増加は特にうっ血でみられ，これらは石灰化や骨化に至ることが知られている[2]．

原発性と転移性悪性腫瘍

a. 肺癌の組織型

　肺癌の組織型に関しては，特に腺癌では，mixed subtype があまりにも多い現状に鑑みて predominancy を用いて，できるだけ混合型を避ける方向の分類が採用されており，これも賢明な方向性と考えられる．すなわち，lepidic predominant, acinar predominant, micropapillary predominant などと記載する方法は適切な方法と考えられる．内分泌系への分化を示す large cell neuroendocrine carcinoma（LCNEC）の存在も特異な存在であり，予後は不良とされる．ほかに腫

瘍様所見として minute meningothelioid nodules, tumorletts なども知られている.

b. 肺腺癌

肺腺癌では，腺癌細胞核内に好酸性の核内封入体として SP-A が出現すること（図7-A，B）が知られているが[5]，間質性肺炎の再生上皮核内にも異分泌 dys-secretion として貯留した SP-A，SP-D が免疫染色で陽性となり，核内封入体として認められることがある．特に UIP など癌を合併しやすい間質炎の場合において，腺癌細胞と同様の病態が個々の再生性上皮にときに認められることは大変に興味深い.

c. 肺内結節性病変

肺内に結節性病変が存在する場合には，周囲肺との親和性が重要であり，もし肺由来の病変で，たとえば lepidic type などの肺腺癌などのように肺と高親和性のものであれば，周囲へ伸展する時に，肺胞上皮置換性に増殖伸展するが，もし肺外からの転移性腺癌であれば，決して肺胞上皮置換性には伸展せず，周囲とは関連性を持たずに独自の増殖態度を保つのが特徴であり，転移性癌細胞のみがその場所で塊状に，ときには線維性被膜を形成しながら増殖するのが常である．腫瘍においては，特に原発性と転移性の鑑別は重要なポイントであり，肺との親和性（affinity）の理解が重要である．免疫染色では，転移性肺癌で最もよくみられる大腸癌の転移巣との鑑別では，肺腺癌は CK7，TTF-1，SP-A が陽性，CK20，CDX2 陰性などが有用である．癌との鑑別が問題となるほかの結節性病変では，結核や非結核性抗酸菌症があるが，組織的には悪性腫瘍との鑑別は容易であり，CHP（図7-C，D），サルコイドーシス（asteroid body）（図7-E）などとともに気道系に沿った肉芽腫病変が基本である.

d. 悪性中皮腫

石綿曝露と悪性中皮腫の関連が問題となる症例が増加しているが，この悪性中皮腫に関してもさまざまな抗体が使用されている．上皮型に関しては，calretinin，CK5/6，CEA，EMA，D2-40，thrombomodulin，HBME-1 などが汎用され，肉腫型に関しては特に有用なマーカーは知られておらず，vimentin 陽性と MIB-1 の high LI であるが，何よりも石綿に曝露された既往の存在が

pleural plaque の存在とともに診断の決め手になることがしばしばである．悪性中皮腫は，石綿曝露と悪性腫瘍発生が直接関連している代表的な疾患である.

免疫染色

免疫染色による細胞の同定も病態把握には重要であり，現在さまざまな抗体が使用されている．細胞の同定は病変の把握に直結する重要なものである.

a. 分化抗原

分化抗原であれば，細胞の未熟さや成熟度の判定にも用いられる．肺では，特に KL-6，SP-A，SP-D（図6-A〜C）が重要であり[6]，間質炎では，血清の活動性のマーカーや悪性度の指標にも利用されている．免疫染色では，KL-6 は基本的な因子であり，まずこれが出現して肺の形態形成に重要な役割をなしていることは前述したとおりである．SP-A や SP-D が出現する前に KL-6 は特に肺の気腔面にまず最初に出現する因子で，硝子膜の基本的な構成因子である．ほかに基本的な成分としては EMA がある．硝子膜に二次的に加わる物質は factor Ⅷ 関連因子，さらに上皮の破壊が生じれば，AE1/AE3，CK19 などの cytokeratins が加わる[1,7]．線維素は通常は加わらず，基本的な硝子膜の形成因子ではない．極めて高度な血管透過性が生じると二次的に表面に付着することがあるくらいである．硝子膜形成が急激に生じた場合には，上皮を残したままでその上に硝子膜が形成され，上皮核には p53 の過剰発現がみられ apoptosis に向かうことが示唆される.

b. cytokeratins

cytokeratins に関してはかなりばらついた所見が得られており，絶対的には詳細な細胞の鑑別はできないが，硝子膜に AE1/AE3 のほかに CK19 が陽性であり，腫大し破壊された肺胞上皮由来と考えられる．一般に cytokeratins では，細胞種類の同定には，CK5/6，CK7，CK8，CK18，CK19，CK20 はしばしば有用である．リンパ球に関しては，濾胞様の集積は B 細胞（CD20，CD79a）であり，びまん性に細胞隔壁に分布するのは T 細胞（UCHL-1，CD3，CD5）であり，かつ通常は CD4 よりも CD8 優勢である．悪性腫瘍が

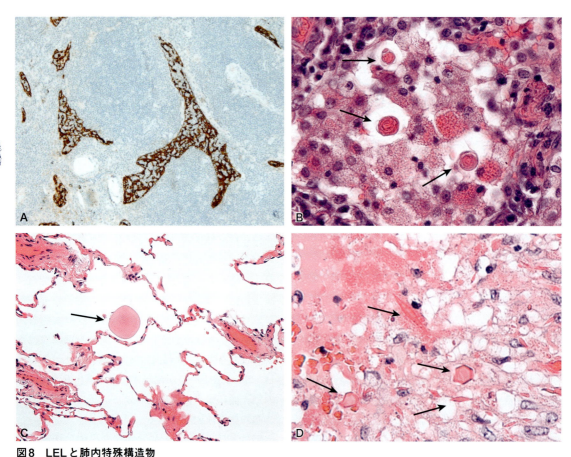

図8　LELと肺内特殊構造物
A：LEL．B：giant lamellar bodies．C：corpora amylacea．D：Charcot-Leyden結晶．

存在する場合には，腫瘍内にまでCD8は侵入し，CD4はその周囲に分布しているのみである．

c. 樹状細胞

　樹状細胞に関しては，扁平上皮癌のみならず，腺癌でも分化度に応じてその数が増減し，出現数が多いほど予後は良好であるとする報告が多数みられる．扁平上皮化生部分にも樹状細胞は出現する．RA-IPと特に特発性間質性肺炎では，前者でS100陽性樹状細胞の出現が多いことを事実として観察している．樹状細胞のマーカーとしてはS100蛋白が重要であり，これは胞体のみならず核にも陽性になる．S100蛋白陽性樹状細胞としては，Langerhans細胞組織球症（Langerhans cell histiocytosis：LCH）があり，S100 protein，CD1a，CD4がいずれも陽性となり，周囲に好酸球を伴うことが多い．Langerhans細胞は抗原提示細胞として表皮内に広く分布しているものと同等の細胞であり，電顕的にはBirbeck顆粒の存在

が特徴的である．これに関連してlymphangio-myomatosis（LAM）に出現するLAM細胞に陽性となるHMB-45も重要なマーカーである．これは悪性黒色腫と同じマーカーである点が興味深い．また，ときに同時に認められるmultifocal multinodular pneumocyte hyperplasia（MMPH）も所見の解釈上においては，若年者に発生する病変として重要なものであり，*TS-1*，*TS-2*遺伝子に関連した疾患である．

d. リンパ系

　リンパ系では，Liebowの提唱したLIPは現在その存在が疑問視され，真のLIPは存在しないとする見解が一般的である．腫瘍性のものを除けばCVD-IP，cellular NSIPパターンの部分像であるのが一般的である．しかし，LIPパターンはその言葉が表す所見が一般的によく理解できるので，便宜上用いられているのが現状である．その意味でLIPをpleuroparenchymal fibroelastosis

（PPFE）と同様にまれな疾患として主要間質性肺炎の項から分離した2013年の新間質性肺炎分類[8]は賢明であると思われる．濾胞形成を伴うリンパ球の浸潤が高度で，胸膜に癒着や線維化を伴う場合にはRAなどの膠原病の合併が考えられ，肺病変先行型の症例も知られている．bronchus-associated lymphoid tissue（BALT）の発達やfollicular bronchiolitisの存在は所見上重要であり，リンパ腫で問題になるのはextranodal marginal zone lymphoma of mucosa-associated lymphoid tissue（MALT lymphoma）であり，所見的には，lymphoepithelial lesions（LEL）の存在が重要である（図8-A）．monoclonalityの存在も腫瘍としては必須の事項である．また，一部の遺伝子異常も100％見出されないが，疾患特異的とされる．CD57（Leu-7）やS100蛋白陽性のリンパ球が肺の毛細血管の壁在性にときに認められ，特発性よりもCVD-IPでやや目立つように思われる．そのためこれらリンパ球は肺における免疫監視機構の一翼を担っているように思われる．

e. その他

癌腫やMasson体が主体のものでは，気道の閉塞による閉塞性肺炎がみられ，CD68陽性の泡沫細胞が気腔内に集積性に出現する．これらのマクロファージでは，MIB-1に核が陽性のものが確実に認められ，増殖期にあるものの存在を知ることができる．Ⅱ型肺胞上皮の核には分化抗原としてのTTF-1がみられ，甲状腺癌や小細胞癌でも陽性になるが，Ⅱ型肺胞上皮の分化抗原発現のマーカーになるし，細胞の同定にも利用できる．

内分泌系のマーカーとしては，synaptophysin，chromogranin A，NSEなどが汎用されており，症例によってはその意義に関しては別としても診断的な価値は十分にあり貴重である．

リンパ・血管系に関しては，CD31，CD34，factor Ⅷ関連抗原，D2-40，thrombomodulinなどが一般的に使用される．

特殊な構造物

giant lamellar bodies（図8-B）と呼称される同心円状の好酸性物質がMAC症などの気腔内に認められ，これも肺表面活性物質のSP-Aでよく染色される．

corpora amylacea（図8-C）はその存在が肺機能不全状態を示唆していると考えられる．肺表面活性物質が貯留し，同心円状の球状物として肺胞腔内で観察され，SP-Aで陽性に染まる．

肉芽腫形成性の特異性炎が存在すれば，結核，MAC症，サルコイドーシスを考える．また，過敏性肺炎や肺吸虫での肉芽腫形成もこれらとは異なった臨床経過，局在や組織形態をとる肉芽腫として記憶されるべきである．

初めての喫煙や寄生虫感染での好酸球性肺炎の存在も忘れてはならない重要な疾患であり，針状のCharcot-Leyden結晶（図8-D）の存在がときに確認される．

胸膜の変化では，RAの場合には，RA結節としてときに壊死性結節性変化が胸膜下に多発性にみられる．また，石綿曝露に関係してpleural plaqueが生じ，胸膜中皮腫の発生との関連性が論じられている．自然気胸などで穿孔した場合には，多数の好中球浸潤を伴うreactive eosinophilic pleuritis（REP）が認められる．

文 献

1) Ohtsuki Y et al : Early stages of hyaline membrane formation detected in alveolar mouths in diffuse alveolar damage-associated diseases : a detailed immunohitochemical study. Int J Surg Pathol 23 : 524-530, 2015

2) Ohtsuki Y et al : Histochemical demonstration of aluminum and iron deposition in pulmonary bony tissues in three cases of diffuse pulmonary ossification. Histol Histopathol 23 : 137-141, 2008

3) Sun AP et al : KL-6, a human MUC1 mucin, is expressed early in premature lung. Respir Med 97 : 964-969, 2003

4) Ohtsuki Y et al : Immunohistochemical localization of surfactant proteins A and D, and KL-6 in pulmonary alveolar proteinosis. Pathology 40 : 536-539, 2008

5) Lu SH et al : Ultrastructural study of nuclear inclusions immunohistochemically positive for surfactant protein A in pulmonary adenocarcinoma with special reference to their morphogenesis. Med Mol Morphol 39 : 214-220, 2006

6) Ohtsuki Y et al : Immunohistochemical distribution of SP-D, compared with those of SP-A and KL-6, in interstitial pneumonias. Med Moel Morphol 40 : 163-167, 2007

7) Sun AP et al : Immunohistochemical characterisation of pulmonary hyaline membrane in various types of interstitial pneumonia. Pathology 35 : 120-124, 2003

8) Travis WD et al : An official American Thoracic Society/European Respiratory Society Statement : Update of the International Multidisciplinary Classification of the Idiopathic Interstitial pneumonias. Am J Respir Crit Care Med 188 : 733-748, 2013

各論

呼吸器疾患のCRPの実践

Clinical
Radiological
Pathological

各論 I 呼吸不全と呼吸調節障害

1 急性呼吸不全とALI/ARDS

Clinical その疾患の病態は？

a. 概 念

　急性肺障害（acute lung injury：ALI）/急性呼吸促迫症候群（acute respiratory distress syndrome：ARDS）は，Berlin定義により，ARDSとして概念が統一された．ARDSは，炎症性分子の産生を伴う血管透過性亢進を主体とした非心原性肺水腫であり，病理学的にはびまん性肺胞傷害（diffuse alveolar damage：DAD）を特徴とする．

b. 危険因子

　ARDSを併発しやすい病態は，感染症や虚血などに伴う全身性炎症である．炎症が全身性に亢進するような病態としてC反応性蛋白（CRP）が高まる時期には，ARDSに注意が必要となる．また，予後不良となる危険因子[1]として，65歳以上，臓器移植，慢性肝疾患，悪性腫瘍，ヒト免疫不全ウイルス（human immunodeficiency virus：HIV）などが関与する．不適切な人工呼吸によるARDSの悪化の可能性は，人工呼吸関連肺傷害（ventilator-associated lung injury：VALI）などとして留意する．

c. 病 態

　ARDSは，炎症性サイトカインや血管透過性亢進分子の産生に伴う非心原性肺水腫である．肺胞腔への水分貯留による酸素拡散低下，肺コンプライアンス低下，換気血流比低下，肺サーファクタントの機能不全，肺血管内皮細胞傷害を伴う肺血管抵抗上昇などの複数の病態が関与し，酸素投与だけでは改善しない高度な低酸素状態となる．

　このようなARDSの病理像の分子機構としては，pathogen-associated molecular patterns（PAMPs）およびdamage associated molecular patterns（DAMPs），さらに炎症性サイトカインや炎症性分子の産生が関与する．血管透過性亢進による滲出期に加えて，増殖期はtumor growth factor-βなどの増殖因子やトロンビンによる線維芽細胞増殖と筋線維芽細胞化，さらに膠原線維増

生のトリガーとなる．このようにARDSでは，PAMPsやDAMPsを作動物質として，さまざまな炎症性分子が新たに転写段階から産生されることが関与する．炎症性病態に増殖因子の産生が混入することで，肺内の血流に依存した部位や時系列での差異が認められ，線維芽細胞増殖が複雑に関与する．

Clinical 鑑別診断の考え方は？

a. Berlin定義によるARDS診断

　2011年9月30日から10月2日までの3日間，ARDSの新定義に対するテーブル会議がベルリンで行われた．Berlin定義[2]の特徴は，①急性発症を1週間以内としたこと，②両側性胸部陰影において胸水，無気肺および結節影では説明がつかないもの，③心原性肺水腫の臨床上の否定，④positive endexpiratory pressure（PEEP）やcontinuous positive airway pressure（CPAP）の設定に基づくPaO_2/F_IO_2比の評価，⑤ARDSとしてPaO_2/F_IO_2比による3段階評価とした．以上の5内容にある（表1）．管理においてリスクがない場合には，心エコーによる心原性要因の評価，体血管抵抗などの理学所見，気管支肺胞洗浄（bronchoalveolar lavage：BAL）などの施行を検討することも検討された．さらに，本定義にCT像や炎症分子マーカーを含めるかどうかも検討されたが，多くの施設における実現性の問題などの理由より，定義に含めることが見送られた．また，肺コンプライアンス，死腔，画像所見による重症度などの評価基準を定義に含めることも見送られた．

b. 鑑別診断

　ARDSは非心原性肺水腫であり，心原性肺水腫を含めて，明確な肺病態との鑑別を必要とする．留意すべき鑑別疾患を表2に示した．このような鑑別において，感染症や虚血により，血管透過性が亢進しやすく，さまざまな基礎疾患にARDSを進展させることに留意する．心原性肺水腫との

表1　ARDSのBerlin定義

重症度分類	mild（軽症）	moderate（中等症）	severe（重症）
PaO_2/F_IO_2比 （陽圧条件）	201〜300 （PEEP，CPAP≧5 cmH$_2$O）	101〜200 （PEEP≧5 cmH$_2$O）	＜100 （PEEP≧5 cmH$_2$O）
急性発症	生体侵襲や呼吸器症状（急性/増悪）から1週間以内		
胸部画像	胸水，無気肺，結節影では説明できない両側性浸潤影		
肺水腫評価	心不全や輸液過剰では説明できない呼吸不全 リスクのない場合：心エコーなどの客観的評価		

表2　ARDSとの鑑別疾患

呼吸器感染症：細菌，ニューモシスチス， 　真菌，ウイルス 急性好酸球性肺炎 びまん性肺胞出血 特発性器質化肺炎 剥離性間質性肺炎 過敏性肺臓炎 急性間質性肺炎 膠原病肺	リンパ脈管筋腫症 肺血栓塞栓症・肺梗塞 悪性腫瘍 リンパ腫 癌性リンパ管症 拒絶反応 薬剤性肺障害 ほかの肺水腫：輸液過剰，高血圧性，再膨張性， 　陰圧性，高地性

鑑別においては，心エコー，胸部単純X線像，脳性ナトリウム利尿ペプチド（BNP＞40 pg/mL）などを参考とするが，重度の炎症を併発した状態ではARDSと心原性肺水腫を区分できない場合も多い．また，ARDSに併発する間質性肺炎では，基礎疾患を持たない急性間質性肺炎や亜急性変化の特発性器質化肺炎と鑑別する．また，薬剤性肺障害として，抗悪性腫瘍薬や免疫抑制薬，心血管系薬ではアミオダロン，カルシウム拮抗薬，アドレナリン，NO吸入療法，アセタゾラミド，オピオイド，アスピリン，エルゴメトリン，オキシトシンなどの多数が知られている．

Radiological どんな画像がみられる？

ARDSの診断では，胸部単純X線像，胸部CT像，肺エコーの評価を加え，それらの画像に照らして診療指針を考案する．

a. 胸部単純X線

ARDSの胸部単純X線像では，両側性すりガラス影と浸潤影を特徴とする．線維化の進行する時期には，すりガラス状陰影の内部の網状影に加えて，肺野の容積減少と気管支拡張像の所見に注意する．心原性肺水腫との鑑別としては，気管支血管周囲間質，小葉間間質，胸膜下間質のうっ滞所見として，cuffing sign（正面像における左右B3bの腫大と不鮮明化），Kerley Aライン，Kerley Bライン，Kerley Cライン，胸水などに注意する．このようなARDSの陰影分布は，必ずしもびまん性とならずに肺内での部位差が生じる場合もあり，器質性病変，胸水，無気肺，腫瘍などの評価を胸部CT像で追加する．また，動脈血ガス分析による酸素化の変化に対して，胸部単純X線像の変化は鋭敏ではなく，12時間程度の時間差が生じることが知られている．ルーチンな日々の胸部単純X線像では，気胸，肺炎，胸水，カテーテル位置などを時系列で評価する．

b. 胸部CT

胸部CT像により，ARDSに肺炎や誤嚥などの直接肺障害因子が関与するかどうかを評価する．炎症性サイトカインなどの炎症性分子が関与する間接肺障害因子は，血流依存的に荷重領域障害を主とする．また，ARDSの進展に伴うDADの滲出期，増殖期，線維化期の3つの病期に合わせて，HRCTで病態を評価する（図1）．胸部CT像では，気胸，縦隔気腫，胸水や皮下気腫などの合併についても評価する．

c. 肺エコー

肺病変として，肺水腫や肺線維化の間質肥厚と

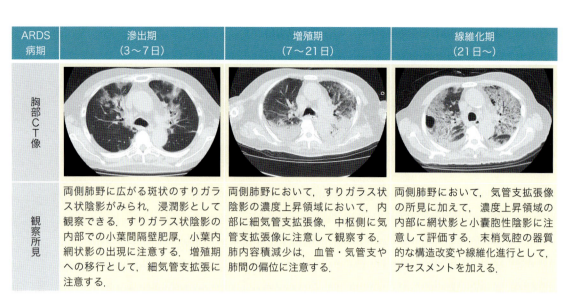

ARDS病期	滲出期 (3〜7日)	増殖期 (7〜21日)	線維化期 (21日〜)
胸部CT像			
観察所見	両側肺野に広がる斑状のすりガラス状陰影がみられ，浸潤影として観察できる．すりガラス状陰影の内部での小葉間隔壁肥厚，小葉内網状影の出現に注意する．増殖期への移行として，細気管支拡張に注意する．	両側肺野において，すりガラス状陰影の濃度上昇領域において，内部に細気管支拡張像，中枢側に気管支拡張像に注意して観察する．肺内容積減少は，血管・気管支や肺間の偏位に注意する．	両側肺野において，気管支拡張像の所見に加えて，濃度上昇領域の内部に網状影と小嚢胞性陰影に注意して評価する．末梢気腔の器質的な構造改変や線維化進行として，アセスメントを加える．

図1　HRCTによるARDSの病態評価

表3　ARDSの病期と特徴

ARDS病期	滲出期 (〜7日)	増殖期 (7〜21日)	線維化期 (21日〜)
病理学的特徴	血管透過性亢進 間質性・肺胞性・肺胞性浮腫 硝子膜形成	筋線維芽細胞増殖 硝子膜の器質化	膠原線維の沈着
肺胞領域	I型肺胞上皮細胞傷害	II型肺胞上皮細胞の過形成 慢性炎症	II型肺胞上皮細胞の過形成 蜂窩状様変性
血管領域		血管内皮細胞傷害 白血球凝集 血小板沈着	肺動脈内器質化血栓 血管壁の中膜肥厚

して，B-lineやlung slidingの観察は有用である．lung slidingはリニアプローブで評価するのが理想的であり，呼吸による臓側胸膜と壁側胸膜とのずれが高エコーのA-lineとして横方向に観察できる．ARDSにおける含気不良領域では，A-lineやlung slidingが消失傾向を示す．ARDSに気胸を合併した際には，障害肺のA-lineやlung slidingが有意に消失する．一方，B-lineは，胸膜から縦方向に尾を引く線状陰影であり，横方向のlung slidingとともに左右に動く特徴がある．コンベックスプローブを用いた観察において，B-lineの異常は視野内に3本以上のB-lineの観察や，B-line間の幅が7mm以内に狭小化する所見

となる．ARDSでは，びまん性肺病変として，肺エコーにおけるB-lineが不均一な分布として観察できる．また，肺エコーでは，無気肺，胸水，横隔膜運動などを合わせて評価する．

Pathological 病理から何がわかる？

　RDSの病理学的所見はDADを特徴とする．DAD病理像は，ARDS発生時より，滲出期，増殖期，線維化期の3つの病期に分類されている（表3）[3]．まず，ARDS初期の血管透過性亢進を特徴とする時期は，滲出期と呼ばれ，肺胞上皮細胞や血管内皮細胞の細胞死，および硝子膜形成が認められる．硝子膜は，フィブリノーゲンやフィブロネクチンなどの血液成分が肺胞壁に沿って沈着したものである（図2）．その後，ARDS発症の約1週間以降は，増殖期と呼ばれ，線維芽細胞が間質内から末梢気道にまで増殖し，さらに肺胞内ではII型肺胞上皮の増生が認められる．その後，線維化期が訪れるが，ARDSが長期化した例では線維化期が長引き，膠原線維の沈着により肺構造を変性する可能性がある．

治療戦略・治療選択

　ARDSの治療においては，肺酸素化の改善を目標として，原因の診断と治療が必要となる．その上で，図3は今後のARDSにおける治療指針や臨

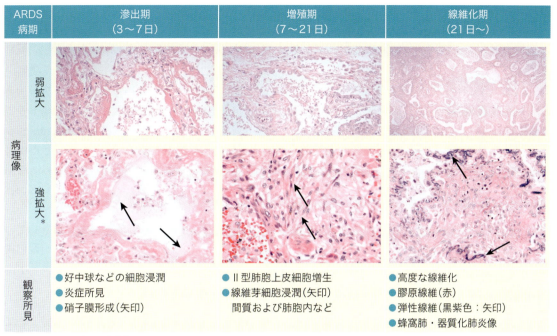

ARDS 病期		滲出期 (3〜7日)	増殖期 (7〜21日)	線維化期 (21日〜)
病理像	弱拡大			
	強拡大*			
観察所見		●好中球などの細胞浸潤 ●炎症所見 ●硝子膜形成（矢印）	●Ⅱ型肺胞上皮細胞増生 ●線維芽細胞浸潤（矢印） 　間質および肺胞内など	●高度な線維化 ●膠原線維（赤） ●弾性線維（黒紫色：矢印） ●蜂窩肺・器質化肺炎像

図2　ARDSの病理所見像
*線維化期のみElastica van Gieson（EVG）染色．ほかはすべてHE染色．
　　　（名古屋大学大学院医学系研究科臓器病態診断学分野 中村栄男先生，名古屋大学医学部附属病院病理部 中黒匡人先生より提供）

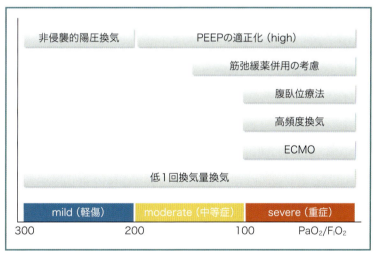

図3　Berlin定義に準じたARDSの分類と治療

床研究のテーマをFergusonら[4]が示したもので
ある．時系列で画像所見から病理所見（図2）を推
定し，ARDSの治療を計画することが大切であ
り，その診療として以下の内容を討議する．

a. 疾患の治療

　ARDSの先行病態として，肺炎や敗血症には注
意が必要である．感染症の併発には十分に注意

し，喀痰や血液などの疑わしき感染部位の細菌培
養検体を採取し，抗菌薬の適正使用を考慮する．
また，ウイルス感染症や真菌感染症についても考
察を加える．ARDSを引き起こす病態として，敗
血症と虚血の改善が必要である．

b. 非侵襲的人工呼吸

　非侵襲的陽圧換気療法（noninvasive positive

39

pressure ventilation：NPPV）は，expiratory positive airway pressure（EPAP）を5 cmH$_2$O を初期設定として ARDS の初期評価に用いることができる．ARDS の Berlin 定義[2]は ARDS の診断に，PEEP 5 cmH$_2$O 以上を必要とする．

c．人工呼吸管理

ARDS における低酸素血症は，末梢気道の開放が病態生理学的には重要であり，人工呼吸管理ではまず，PEEP を適正化する．F$_I$O$_2$ については臨床研究では明確な指針が得られていないが，PEEP に優先して F$_I$O$_2$ を高めることで，死亡率が上昇する危険性が確認されている[5]．F$_I$O$_2$ は0.6以下を目標として，動脈血ガス分析により虚血が進行しない安全なレベルに，可能な限り低下させる．ARDS における呼吸管理において，肺保護を目的とした人工呼吸管理とする．換気条件としては，①1回換気量を6～8 mL/kg 体重とする low tidal ventilation，②driving pressure（最大吸気圧-PEEP）を可能な限り低下させること，③最大気道内圧 ≦ 30 cmH$_2$O にを維持することの3つの内容に注意する．

d．鎮痛と鎮静

ARDS の人工呼吸管理においては，Richmond Agitation Sedation Scale（RASS）などの鎮静スケールを用いて，適切な鎮痛と鎮静を必要とする．集中治療領域では，fentanyl（成人：25～125 μg/ 時），dexmedetomidine（成人：0.1～0.7 μg/kg/ 時），propofol（成人：30～100 mg/ 時）などが，静脈内持続投与として利用される．これらの一部は，1日に1回持続投与を中止し，意識状態，せん妄の有無，薬物代謝を評価し，早期離床のための工夫とする．

e．重症ARDSに対する補助療法

Berlin 定義[2]の重症 ARDS として，人工呼吸下での筋弛緩薬の併用，腹臥位療法，高頻度換気，extracorporeal membrane oxygenation（ECMO）を検討する．

f．グルココルチコイド療法

グルココルチコイドは，DAMPs や PAMPs の細胞内情報伝達系において炎症性分子の産生を転写レベルで制御するために，ARDS の治療において有効であるかもしれない．しかし，急性期 ARDS における methylprednisolone 大量療法の臨床研究[6]では，生存率を改善させず，感染症を悪化させる結果だった．一方，methylprednisolone 1 mg/kg レベルの methylprednisolone 少量療法では，lung injury score，人工呼吸期間，ICU 滞在日数の減少が認められている．少量ステロイド療法における臨床研究では，研究によって投与方法がさまざまであり，少量 methylprednisolone 持続投与法などの投与方法を統一した検討が期待されている．また，発症後1週間以上経過した ARDS において，methylprednisolone 2 mg/kg を2週間使用して漸減する少量 methylprednisolone 療法は，人工呼吸管理期間を短縮させている．今後は，Berlin 定義[2]に準じて ARDS と明確に区分できる群において，グルココルチコイド療法の検討が進められようとしている．

g．その他の薬物療法

ARDS の薬物療法においては，これまでの無作為臨床試験を用いたシステマチック・レビューとして，生命予後を改善することが確認できない内容として，一酸化窒素吸入療法，サーファクタント補充療法，抗酸化剤（N-アセチルシステイン，プロシステイン，ビタミンC），グルタミン，スタチン（ロバスタチン，シンバスタチン），GM-CSF，アドレナリン作動性 β_2 受容体刺激薬（albuterol）などがある．

文 献

1) Zilberberg MD et al : SK. Acute lung injury in the medical ICU: comorbid conditions, age, etiology, and hospital outcome. Am J Respir Crit Care Med **157** : 1159-1164, 1998

2) ARDS Definition Task Force et al : Acute respiratory distress syndrome: the Berlin Definition. JAMA **307** : 2526-2533, 2012

3) Tomashefski JF Jr : Pulmonary pathology of the acute respiratory distress syndrome : diffuse alveolar damage. Acute Respiratory Distress Syndrome, Matthay MA (ed), Marcel Dekker, New York, p75-108, 2003

4) Ferguson ND et al : The Berlin definition of ARDS : an expanded rationale, justification, and supplementary material. Intensive Care Med **38** : 1573-1582, 2012

5) Britos M et al : The value of positive end-expiratory pressure and FiO$_2$ criteria in the definition of the acute respiratory distress syndrome. Crit Care Med **39** : 2025-2030, 2011

6) Peter JV et al : Corticosteroids in the prevention and treatment of acute respiratory distress syndrome (ARDS) in adults : meta-analysis. BMJ **336** : 1006-1009, 2008

2 慢性呼吸不全

Clinical　その疾患の病態は？

a. 概　念

　本項目は単一の疾患ではなく，「慢性呼吸不全」という1つの病態について解説する．呼吸不全とは，呼吸機能障害のために動脈血ガスが異常な値を呈し生体が正常な機能を営めない状態である．本邦では，昭和56（1981）年度の厚生省特定疾患呼吸不全調査研究班により診断基準が表1のようにまとめられた[1]．注意すべきは，室内気吸入時の動脈血酸素分圧が60 Torr以下となる呼吸障害またはそれに相当する呼吸障害を呈する異常状態を基準としており，動脈血二酸化炭素分圧（$PaCO_2$）はその分類に用いられる点である．呼吸不全の状態が少なくとも1ヵ月間持続した場合，これを慢性呼吸不全という．それまでを急性呼吸不全（前項参照）という．

b. 原　因

　低酸素血症の病態生理学的原因には，① 換気血流比不均等分布，② シャント（静脈血混合様効果），③ 拡散障害，④ 肺胞低換気の4つがある．パルスオキシメーターにより非侵襲的・経皮的に酸素飽和度（SpO_2）をモニタリングすることは広く行われるが，$PaCO_2$の情報が得られないので，呼吸不全の診断と分類には動脈血ガス分析が必須である．鑑別診断のために肺胞気動脈血酸素分圧較差（$A\text{-}aDO_2$）を計算することは，非常に参考となる．肺胞気酸素分圧は$PAO_2 = 150 - PaCO_2/0.8$により求まる．PAO_2と動脈血酸素分圧（PaO_2）の差が$A\text{-}aDO_2$であるので，$A\text{-}aDO_2 = 150 - PaCO_2/0.8 - PaO_2$となる．$A\text{-}aDO_2$は10 Torr以下を正常範囲，10〜20 Torrを境界値，20 Torr以上を明らかな異常とする．図1に，血液ガス所見による呼吸不全の診断的アプローチを示す[2]．高二酸化炭素血症の有無，すなわち肺胞低換気の有無によりまず大きく2つに分類する．次に$A\text{-}aDO_2$を計算する．$A\text{-}aDO_2$の開大が著しく酸

表1　本邦における呼吸不全の診断基準

1. 室内気吸入時の動脈血O_2分圧が60 Torr以下となる呼吸障害またはそれに相当する呼吸障害を呈する異常状態を呼吸不全と診断する．
2. 呼吸不全を動脈血CO_2分圧が45 Torrを超えて異常な高値を呈するものと然らざるものとに分類する．
3. 慢性呼吸不全とは呼吸不全の状態が少なくとも1ヶ月間持続するものをいう．

$PaCO_2$が45 Torr以下のものをⅠ型呼吸不全，$PaCO_2$が45 Torrを超えるものをⅡ型呼吸不全とする．また，室内気吸入時の動脈血O_2分圧が61〜70 Torrを準呼吸不全とする．
（厚生省特定疾患「呼吸不全」調査研究班：昭和56年度研究報告書，p1，1982より引用）

素吸入によってもPaO_2の改善が乏しい場合，投与された酸素と出会うことなく流れ去っていくシャント血流の存在を強く疑う．ベッドサイドで酸素投与を行ってもSpO_2があまり改善しない症例ではシャントを疑うのが定石である．動脈血ガス分析に加え，胸部単純X線写真や胸部CTなどの画像診断，スパイロメトリーを基本とする呼吸機能検査，心電図や心エコーなどが鑑別診断に必要となる．

c. 症状・所見

　低酸素血症の自覚症状として特異的なものはないが，Filleyが急性の症状，所見として挙げたものには，頭痛，運動機能障害，判断力の低下，混迷，意識消失，血圧低下，頻脈，チアノーゼ，血管拡張による四肢の温度上昇などがある[3]．一方，慢性低酸素血症の症状，所見には，易疲労性，集中力の低下，反応性の低下などがある[3]．肺胞低換気による低酸素血症の場合は，同時に存在する高二酸化炭素血症の症状，所見が重なる場合が多く，両者をはっきり区別することは難しい．高二酸化炭素血症の症状，所見としては，頭痛，めまい，混迷，意識消失，不随意運動（羽ばたき振戦など），縮瞳，乳頭浮腫，高血圧，発汗などがある[3]．ベッドサイドで参考にしていただきたい．

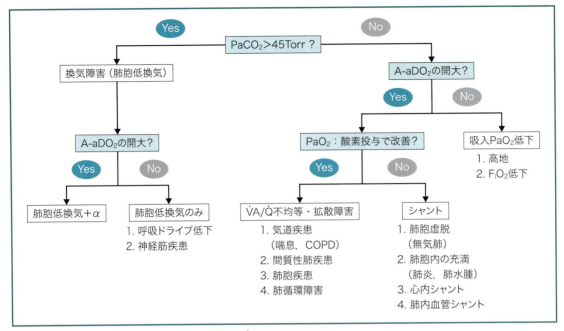

図1　血液ガス所見による呼吸不全の診断的アプローチ
図の右側の酸素投与でも低酸素血症が改善しない場合，投与された酸素と出会うことなく流れ去っていくシャント血流の存在を強く疑う必要がある．換気血流比不均等や拡散障害では，酸素投与にてある程度の酸素化改善が得られる．1つ鑑別のポイントとなる．

（日本呼吸器学会ほか：酸素療法ガイドライン，メディカルレビュー社，東京，2006より引用）

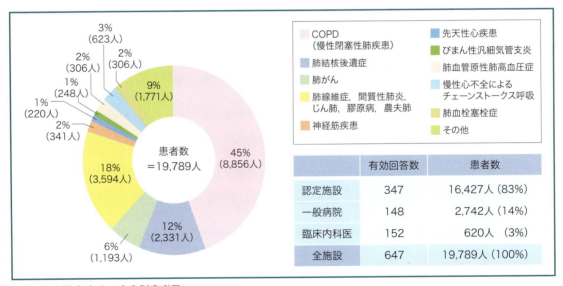

図2　在宅酸素療法の疾患別患者数
647施設を対象に調査を行い，患者数19,789人を分析した成績を示す．
（日本呼吸器学会：在宅呼吸器ケア白書2010，メディカルレビュー社，東京，2010より引用）

Clinical　鑑別診断の考え方は？

慢性呼吸不全に陥る原因疾患の頻度を知るために最も参考となるのが，在宅酸素療法の疾患別患者数である．図2は，「在宅呼吸ケア白書2010」による19,789症例の分析結果である[4]．上位3疾患は慢性閉塞性肺疾患（COPD）45％，肺線維症18％，肺結核後遺症12％となっている．日本は

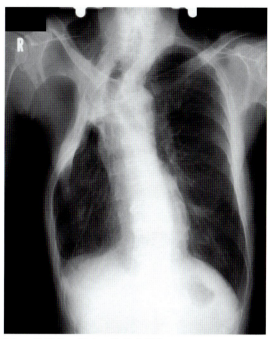

図3 肺結核に対する胸郭成形術
右上葉の肺結核に対して施行された胸郭成形術後の胸部単純X線写真を示す．呼吸機能検査では拘束性変化を認める（自験例）．

歴史的に肺結核後遺症が最も多い時期があったが，現在はCOPDが第1位となった．頻度としては数％と少ないが，神経筋疾患や肺血栓塞栓症など胸部単純X線写真で肺野に異常がみられない場合もあるので注意を要する．これらの疾患の診断に際しては動脈血ガス分析が必須事項である．

Radiological どんな画像がみられる？

a. 肺結核後遺症

本邦の慢性呼吸不全の原因としては，過去には肺結核後遺症が最も多かったことを上述した．図3に，肺結核に対し胸郭成形術（thoracoplasty）を施行した症例の胸部単純X線写真を示す．今ではあまりみる機会も少なくなった画像であり，実際にみたことがない若い先生方も多いと思うので供覧したい．前項で呼吸不全を高二酸化炭素血症の有無，すなわち肺胞低換気の有無により大きく2つに分類すること述べたが，図3のような症例では拘束性換気障害が進行し，肺胞低換気の結果，Ⅱ型慢性呼吸不全に至るのが典型的である．このような症例では感染や心不全などを契機に増悪

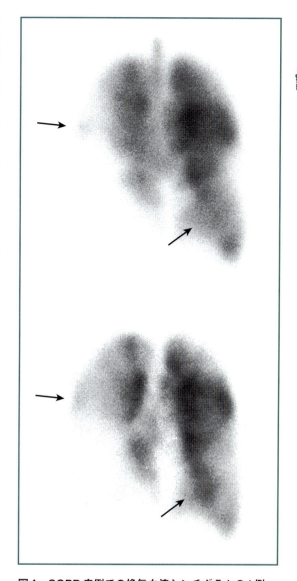

図4 COPD症例での換気血流シンチグラムの1例
^{81m}Krガスによる換気シンチグラム（上段）と^{99m}Tc-MAAによる血流シンチグラム（下段）を示す．換気，血流とも著明に欠損し不均等分布が著しいが，矢印のように換気が血流に比べさらに減少する領域がみられる．換気血流比が小さく低酸素血症を助長する領域といえる（自験例）．

し，その際に低酸素血症に対する酸素投与によってCO$_2$ナルコーシスになるケースもあるので酸素流量には注意する．

b. COPD

疾患別患者数の第1位であるCOPDについては，詳細が本書の各論で述べられるので，ここでは低酸素血症の病態生理を視覚的に理解していただきたい．なかでも最も重要な換気血流比不均等

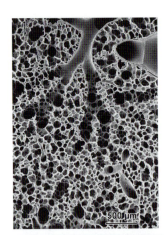

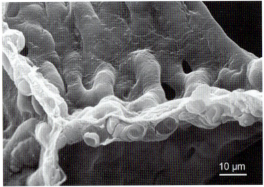

図5　健康人の末梢気道および肺胞の走査電子顕微鏡写真
上段は終末細気管支から末梢の気道肺胞系を，下段はガス交換の場である肺胞腔内の毛細血管網を示す．
（Weibel ER：Swiss Med Wkly **139**：275, 2009 より転載）

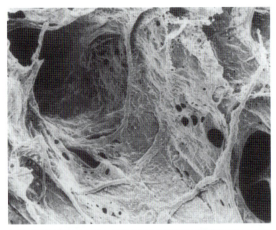

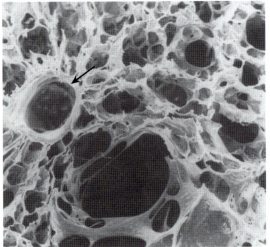

図6　COPD の走査電子顕微鏡写真
上段は拡大した肺胞管の中に破壊された肺胞構造の一部が線状の隆起として残存する部分を示す（48x）．下段は小葉内に厚い壁を有する気腫性変化と，隣接する alveolar attachment を失った細気管支（→）を示す（38x）．細気管支の断面は卵円形に変形し，壁も厚い．
（Nagai A et al：Am Rev Respir Dis **144**：901, 1991 より転載）

について述べる．図4に気腫優位型のCOPD（自験例）の^{81m}Krガスによる換気シンチグラム（上段）と^{99m}Tc-MAAによる血流シンチグラム（下段）を示す．気腫性変化の強いところでは換気，血流とも著明に欠損し不均等分布が著しいが，矢印のように，換気が血流に比べさらに減少する領域がみられる．この領域では換気血流比が小さく，つまりlow $\dot{V}A/\dot{Q}$コンパートメントとなって低酸素血症を助長する．もし換気がゼロに近くなればこの領域はほぼシャントとなる．核医学による呼吸機能イメージングはマクロの所見であり，一方呼吸生理学的な$\dot{V}A/\dot{Q}$コンパートメントはミクロの概念であるため，同じ換気血流比をみていることにはならない．しかし，形態と機能という視点から，低酸素血症の病態生理学的発生機序を理解する上では大変参考となる．呼吸不全の原因疾患は多岐に渡るので，紙面の都合上，XPや

CTなどほかの画像診断については本書の各論に譲る．

Pathological　病理から何がわかる？

各疾患の病理学的所見については各論に任せることとし，ここでは呼吸不全の理解に必要な末梢気道から肺胞の微細構造をご覧いただく．図5に，いわゆる「Structure & Function」の世界では泰斗であるWeibelによる健常人の走査電子顕微鏡写真を示す[5]．ご本人からもご了解をいただいた上で掲載する．上段は終末細気管支から肺胞までを，下段は肺胞腔内に広がる肺毛細血管のメッ

シュ構造を示す．これらの写真がまさにガス交換の場を示している．終末細気管支に続く気道の壁には肺胞構造が現れて，ここは気道であるがガス交換が始まる領域，つまり呼吸細気管支領域であることがわかる．下段の肺胞腔内は酸素と二酸化炭素がガスとして拡散する場である．写真から，肺胞の面積が広いほど，壁が薄いほど，肺胞と毛細血管との間で分圧の差があるほど，ガスは拡散しやすいことが一目瞭然である．呼吸生理で扱う拡散現象は，このことを式に表したものにほかならない．

　病的変化が生じた例として，図6に永井による肺気腫（COPD）の走査電子顕微鏡写真を示す[6]．上段はいわゆる汎細葉性肺気腫に相当するもので，拡大した肺胞管の中に破壊された肺胞構造の一部が線状の隆起として残存する部分を示している．下段は小葉中心性肺気腫に相当するもので，小葉内に厚い壁を有する気腫性変化の構造と，これに隣接するalveolar attachmentを失った細気管支が認められる（左上）．細気管支の断面は卵円形に変形し，壁も厚く狭窄している．COPDでは気腫性病変と末梢気道病変がさまざまな割合で絡み合い病態を形成するが，これら電子顕微鏡写真からも，ガス交換障害がどのように発生するか非常に理解しやすい．参考にされたい．

治療戦略・治療選択

　色々な視点から呼吸不全の病態について解説したが，ここでは低酸素血症に対する治療の基本となる長期酸素療法について述べる．在宅呼吸ケア白書によれば，在宅酸素療法の累積患者数は1985年に保険適用されてから急速に増加し，2011年の推計では約16万人に上る[4]．現在はおそらく17万〜18万人に達すると推定される．社会保険の適用となる高度慢性呼吸不全は，室内気吸入時のPaO$_2$が55 Torr以下，および60 Torr以下で睡眠時または運動負荷時に著しい低酸素血症をきたす者で，医師が在宅酸素療法を必要と認めた者である．この時，適応患者の判定にパルスオキシメーターによる酸素飽和度から推測したPaO$_2$を用いることは差し支えないとされる．また，肺高血圧症はPaO$_2$に関係なく，肺高血圧があれば保険適用となる．

　実際の投与量については，安静時・運動時・睡眠時に分け，PaO$_2$が常に60 Torr以上，あるいはSpO$_2$が90％以上となる酸素吸入量を処方する．24時間モニタリングできるパルスオキシメーターもあるので，処方の際には有用である．ただし高二酸化炭素血症が認められる場合は，CO$_2$ナルコーシスに注意しながら0.25〜0.5 L/分など少量ずつ増量し，動脈血ガス分析を行いながらきめ細かな対応を行う．高二酸化炭素血症が増悪する場合には，非侵襲的陽圧換気療法（NPPV）の導入を検討する．NPPVの適応基準，モードや圧などの具体的設定については紙面の都合上割愛する．詳しくは，非侵襲的換気療法研究会による「慢性呼吸不全に対する非侵襲的換気療法ガイドライン」（ライフサイエンス出版，2004）などをご参照いただきたい．

文　献

1) 厚生省特定疾患「呼吸不全」調査研究班：昭和56年度研究報告書，p1，1982
2) 日本呼吸器学会ほか（編）：酸素療法ガイドライン．メディカルレビュー社，東京，2006
3) Filley GF：Pulmonary Insufficiency and Respiratory Failure. Lea & Febiger, Philadelphia, 1967
4) 日本呼吸器学会（編）：在宅呼吸ケア白書　2010，メディカルレビュー社，東京，2010
5) Weibel ER：What makes a good lung? Swiss Med Wkly **139**：375-386, 2009
6) Nagai A et al：Scanning electron microscopic observations of emphysema in humans. Am Rev Respir Dis **144**：901-908, 1991

各論 Ⅱ 呼吸器感染症

1 マイコプラズマ肺炎

Clinical その疾患の病態は？

a. 概 要

Mycoplasma pneumoniae による気道感染症の多くは乾性咳嗽が主体の気管支炎・上気道炎であり，肺炎になるのは10％程度といわれている．潜伏期間は1〜2週である．過去には4年ごとの流行周期が存在した．1992年以降にはその傾向は消えたが，2012年から再び4年ごとの流行となってきている．2000年以降に臨床分離株から同定されているマクロライド耐性*Mycoplasma pneumoniae* による感染症は，現在では外来で50〜60％程度で推移していると考えられている[1]．マクロライド系，テトラサイクリン系，レスピラトリー・キノロン系抗菌薬が有効である．

b. 重症化危険因子

感染の多くは軽症であり，通常4週間程度で自然終息する．しかし，ときには人工呼吸器が必要な若年の重症例や，混合感染を起こし呼吸不全となる症例がある．重症マイコプラズマ肺炎の病態は宿主の過剰な免疫応答がその主体と考えられており，ステロイドの全身投与が必要となる．重症化危険因子としては，2つの検討成績[2,3]から，初期に適切な抗菌薬の投与が遅れたことを挙げており，初期での適切な診断が望まれる．また重症化した症例には基礎疾患のない若年成人が多く含まれていた．

Clinical 鑑別診断の考え方は？

a. 肺炎球菌性肺炎との臨床像の違い

画像診断での特徴は後述するように肺炎球菌性肺炎とは明らかに異なるが，実臨床では共通の所見を示すことも多く，胸部単純X線のみでの鑑別は難しい．一般臨床で役立つ方法は，日本呼吸器学会の「成人市中肺炎診療ガイドライン」[4]の細菌性肺炎（主に肺炎球菌性肺炎）と非定型肺炎（主にマイコプラズマ肺炎）の鑑別に掲載されている①60歳以下，②基礎疾患がないか軽微，③発熱と頑固な喀痰を伴わない咳，④聴診上所見が乏しく，⑤喀痰がないまたは迅速診断で原因菌らしきものがない，⑥白血球が1万未満の6項目中4項目以上を満たすと，マイコプラズマ肺炎診断の感度が86％，特異度が93％である．

b. 診 断

マイコプラズマ発症初期には発熱，乾性の頑固な咳嗽を呈する．血清診断では主にIgM抗体を測定する微粒子凝集（particle aggregation：PA）法が用いられている（表1）．1週間以上の間隔でのペア血清で4倍以上の上昇が必要である．シングル血清での診断では320倍で診断可能という意見もあるが筆者は640倍以上を採用している．菌の遺伝子増幅法として，咽頭拭い液を用い，3時間で判定可能な loop-mediated isothermal amplification（LAMP）法を用いた菌の遺伝子診断キットが2011年から保険適用になった．また，咽頭拭い液の採集から判定まで15分のイムノクロマト法を用いた3種類の菌体蛋白検出法のキットも2013年から保険適用となった（表1）．しかし，特異度は90％以上と良好であるが感度が約60％で，検出限界個数が10^4 CFUと高く，現在キットの改良中である．

Radiological どんな画像がみられる？

特徴的な画像所見として，①気管支血管周囲間質の肥厚，②小葉・細葉中心性粒状陰影，③すりガラス様陰影または浸潤陰影である．病変の軽い部位，肺炎回復期には気管支血管周囲間質の肥厚所見と，小葉中心性粒状陰影が特徴的である．図1に示したように，すりガラス様陰影＋気管支壁の肥厚像のパターンが多い．しかし，本肺炎の画像所見はさまざまで，同一症例の肺内でもこれら3つの陰影が混ざり合っている（図2）．

それではこの画像の違いは，どのような機序で説明されるのか．1つの説として，還元型マクロファージと酸化型マクロファージの局在が同一症例肺内で不均等に分布している可能性があると筆

表1 マイコプラズマ感染症の診断法

血清診断	微粒子凝集法(PA)法	シングル血清で320倍以上(640倍の方がより確実), ペア血清で4倍以上の上昇
	補体結合反応(CF)法	シングル血清で64倍以上,ペア血清で4倍以上の上昇
	イムノクロマトグラフィー法 (イムノカードマイコプラズマ)	陽性(偽陽性多く,参考程度)
病原体検出による診断	分離培養	確実ではあるが,1〜2週間以上かかる
	遺伝子増幅法	LAMP法による遺伝子診断法(栄研化学)
	菌体蛋白検出法	リボテスト®マイコプラズマ(旭化成) プライムチェック®マイコプラズマ抗原キット (アルフレッサ ファーマ) プロラスト Myco®(LSIメディエンス)

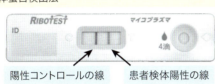

陽性コントロールの線　患者検体陽性の線

(田中裕士：止まらない"せき"の診かた,南江堂,東京,p98,2016より引用)

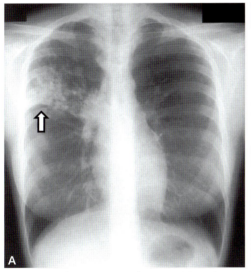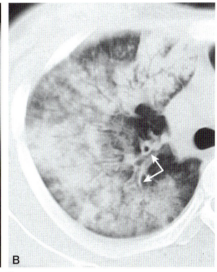

図1　症例1(30歳代,女性)の胸部単純X線とCT像
右上葉の含気減少を伴う浸潤影と淡い肺野濃度の上昇があり(A),CTでは著明な気管支壁の肥厚像がみられる(B).⇨は体積(含気)減少,→は気管支壁の肥厚.

(田中裕士ほか：臨床画像 **23**：628,2007より転載)

者は考えている.本菌の分布は吸入されて気道に分布されるため当然肺内では不均等分布を示す.本菌からの過酸化水素は,酸化ストレスとして肺内マクロファージに作用する.過酸化水素が多い環境では,マクロファージ細胞内が酸化して,酸化型グルタチオン(GSSG)と還元型グルタチオン(GHS)のバランスが崩れ(GSSG/GHS比の上昇),酸化型マクロファージとなり,IL-10>IL-12を産生しTh2細胞を刺激する.さらにTh2細胞はIL-4を放出し,酸化型マクロファージを刺激する.一方,過酸化水素が少なければ細胞内が酸化せず,逆にGSSG/GHS比は低下し,いわゆる還元型マクロファージとなり,IL-10<IL-12を産生しTh1細胞を刺激し,Th1反応を惹起する.さらにTh1細胞はIFN-γを放出し,還元型マクロファージを刺激する.これは宿主の免疫状態が酸化の方向に傾いている場合と,ストレスのない健康な宿主でも,肺内に侵入するマイコプラズマ菌量の差と過酸化水素産生の差により局所的に異なった肺病変を呈することが推測される.

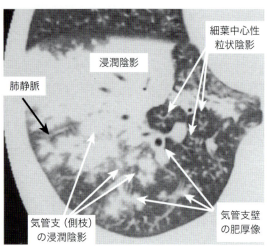

肺静脈

浸潤陰影

細葉中心性
粒状陰影

気管支（側枝）
の浸潤陰影

気管支壁
の肥厚像

図2　典型的なCT像
気管支・細気管支壁の肥厚像，小葉中心性粒状陰影と浸潤
陰影が隣接して存在し，肺病変の肺内不均等がみられる．
気管支・肺動脈周囲間質領域に病変が主に存在し，小葉辺
縁部や静脈に接した部位には病変が少ない．
（田中裕士ほか：日胸 66：12，2007 より転載）

Pathological　病理から何がわかる？

　飛沫によって吸入された*Mycoplasma pnemoni-ae*が，気道の線毛上皮細胞に，細胞接着器官である tip 構造を介して付着する．この接着器官には P1 蛋白質が集積して存在し，この P1 蛋白質が欠損した変異株では細胞付着性が失われ非病原性となる．気道線毛上皮外で増殖し，菌自体の産生する過酸化水素による線毛上皮傷害よりも，菌体表面に存在するリポ蛋白を介した免疫反応によって肺病変が形成される．このリポ蛋白とマクロファージ上の Toll-like receptor（TLR）-2/TLR-6 や TLR-1/TLR-2 が結合して免疫反応が成立，進行している[5]．

　本肺炎の病理組織像は，①中枢から末梢気管支壁の間質（気管支血管周囲間質）に，単核球，リンパ球マクロファージの浸潤がみられ（図3-A），気道壁の浮腫と内腔面の気道上皮の剥離がみられる．②細気管支から肺胞道内腔には肉芽様ポリープが形成され（図3-A），肺胞腔内には器質化肺炎を呈することがある（図3-B）．③急性期には細気管支内腔から肺胞内にかけては滲出液で満たされ，マクロファージや好中球の浸潤がある．

　同一菌による家族内感染でも，症例によって肺炎のパターンが全く異なることをしばしば経験す

る．その違いがどこから来ているのかを解明するために，マウス *Mycoplasma pulmonis* 感染実験を行ったところ[6]，気管支肺動脈周囲間質の病変と細気管支周囲病変が再現できることを確認している（図4-A）．このモデルに細胞性免疫を活性化させる IL-2 を投与すると，気管支血管周囲間質病変は増悪して，細気管支壁へのリンパ球浸潤と肺胞道のマクロファージの集積が増強し（図4-B），逆に免疫反応全体を抑制するステロイドの投与では抑制された（図4-C）．つまり，宿主の肺局所における細胞性免疫が亢進していると気管支血管周囲間質病変は強く現れ，逆に細胞性免疫が低下していると気管支血管周囲間質病変は抑制され，好中球を主体とした肺胞腔内炎が主体となることが明らかになった[5]．

CRP　CRPカンファレンス

　吸入された *Mycoplasma pneumoniae* は気道上皮の線毛表面や細胞表面を滑走することが知られており，付着・感染した細胞表面，線毛を介して隣の細胞に次々と感染範囲を広げていると考えられる．このため，主軸中枢気道と中枢気道から直接 90 度の角度で分岐している気管支（側枝）（図2），さらに末梢気管支壁が主な病変の場であり，この部位が胸部 CT 像で病変が起こりやすい部位となっている．*Mycoplasma pneumoniae* は過酸化水素を産生し，線毛気道上皮細胞の傷害，脱落を起こすのみでなく線毛の切断も起こすことが知られている．図5に ICR マウスに *Mycoplasma pneumoniae* を感染させ，走査電子顕微鏡で観察した画像を示す[7,8]．感染すると途中断列して短くなった線毛を持つ細胞が認められる．このように線毛が断列，消失すると線毛運動機能が障害され，ほかの菌や異物の気道からのクリアランスが障害されることが推測される．clarithromycin（CAM）の投与でこの切断が改善されることから，適切な抗菌薬の投与が重要であることが再認識される．

　病理像で気管支壁の浮腫と炎症が起こると，CT 像では気管支壁の肥厚像として投影されるが，胸部単純 X 線では気管支に併走している肺動脈の陰影の「ボケ」像として投影される．ちなみにインフルエンザウィルス気管支肺炎でも気管支壁の肥厚像があるので鑑別時に注意が必要である．

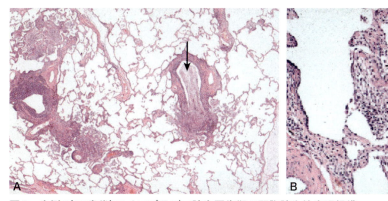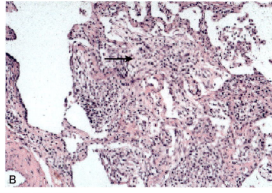

図3　症例2(30歳代)マイコプラズマ肺炎回復期の開胸肺生検病理組織
A：細気管支壁の肥厚と，細気管支内腔の肉芽様ポリープ(↓)．　B：肺胞内には炎症細胞と肉芽様組織(→)が存在．
(田中裕士ほか：呼と循 52：157, 2004 より転載)

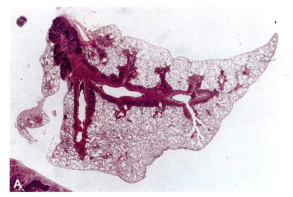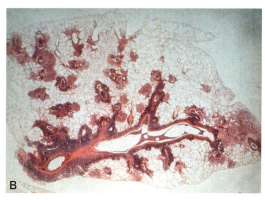

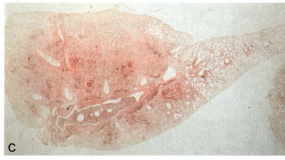

図4　マウスマイコプラズマモデルの肺病変のルーペ像(感染10日目)
A：無治療．　B：IL-2治療後．　C：prednisolone(プレドニン)治療後．
(田中裕士ほか：札幌医誌 58：408, 1989 より転載)

また，気管支壁が主な病変であることから，肺病変が末梢肺胸膜直下まで到達していない部位がCT像で多く確認でき，そのような部位では胸部単純X線では肺炎像があってもシルエットサインが陽性になりにくい．

CT像でマイコプラズマ肺炎に特徴的な小葉・細葉中心性の粒状陰影とそれに連続する気管支壁の肥厚像は，病変の少ない肺炎の起きていない部位でみられることが多い．また回復期の胸部単純X線でみられるびまん性粒状陰影はこれらの陰影であるため，このような免疫学的肺病変に対して

漫然と抗菌薬を使用しても意味がない．これらの陰影は宿主の免疫反応であり多くは自然に消退する．一方，重症化する症例は時間単位で悪化し，浸潤陰影や胸水が貯留する．これは軽症例とは全く異なる病態であり，適切な抗菌薬投与下でのステロイドパルス療法が必要となる．

肺炎球菌肺炎では肺炎部位の体積が増加するが，マイコプラズマ肺炎では肺炎部位の体積減少がみられる(図1)．この理由は，細気管支から肺胞道にかけて内腔に肉芽様ポリープを認めるマイコプラズマ肺炎では，末梢気道に閉塞性狭窄が生

II 1 マイコプラズマ肺炎

49

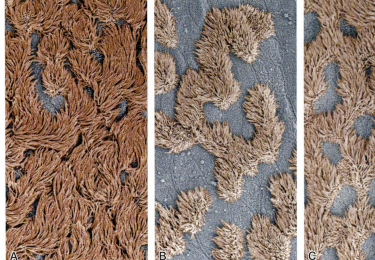
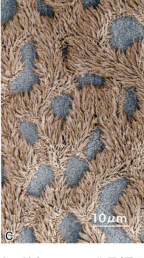

図5　マウスマイコプラズマモデルにおける気道線毛上皮傷害に対するCAMの作用（電子顕微鏡）

マウスにマイコプラズマ経鼻感染後，翌日よりCAMを1日1回皮内投与し，6日後の気道線毛上皮の走査電子顕微鏡写真を撮影した．**A**：未感染コントロール．**B**：マイコプラズマ感染．**C**：マイコプラズマ感染＋CAM 20 mg/kg．

（A，B：筆者原図．C：田中裕士：Progress in Medicine **34**：746，2014より転載）

じるためと推測している．一般にほかの細菌性肺炎では，肺胞内の滲出液によって風船の中に水を入れるように体積が膨張する．

治療戦略・治療選択の考え方

　マイコプラズマ感染による肺炎の重症度は，菌の毒力の強弱というよりは，宿主の過剰な免疫反応によると考えられ，特に若年成人で重症化しやすい．また，重症化例の解析から，有効な抗菌薬の投与遅延が指摘されている．第一選択はマクロライド系抗菌薬である．マクロライド耐性菌を疑う場合では，同抗菌薬の抗炎症作用により4，5日で改善するが，待てない場合にはminocycline，ニューキノロン系抗菌薬に速やかに変更する．咳嗽に対してはcodeine phosphateの投与が必要である．感染早期から低酸素血症や呼吸困難をきたす重症例では，宿主の免疫反応が過剰であると想定されることから，ステロイドパルス療法が必要であり，改善した場合には速やかに投与中止する．

文　献

1) Miyashita N et al : Macrolide-resistant Mycoplasma pneumoniae pneumonia in adolescents and adults : clinical findings, drug susceptibility, and therapeutic efficacy. Antimicrob Agents Chemother **57** : 5181-5185, 2013
2) Miyashita N et al : Clinical features of severe Mycoplasma pneumoniae pneumonia in adults admitted to an intensive care unit. J Med Microbiol **56** : 1625-1629, 2007
3) Izumikawa K et al : Clinical features, risk factors and treatment of fulminant Mycoplasma pneumoniae pneumonia : a review of the Japanese literature. J Infect Chemother **20** : 181-185, 2014
4) 日本呼吸器学会（編）：成人市中肺炎診療ガイドライン，2007
5) 田中裕士：ヒトマイコプラズマ感染と免疫応答．最新マイコプラズマ学，日本マイコプラズマ学会（編），近代出版，東京，p35-40，2016
6) 田中裕士ほか：マウス*Mycoplasma pulmonis*肺炎における抗生剤，免疫抑制剤および免疫調整剤の治療効果に関する研究．札幌医誌 **58** : 403-416, 1989
7) 田中裕士：長引く咳，診断と治療の考え方―感染性咳嗽を中心に―．Progress in Medicine **34** : 739-748, 2014
8) Tanaka H et al : Clarithromycin attenuates the bronchial epithelial damage induced by *Mycoplasma pneumoniae* infection. Advances in Microbiol **4** : 697-703, 2014

2 クラミジア・ニューモニエ肺炎

Clinical その疾患の病態は？

a. 概 要

クラミジア・ニューモニエは，当初トラコーマの検体から分離されたためトラコーマの原因となる *Chlamydia trachomatis* の1亜種と考えられていたが，その後の研究から1980年代に非定型肺炎を引き起こす原因として知られるようになり，新たな種 *Chlamydia pneumoniae* として独立した．その後命名が変更され，*Chlamydophila pneumoniae* と分類上所属する属が変更になり *Chlamydia trachomatis* とは異なる属に分類されている．血清疫学上は幼児期から感染機会がしばしばあり，成人までにほぼ全員が感染し，しばしば再感染の機会があることが知られている．また，気道感染症の原因菌であり，幼児期以降すべての年齢層で非定型肺炎の主要な原因菌である．下気道感染症の病型としては，気管支炎が最も多く，肺炎はこれに続く．メインリザーバーはヒトであり，ヒトからヒトに感染する．終生免疫は獲得しないため，しばしば再感染する．クラミジア・ニューモニエは持続感染することが知られ，動脈硬化，喘息などの疾患との関連が示唆されている．

b. 危険因子

健常人が感染して発症する．発症に免疫機序が関与するため，免疫不全者が重症化する報告はない．したがって，免疫不全は危険因子にならない．発症後に自然治癒するため，免疫機構が働くことは明らかであるが，詳細はいまだ明らかでない．

c. 病 態

クラミジア・ニューモニエは，気道感染症を引き起こすが，下気道感染症においても比較的病状は安定しており，軽症〜中等症肺炎の主要な原因となる．したがって，比較的予後良好な疾患である．潜伏期間は，2〜4週間と長く徐々に症状が強まるのが特徴的である．下気道感染症の主要な症状は咳嗽であり，咳嗽が長引くことが特徴で

ある．マイコプラズマ感染症に比して，発熱は軽い傾向があり，肺炎でも約半数が発熱を伴わない．

Clinical 鑑別診断の考え方は？

a. 肺炎球菌性肺炎，マイコプラズマ肺炎，ウイルス肺炎との臨床像の違い

マイコプラズマ肺炎，クラミジア・ニューモニエ肺炎，ウイルス肺炎は，非定型肺炎の特徴を保持する．非定型肺炎は通常肺炎球菌性肺炎に比較して，全身状態は保たれ，軽症〜中等症肺炎が多く外来で治療できる場合が多い．しかし，細菌性肺炎との混合感染も多いため，個々の症例では鑑別が困難なケースもしばしば経験する．マイコプラズマ肺炎，クラミジア・ニューモニエ肺炎，ウイルス肺炎それぞれ特徴を有するが，共通の所見も多く，やはり臨床所見だけでは鑑別が困難である．正確な診断には，気道の検体を用いた病原体の検出やペア血清による抗体価測定などの特異的な診断法が必要である．

b. 診 断

クラミジア・ニューモニエ感染症の診断は，病原体の検出と抗体価の上昇の証明による．病原体の検出には，分離培養，抗原検出，核酸検出を行うが，核酸検出が最も簡便で感度がよい方法である．残念ながら市販されている核酸検出キットがなく，また，保険適用がないため十分に診断されていないケースが多いと思われる．抗体価の測定は，保険収載されており診断に活用されている．しかし，クラミジア・ニューモニエ感染症は身近な感染症であり，抗体価はしばしば事後判断になるため，早期の核酸検出キットの開発，保険収載が期待される．

Radiological どんな画像がみられる？

胸部単純X線像は，クラミジア・ニューモニエ肺炎に特徴的な所見がみられる．表1にマイコプラズマ肺炎との比較を小児の自験例をもとに示

表1　マイコプラズマ肺炎とクラミジア・ニューモニエ肺炎の胸部単純X線像の比較

胸部単純X線陰影		クラミジア・ニューモニエ肺炎（n＝42）	マイコプラズマ肺炎（n＝92）
部位	片側（両側）	62％（38％）	91％（9％）
	上肺野	18％	20％
	中肺野	25％	30％
	下肺野	57％	50％
パターン	肺胞性（間質性）	57％（10％）	24％（9％）
	斑状陰影	86％	48％
	すりガラス影	0％	39％
	胸膜肥厚	5％	39％
	均等性陰影	0％	20％
	シルエットサイン	2％	28％
	塊状陰影	14％	9％
	索状陰影	33％	37％

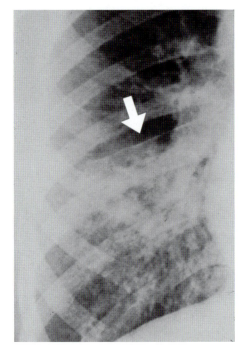

図1　クラミジア・ニューモニエ肺炎によくみられる小斑状浸潤影

す．マイコプラズマ肺炎に比べてクラミジア・ニューモニエ肺炎は，両側に分布する肺胞性，小斑状の浸潤影が多い（図1）．一方，クラミジア・ニューモニエ肺炎に比べてマイコプラズマ肺炎は，片側の肺胞性と間質性の混合の浸潤影が多く，すりガラス影，シルエットサインがよくみられる（表1）．索状浸潤影はどちらにもよくみられる所見である（図2）．しかし個々のケースでは，胸部単純X線像のみで鑑別することは困難である．成人領域でも同様の報告がされているが，やはり胸部単純X線像のみで鑑別することは困難である[1,2]．

Pathological　病理から何がわかる？

　死亡するほどの重症例が少ないため，クラミジア・ニューモニエ肺炎の死亡例に関する病理的な報告は極めて乏しい．動物実験の肺炎モデルの病理像を紹介すると，マウスに10^6程度のクラミジア・ニューモニエを吸入すると3〜4日頃から肺に好中球中心に浸潤し，その後リンパ球浸潤が優勢になり，21日頃には炎症細胞浸潤が消失して肺炎が治癒する．クラミジア・ニューモニエを吸入後1ヵ月すると肺炎は病理的にも細菌学的にも治癒

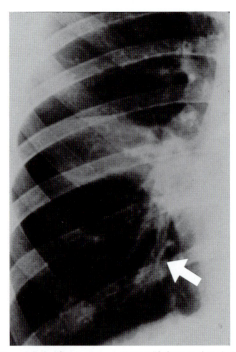

図2　クラミジア・ニューモニエ肺炎によくみられる索状浸潤影

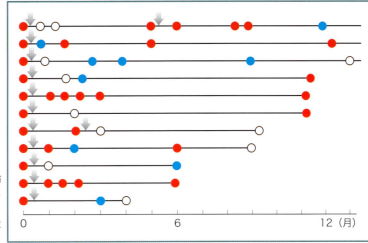

図3　クラミジア・ニューモニエ肺炎治療後の鼻咽頭菌量の推移
↓：治療．●：気道の菌量が多い．●：気道の菌量が少ない．○：気道の菌量がPCR陰性．

している．肺に炎症細胞の浸潤はみられないし，肺からクラミジア・ニューモニエを分離培養することもできずPCRも陰性である．しかし，この時点でマウスにステロイドの全身投与をすると約半数で肺からクラミジア・ニューモニエの分離培養もPCRも陽性になってくる．病理所見的には肺炎は，完全に治癒していたが，細菌学的には持続感染の状態が続いていることが判明している[3]．これはクラミジア独特の生活環によるものである．クラミジアは，サイトカインへの反応などさまざまな環境に対応して休眠状態（aberrant form）になる．ステロイドはこの休眠状態を覚醒させる効果がある．実臨床においても，クラミジア・ニューモニエ肺炎を治療すると，臨床症状は必ず改善するが，なかなか菌が陰性化しないことを経験する．図3に筆者らが経験した小児のクラミジア・ニューモニエ肺炎の治療後の鼻咽頭のクラミジア・ニューモニエ菌量の長期フォローアップデータを示す．休眠状態は抗菌薬の効果が十分でなく，クラミジア・ニューモニエに有効なマクロライド系抗菌薬を投与して治療しているが，鼻咽頭から菌がなかなか陰性化しないことがわかる．通常感染症を起こしている活動期（増殖期）も，炎症現場でサイトカインが大量に放出されるとクラミジア・ニューモニエの一部が休眠期の状態になり，抗菌薬の効果から逃れている可能性がある．

また，持続感染に関しては，人でも証明されているように冠動脈の動脈硬化部位にクラミジア・ニューモニエが現れ，持続感染し動脈硬化を増強することも報告されている[4]．また，気道に持続感染し，気道過敏が増強することも知られている[5]．このように，動脈硬化症や喘息の発症や増悪に関与する数々の報告がある．

CRP　CRPカンファレンス

一般細菌が1分前後で二分裂するのに比べて，クラミジア・ニューモニエは二分裂に数時間を要するため長い潜伏時間は妥当と考えられ，発症時期がはっきりしないで徐々に症状が現れるのが特徴的である．

マイコプラズマ肺炎と同様に，クラミジア・ニューモニエも免疫機序が発症に関与すると考えられる．免疫不全状態に伴ってクラミジア・ニューモニエ肺炎が増悪したという報告はみられない．しかし，明らかに宿主の免疫は発現して，治癒するために，菌の増殖や発病を抑制する免疫も存在することは明らかである．動物実験で，マウスに大量のクラミジア・ニューモニエを吸入すると3～4日頃から肺に主に好中球中心が浸潤し，その後リンパ球浸潤が優勢になり，21日頃には炎症細胞浸潤が消失して肺炎が治癒することを紹介したが，臨床の現場では人に感染する感染価が少ないためか潜伏期間は2～4週間と動物実験の3日と比べると非常に長い．

CRPの関連について今後さらなる研究が必要な分野だと思われる．

治療戦略・治療選択の考え方

クラミジア・ニューモニエの急性感染症には，マクロライド系薬，テトラサイクリン系薬，ニューキノロン系薬が有効である．マクロライド耐性の報告はなく，第一選択薬はマクロライド系薬である．

持続感染状態では，休眠期の生活環の状態が主体であり，抗菌薬の効果が乏しいことが報告されている．持続感染の治療に長期にわたる抗菌薬投与が必要との報告があるが，コンセンサスは得られていない．

文　献

1) 伊藤功朗ほか：*Chlamydia pneumoniae* 肺炎，オウム病，マイコプラズマ肺炎の胸部X線所見の比較検討．感染症誌 **74**：954-960，2000
2) Boersma WG et al : Reliability of radiographic findings and the relation to etiologic agents in community-acquired pneumonia. Respir Med **100**：926-932, 2006
3) Beatty WL et al : Persistent chlamydiae : from cell culture to a paradigm of chlamydial pathogenesis. Microbiol Rev **58**：686-699, 1994
4) Campbell LA et al : *Chlamydia pneumoniae* — an infectious risk factor for atherosclerosis? Nat Rev Microbiol **2**：23-32, 2004
5) Blasi F et al : *Chlamydophila pneumoniae* induces a sustained airway hyperresponsiveness and inflammation in mice. Respir Res **8**：83, 2007

3　オウム病

Clinical　その疾患の病態は？

a. 概　要

　オウム病はオウム病クラミジア（*Chlamydophila psittaci*）を病原体とする人獣共通感染症で，主に鳥類を自然宿主とする[1]．わが国のオウム病の感染源としてはセキセイインコやオカメインコを主とするオウムインコ類およびハトが重要である[2]．罹患鳥の分泌物や排泄物，羽毛などの飛沫，汚染された給餌器や飼料・水，病原体を含む排泄物が乾燥した塵などのエアロゾルを経気道的に吸入したり，口移しで餌を与えたりする際の経口感染によって起こる[1]．まれではあるが，医療機関でのオウム病患者から医療従事者へのヒトからヒト感染の報告もあるが，わが国での報告はない．

b. 疫　学

　わが国のオウム病の発生率は，2002年の54例をピークに年々減少の一途をたどり，2013年には年間6例の届出となっている（図1）．1999年4月〜2007年第13週までの月別発生数は，集団発生例を除くと1〜6月，特に鳥類の繁殖期である4〜5月が多かった[2]．年齢分布は1歳から95歳まで（中央値54歳）幅広い年齢層にみられるが，30歳未満では少なく，30歳以上が全体の90％以上を占めていた[2]．性別・年齢別にみると，男性は年齢中央値が58歳で，60歳代をピークに50〜60歳代に多いのに対し，女性は年齢中央値が49歳で，30歳代をピークに30〜50歳代に多く，女性の患者年齢がやや若かった．

　オウム病は家族内感染を除き，ほとんどは散発例である．通常は各家庭での飼育鳥からの感染ないし野外におけるハトなどからの感染事例であるが，ときとして動物園と鳥類飼育施設で集団発生が確認されている[2]．また2014年2月には，社会福祉施設で換気扇の室外フード内のハトの糞が原因と推察される集団発生も報告されている．

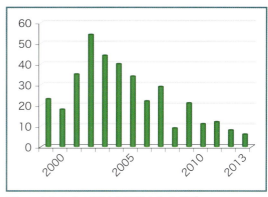

図1　オウム病の届け出件数の年次推移
（厚生労働省／国立感染症研究所：Infectious Diseases Weekly Report Japan **9**：15，2007より引用）

c. 病　態

　オウム病の発症は急性型と徐々に発症するものがあり，臨床症状も軽症肺炎状から多臓器障害を伴う劇症型まで多彩である．また，不顕性感染も存在する．多くは1〜2週間の潜伏期間を経て，突然の発熱（悪寒を伴う高熱），咳，頭痛，筋肉痛，全身倦怠感などのインフルエンザ様症状が出現する．特異的な所見ではないが，ときに比較的徐脈を認めることがある．重症例では，呼吸困難感やチアノーゼ，意識障害をきたし，さらに血液を介して多臓器へも炎症が及び，髄膜炎や心外膜炎，心筋炎，関節炎，膵炎などの合併症を引き起こすこともある．

Clinical　鑑別診断の考え方は？

a. 細菌性肺炎との臨床像の違い

　オウム病は非定型肺炎に分類されるが，「成人市中肺炎診療ガイドライン」では細菌性肺炎と非定型肺炎を鑑別する基準を設定している．ただし，オウム病は上述の通り発症年齢が高く，そのため基礎疾患保有者が多いことから，本鑑別表は参考程度に留めるべきである．

　筆者らの経験したオウム病の臨床像をクラミジ

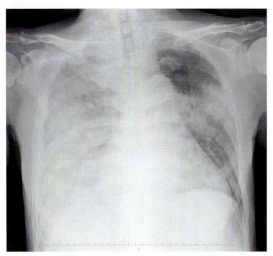

図2　（60歳代，男性）オウム病による重症肺炎の胸部単純X線写真

ア・ニューモニエ肺炎と比較した結果，大きく異なる臨床症状は呼吸器外症状で，頭痛や意識障害などの中枢神経症状，筋肉痛や関節痛などの全身症状の頻度が高いことであった．発熱は全例に認められ，平均体温は39.2℃とクラミジア・ニューモニエ肺炎に比べ有意に高かった．検査成績では末梢血白血球数は90%の症例で$10,000/mm^3$以下で平均値は$8,000/mm^3$，クラミジア・ニューモニエ肺炎と差はなかった．一方，肝機能障害を呈する症例は約40%にみられた．

b. 診　断

　感染症発生動向調査では報告の基準を，① 病原体の検出（痰，血液，剖検例では諸臓器などからの病原体の分離など），② 病原体の遺伝子の検出（PCR法，PCR-RFLP法など），③ 病原体に対する抗体の検出（間接蛍光抗体法で抗体価が4倍以上など）としている．

　オウム病の感染経路は罹患鳥の排泄物に含まれる菌体を経気道的に吸入することによって起こるため，最も重要な診断ポイントは鳥との接触歴や飼育歴を詳細に問診することである．飼育鳥が死んでいる場合は特に疑いが濃くなる．

Radiological　どんな画像がみられる？

　感染症法改訂以前の報告では，オウム病は重症肺炎を引き起こすと考えられていたが，集団感染事例からも明らかなように比較的軽症肺炎も多く存在することが判明している．重症例の多くは散発例で，診断の遅れや不適切な抗菌薬使用に起因する．近年では，早期からのレスピラトリー・キノロン系薬の使用が重症化を防いでいる可能性もある．

a. 胸部単純X線

　胸部単純X線所見に特徴的なものはないが，陰影の性状としては気管支含気像（air bronchogram）を伴う区域性または大葉性陰影とその周囲のすりガラス影のパターンが多く（図2），次いで限局性の斑状陰影を呈するものもしばしばみられる．

b. 胸部CT

　図3に，オウム病，肺炎球菌，マイコプラズマによる肺炎のCT像の典型例を示す．胸部CTが撮影された軽～中等症のオウム病7例とマイコプラズマ肺炎64例，肺炎球菌性肺炎68例を比較した場合（CT撮影前に抗菌薬が投与された症例，肺に基礎疾患を有する症例は除外），オウム病と肺炎球菌性肺炎では陰影の性状に有意差は認められなかった[3]．CT像で有意差を認めた所見は，① 気管支血管周囲間質肥厚，② 小葉中心性あるいは細葉中心性粒状影（図3-C，矢印），③ すりガラス影の3つの所見で，いずれも軽～中等症のマイコプラズマ肺炎で高頻度であった（表1）．陰影の好発部位と広がりの検討では3群間で差はみられなかった．

Pathological　病理から何がわかる？

　マウスにmeningopneumonitis株を経気道的に感染させた場合，感染3時間後までは，特に肺組織に変化は認められない．感染6時間後から細気管支上皮・肺胞I型細胞の腫大が認められ，肺胞腔内に肺胞マクロファージ・多型核白血球（PMNs）の出現が認められたが，同様の変化はコントロール群（非感染性細胞の上清）にも認められた．しかし18時間以降コントロール群の組織変化が改善されるのに対し，感染群では間質を中心とする多数のPMNsの浸潤を認め，一部肺胞内・気管支周囲にもPMNsの浸潤が認められるが，主として間質性肺炎像を呈していた．48時間以降には，この間質性肺炎がより明確となり，両側肺門を中心として，肺炎が広範囲に広がっていた．この時期ではHE染色にても肺胞上皮に腫大した

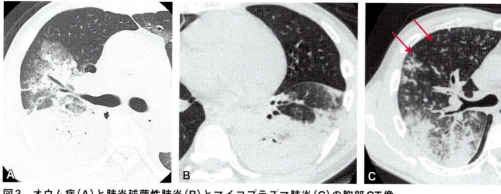

図3　オウム病(A)と肺炎球菌性肺炎(B)とマイコプラズマ肺炎(C)の胸部CT像

表1　マイコプラズマ肺炎と肺炎球菌性肺炎のCT所見の比較

所　見	オウム病(%)	マイコプラズマ(%)	肺炎球菌(%)
浸潤影	100	61	76
すりガラス影	57	78	47
細葉, 小葉性陰影	42	78	60
小葉中心性粒状影	0	81	22
気管支壁肥厚	14	84	19
網状または線状影	14	27	32
胸水	14	20	25
リンパ節腫大	28	23	19

(Miyashita N et al : BMC Med Imaging 9 : 7, 2009 より改変して引用)

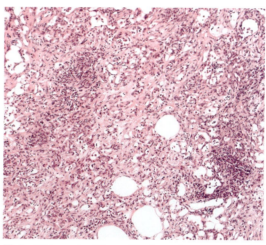

図4　*Chlamydophila psittaci* meningopneumonitis (Cal-10)株感染96時間後の肺組織像

クラミジア封入体が確認された. 72時間以降, 炎症細胞はPMNsから単球へと推移が認められ, 実質性肺炎が主体となっていた. 96時間後の肺組織では気管支上皮の脱落などの所見も認められ, びまん性の実質性肺炎を呈していた(図4). 直接免疫染色では, 感染12時間後から封入体が肺胞・気管支上皮に散在性に認められ, その後細気管支・肺胞マクロファージ内にも封入体が確認された.

　経鼻感染後の肺外臓器を検討したところ, 3日目に死亡したマウスの脾臓に封入体を確認し, 肉眼的に軽度脾腫を伴うPMNsを含む単核球主体の炎症細胞浸潤を認め, 腎臓にもPMNsの浸潤を認めた. 5日目, 6日目に死亡したマウスの脾臓・肝臓内にも封入体を観察できた.

　電子顕微鏡的検討では, 肺組織において *Chlamydophila psittaci* に対して親和性を示したものは, 肺胞Ⅰ型細胞, 気管支線毛上皮, 気管支無線毛上皮, 肺胞マクロファージであり, 各細胞内に菌体を認めた. 肺炎の中心部には破壊された封入体が多く観察され, 周囲に単核球, PMNsなどの炎症細胞浸潤も認められた. この部位におけるクラミジア粒子は膨化・内容物の変性などが認められ, 通常のクラミジア粒子とは異なった形態を示していた.

CRP　　　CRPカンファレンス

　クラミジアとは, 宿主である真核細胞(多くは哺乳動物細胞)の菌体取り込み胞(封入体)内で独特の機能的・形態的変換, すなわち基本小体(ele-

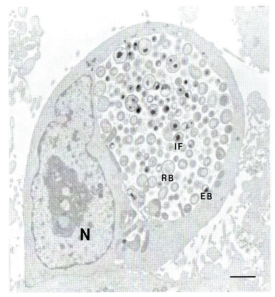

図5 *Chlamydophila psittaci* meningopneumonitis
（Cal-10）株感染36時間後の封入体像
スケールバーは1μm．IF：中間体，N：核．

mentary body：EB）の網様体（reticulate body：
RB）への変換，RBの二分裂増殖，EBへの成熟変
換，宿主細胞外放出という特異なサイクルを通じ
て増殖する細胞偏性寄生性細菌である（**図5**）[4]．
本菌は気道の粘膜上皮細胞や結膜細胞などの非貪
食細胞に感染する．細胞膜にEBが吸着すると，
吸着EBからⅢ型分泌装置によってTarpが細胞
質に注入，リン酸化され，これが宿主蛋白ezrin
（actin骨格とplasma膜間の連結蛋白ERM系のメ
ンバー）のリン酸化を惹起し，いくつかのシグナ
ル伝達分子を活性化，RhoファミリーGTPaseの
EB接着部への供給が起こり貪食が進行する．こ
の複雑で迅速な反応は*Chlamydia trachomatis*特
異的で，EBでの転写や翻訳の開始が必要である
が，他種EBの侵入は異なる機序によるとされて
おり，不明な点が多い．いずれにしてもEB貪食
胞膜は修飾され，ライソゾーム融合の阻止が起こ
る．EBは移行体，RBへと変換した後，二分裂増
殖が始まる．

増殖過程で放出されるlipopolysaccarideやheat

shock protein 60が炎症に関与し，約48時間後の
細胞崩壊に伴い外界へ放出され，さらに炎症は広
がる．これらの炎症惹起因子が肺胞腔内にPMNs
を誘導し，間質を中心とする多数のPMNsの浸
潤，炎症の拡大へと進展していく．**図4**に示した
病理像は胸部単純X線でのびまん性の実質性肺
炎像を反映していると考えられる．

治療戦略・治療選択の考え方

治療に際し重要なことは，抗菌薬が細胞内に十
分移行することである．ペニシリン系やセフェム
系などのβラクタム系薬は細胞内移行が極めて低
く，その標的とする細胞壁を*Chlamydia*属は有さ
ないため，抗クラミジア活性を全く示さない．同
様にアミノグリコシド系薬も細胞内移行が低く，
抗クラミジア活性を有さない．細胞内への移行性
が良好かつクラミジアの強い増殖抑制を示す薬剤
には，テトラサイクリン系薬，マクロライド系薬，
ニューキノロン系薬（レスピラトリー・キノロン）お
よびケトライド系薬などがある[5]．各種薬剤の最
小発育阻止濃度は，クラミジア種間で差はみられ
ず現在まで*Chlamydia trachomatis*を除いて耐性
化の報告はない．

文　献

1) Knittler MR et al：*Chlamydia psittaci*：new insights into
genomic diversity, clinical pathology, host-pathogen inter-
action and anti-bacterial immunity. Int J Med Microbiol
304：877-893, 2014

2) 厚生労働省／国立感染症研究所：オウム病．Infectious Dis-
eases Weekly Report Japan **9**：15, 2007 [http://idsc.nih.
go.jp/disease/psittacosis/idwr200719.html]（2016/10）

3) Miyashita N et al：Radiographic features of Mycoplasma
pneumoniae pneumonia: differential diagnosis and perfor-
mance timing. BMC Med Imaging **9**：7, 2009

4) Miyashita N et al：Morphology of *Chlamydia pneumoniae*.
Chlamydia pneumoniae infection and disease, Friedman H
et al（eds）, Springer, Berlin, p11-28, 2004

5) Miyashita N et al：In vitro and in vivo activities of sita-
floxacin against Chlamydia spp. Antimicrob Agents
Chemother **45**：3270-3272, 2001

4 Q 熱

Clinical その疾患の病態は？

a. 病原体

偏性細胞内寄生菌 *Coxiella burnetii* による動物由来感染症であり，1935年にオーストラリアでの集団発症として初めて報告されたが，今日ではほぼ世界全域に分布することが明らかになっている．本菌はヒトへの感染性が強く，加熱処理や消毒薬，紫外線などに強い抵抗性を示すことから，バイオセーフティレベル3の管理が必要である．

b. 疫学的事項

Q熱の疫学調査では市中肺炎の原因のうちで2～5％程度を占めたとするものが多いが報告により幅が大きい．また肺炎症例は少ないが肝炎症例が比較的多く報告されている国や地域も存在しており，これは宿主動物の種類，生活習慣に基づいた曝露経路の違いなどに起因するものと考えられる．感染力が強いことから保菌動物周囲での集団発症がしばしば認められ，近年オランダではヤギを主な感染源とした4,000名以上におよぶ史上最大規模のアウトブレイクが報告されている[1]．しかし一方ではヒトからヒトへは感染しないためにインフルエンザのような世界的な大規模な流行をきたす可能性はない．

c. 感染源および感染経路

本菌の感染宿主域は極めて広範であり，多様な野生動物，家畜，ペット，鳥類などが宿主となりうる．日本国内でもイヌ，ネコ，ウシ，ヒツジ，ヤギ，ウサギ，ハト，カラスなどさまざまな動物で抗体保有あるいは保菌が報告されている．ウシやヒツジなどの家畜類が感染源として重要であるが，都市部の発症例ではイヌやネコなどの愛玩動物が感染源となる場合がある．宿主動物の分泌物や排泄物など感染性のエアロゾルを経気道的に吸引することがヒトへの主要な感染契機となる．また本菌は特に胎盤への親和性が強く保菌動物の出産時には高濃度の曝露が生じる危険性がある．

Clinical 鑑別診断の考え方は？

a. 臨床像および鑑別診断

急性Q熱は病原体曝露後2～3週間と長めの潜伏期間に続いて発症して多彩な病像を呈するが，呼吸器感染症としてはインフルエンザ様上気道炎および肺炎が代表的である．自覚症状は高熱，咳嗽，喀痰などのほかに倦怠感，頭痛，筋肉痛，食欲低下など全身症状が目立つ症例が多いが，たとえば皮疹や刺し口，リンパ節腫大などの疾患特異的な診断指標は存在しない．

肺炎例に関してはβラクタム系薬無効，ミノサイクリンが著効，全身症状が比較的高度，白血球上昇は軽度，肝障害併発率が高い，といった特徴が細菌性肺炎との鑑別の糸口となりうる．ただし動物との接触歴が不明瞭な症例もまれではなく，また自然軽快傾向の強い疾患であるため実際にはかなり積極的な検索を試みないと日常臨床から症例を拾い上げることは難しい．

b. 診 断

国内では4類感染症に指定されている．感染症法上の届出基準を表1に提示する．間接蛍光抗体法（IFA法）による血清抗体価の測定が標準的診断法だが，国内発症例ではIgG抗体価の上昇が緩やかな場合が多く，疑わしい症例では抗体価を2ヵ月程度追跡することが重要である．そのほかではPCR法は補助診断として有用性が高い．

Radiological どんな画像がみられる？

a. 胸部単純X線

Q熱コクシエラ肺炎症例の胸部単純X線所見は，教科書的には多発性の肺野斑状影が典型像とされている．しかし一方では，典型的な画像所見を呈する症例は比率的にはむしろ少数であり，多くの症例は通常の細菌性肺炎と判別しがたい非特異的な気管支肺炎像を呈すること，またすりガラス影や結節影，胸水貯留などかなり多彩な所見を

表1　感染症法上の急性Q熱の届出基準と診断上の注意点

- ●ペア血清：コクシエラⅡ相菌IgG抗体価が4倍以上に上昇
  - →確定診断：抗体価はなるべく長期間追跡することが望ましい.
- ●単血清：コクシエラⅡ相菌IgG抗体価が256倍以上の高値
  - →急性期高値でもなるべくペア血清で評価を. 既往感染で高値の場合もまれにあり.
- ●単血清：コクシエラⅡ相菌IgM抗体価が64倍以上の高値
  - →急性期高値でもなるべくペア血清で評価を. 非特異的反応による陽性例もまれにあり.
- ●PCR陽性
  - →呼吸器感染症では血液よりは気道検体の方が陽性率は高い.
- ●菌の分離培養
  - →細胞内寄生菌かつP3の管理が必要なため臨床検査としての施行は事実上困難.

注）抗体価は間接蛍光抗体法（IFA法）で測定.

表2　Q熱肺炎57症例における胸部画像所見

●主たる陰影の性状	
大葉性肺炎像	1.8%
通常の浸潤影	35.0%
淡い浸潤影〜斑状影	28.1%
すりガラス影が主体	28.1%
結節影〜腫瘤様陰影	7.0%
●陰影の分布	
両側性	50.9%
片側性かつ多発性	7.0%
片側性かつ単発性	42.1%
●随伴所見	
胸水貯留	7.0%

とりうることが文献的に報告されている. 症状や検査所見と比較して胸部陰影の消失には比較的長期間を要するケースが多く, 臨床的には特発性器質化肺炎などの疾患との鑑別がときに必要となる. ときには抗体価上は急性Q熱の基準を満たすが抗菌薬への反応が不良でむしろステロイドが奏効し, 続発性の器質化肺炎と判断されたような症例も報告されている. 表2にこれまで筆者らが実際に経験した, あるいは診断に関与したQ熱肺炎国内発症例における胸部画像所見のまとめを提示する. 症例数は57例, 発症年度は1990〜2015年までの25年間である. 多発性陰影, 斑状影〜すりガラス影を呈する症例を呈する症例がやや目立つが, 非特異的な浸潤影主体の症例も多く, 画像所見のみを糸口としてQ熱を疑うことは典型例以外では困難であり, あくまで総合的な判断が必要と考えられる. 実際の症例の胸部単純X線所見を図1, 2に提示する.

b. 胸部CT

Q熱症例の一般的な胸部CT所見に関しては報告が少ないが, やはり浸潤影が主体のケースが多数を占めること, 一方では多彩な陰影をとりうることが文献的に示されている[2]. 筆者の施設における経験症例の胸部CT画像を図3-A, Bに提示する.

Pathological　病理から何がわかる？

Q熱肺炎は基本的に予後良好であり急性期に積極的な病理組織学的検査が施行されることはまれである. 文献上は間質におけるマクロファージとリンパ球を主体とした細胞浸潤, 肺胞腔内へのフィブリンと細胞成分の滲出などがQ熱肺炎急性期の組織像として記載されているが, これらの病理所見はQ熱肺炎に特異的なものというわけではない. 極めて良質な急性期組織検体が採取できた場合, あるいは動物実験モデルなどでは免疫染色, あるいはGimenez染色などで菌成分を確認できるケースもあるが, 陽性率は低く, 臨床検査としての施行は現実的ではない.

Q熱肺炎は迅速診断が困難であり, 一方では胸部陰影の消失には比較的長期間を要するケースが多いことから, 亜急性期から回復期の段階においてはときに鑑別診断目的で気管支鏡検査などにより組織検体が採取される場合がある. 図4に回復期のQ熱肺炎症例の肺組織所見を提示する. 細胞

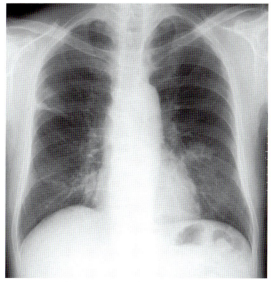

図1　症例1（70歳代，男性）の胸部単純X線
室内犬を飼育している．両肺野に比較的辺縁明瞭な斑状影が多発しており通常の細菌性肺炎の所見とは異なる．

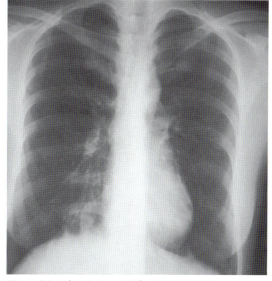

図2　症例2（30歳代，女性）の胸部単純X線
ネコと接触機会あり．右下肺野心陰影わきに浸潤影を認める．細菌性肺炎との判別は困難である．

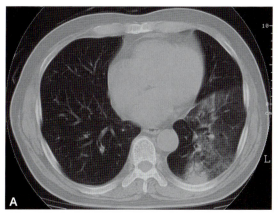

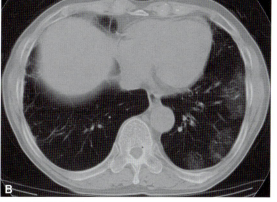

図3　症例3（60歳代，男性）（A），症例4（70歳代，男性）（B）の胸部CT像
A：イヌを飼育している．左下葉に胸膜に接してすりガラス影と浸潤影が混在している．
B：イヌ，ネコと接触機会あり．左下葉の胸膜近傍に淡い斑状の濃度上昇が散在している．

成分の残存，線維化所見，肺胞内の器質化構造物などを伴うこれらの所見はやはり回復期の肺炎所見として非特異的なものであり，病原微生物の特定や推定は困難である．

　肝炎症例などの場合には，fibrin-ring granuloma あるいは doughnut granuloma と呼ばれる円環状の肉芽腫形成が観察される場合があり[3]，疾患特異的ではないもののQ熱の可能性も考慮すべき所見として知られているが，そのような肉芽

腫の形成はQ熱肺炎症例においては急性期にも回復期にも一般に認められない．

CRP　　　CRPカンファレンス

　Q熱は発見から約80年が経過した今日でもなお未解明の点が多い病気であり，しばしば「still a mysterious disease」，「still more queries than answers」などと評されている[4,5]．問題点は下記に述べるように疫学的には多彩な保菌動物や感染

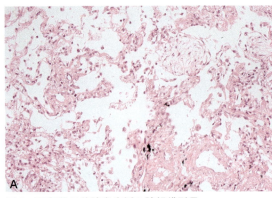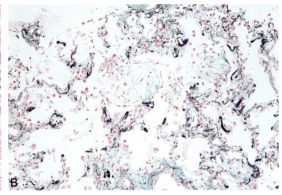

図4　回復期Q熱肺炎症例の肺組織所見
A：HE染色．B：Elastica-Masson染色．

経路の複雑さ，基礎医学的には急性感染時と慢性感染時の病態や機序の相違，また臨床医にとっては診断の難しさ，ということになるだろう．図5に病原体 *Coxiella burnetii* の電顕画像を提示する．

a. 疫学的な問題点

　Q熱はほかの動物由来感染症とは違って保菌動物の宿主域が広範であり，ウシ，ヤギ，ヒツジなどの家畜類以外にもイヌ，ネコ，ハトなどのさまざまな動物に由来するアウトブレイクが報告されている．感染性エアロゾルの経気道吸入がヒトへの主要な感染ルートとなるが，エアロゾルは風に乗ってときに数km以上も広範囲に飛散するため保菌動物とは必ずしも濃厚に接触する必要がない．また未滅菌の乳製品や肉類摂取による経口感染も報告されている．ヒトへの感染が節足動物のベクターを介さずに気道経由で直接的に成立する，という点が本菌とほかの *Rickettsia* 属との大きな相違点であり，本症がしばしば呼吸器感染症として発症する理由でもある．

b. 複雑な病型，病像

　またQ熱の病像は非常に複雑かつ多彩であり，急性感染症としてさまざまな側面のほかに，ときには慢性感染に移行して心内膜炎や骨髄炎，血管炎，脳脊髄炎などの原因となることが知られている．急性Q熱は予後良好だが，慢性感染に移行した場合は非常に治療抵抗性で予後不良である．また急性感染から慢性感染に移行すると菌株の抗原性や抗体価の上昇パターンも変化することがわかっている．

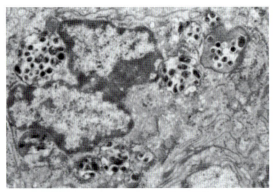

図5　病原体 *Coxiella burnetii* の電顕画像
多形性を伴う小球桿菌構造が観察される．光顕ではグラム染色上は難染性だがGimenez染色では確認が可能である．
（岐阜大学名誉教授　平井克哉先生より提供）

c. 臨床医にとってのQ熱

　臨床的にみると，感染経路が把握しにくいことや多彩な臨床像に加えて問題となるのは，急性期の自覚症状や理学所見，一般検査所見に際立った特徴がなく，また前項までに述べてきたように胸部画像所見や病理所見も多くの場合は非特異的なことである．迅速診断が困難であり，抗体価の上昇には時間がかかるケースが多く保険適用外である点も踏まえると，日常診療から本症を拾い上げていくためには，特定の検査や症候を突破口にするというよりは多面的な視点から総合的にアプローチしていくことが必要となる．表3に日常診療からQ熱肺炎を疑うべきポイントを提示する．

表3　Q熱肺炎の診断上のポイント

- ●病歴聴取
  - ・ペットの有無のみでなく近所での飼育，動物園，ペットショップ，観光農園，ふれあいイベントなど接触機会を幅広く聴取する.
  - ・潜伏期間が長いので3週間前までの行動内容が重要.
  - ・動物の出産機会がなかったか（ハイリスク）.
  - ・熱性疾患や呼吸器感染症の周囲での流行がないか.
- ●臨床経過
  - ・マイコプラズマより年齢は高めで全身症状が比較的高度，呼吸器症状は穏やかな症例が多い.
  - ・季節はずれのインフルエンザ様症状.
  - ・βラクタム系薬無効，ミノマイシンやキノロン系薬，マクロライド系薬が有効.
  - ・βラクタム系薬投与のみで緩やかに軽快（自然軽快）していく症例も少なくない.
- ●検査所見
  - ・急性期には過半数が軽度の一過性肝障害を併発する.
  - ・WBCは軽度上昇～正常範囲の場合が多い.
  - ・胸部画像所見は多彩だが斑状影や小浸潤影が複数部位に認められる症例が比較的多い.
  - ・胸部陰影の消失には比較的時間を要する症例が目立つ.
  - ・BAL所見は自験例では細胞成分はリンパ球優位でCD4/8比は低下した症例が多かった.
- ●確定診断
  - ・抗体価はなるべく長期間（2ヵ月程度は）追跡することが望ましい.
  - ・急性期気道検体を凍結保存しておくと後日PCRでの検索が可能となる.

治療戦略・治療選択の考え方

　急性Q熱は原則的には予後良好な一過性の熱性疾患であり，軽症例では自然治癒が期待できる.ただし無治療時には1ヵ月以上発熱が遷延する場合があり，また慢性感染への移行の危険性も考慮すると少なくとも重症例や肺炎症例においては積極的な抗菌薬投与が必要と考えられる.本菌は細胞内寄生菌であることからβラクタム系薬は全般に無効である.治療上の第一選択薬はdoxycycline（ビブラマイシン）あるいはminocycline（ミノマイシン）であり，急性感染時には一般に2週間程度の投薬が推奨されている.doxycyclineの抗菌力が最も安定しているが，近年になって耐性株の出現が報告されている.マクロライド系薬，ニューキノロン系薬も比較的優れた抗菌力を有しているが，マクロライド系薬の効果は重症例ではテトラサイクリン系薬よりも劣ることが知られており，またキノロン系薬に関しては耐性株の存在が報告されている.そのほかrifampicin（リファンピシン）やlinezolid（ザイボックス）も抗菌活性を有することが知られている.

文　献

1) Dijkstra F et al : The 2007-2010 Q fever epidemic in The Netherlands: characteristics of notified acute Q fever patients and the association with dairy goat farming. FEMS Immunol Med Microbiol **64** : 3-12, 2012
2) Voloudaki AE et al : Q fever pneumonia : CT findings. Radiology **215** : 880-883, 2000
3) Aguilar-Olivos N et al : Granulomatous hepatitis caused by Q fever : a differential diagnosis of fever of unknown origin. Ann Hepatol **12** : 138-141, 2013
4) Marmion BP et al : Q fever : still a mysterious disease. QJM **95** : 832-833, 2002
5) Delsing CE et al : Q fever : still more queries than answers. Adv Exp Med Biol **719** : 133-143, 2011

5　レジオネラ肺炎

Clinical　その疾患の病態は？

a. 概　念

　レジオネラは1976年のアメリカ（フィラデルフィア）を中心とした重症肺炎の集団発生を契機に発見された．本菌は人工環境中に広く分布し，ビル冷却塔水や給水・給湯系が感染源として重要である．レジオネラは散発的に発生する市中肺炎および院内肺炎の起炎菌としても重要である．日本でもレジオネラ症の報告数が経年的に増加し，2014年には年間1,000例を超過している．

　Legionella 属には58菌種が含まれ，臨床では *Legionella*（*L.*）*pneumophila* が最も多く分離される．レジオネラは環境中では主にアメーバの細胞内で増殖し，一部はバイオフィルムを構成する．

b. 危険因子[1]

　レジオネラ症の危険因子としては，患者の感染防御能の程度およびレジオネラ曝露の可能性に関するものが挙げられる．男性，喫煙者，慢性心疾患，慢性肺疾患，糖尿病，末期腎不全患者，移植患者，免疫抑制状態にある患者，担癌患者，50歳以上，が宿主の危険因子である．最近の1泊以上の旅行，井戸水の使用，上水道の破損，温泉，生活環境の近くに冷却塔がある，などがレジオネラ曝露の危険因子として挙げられる．

c. 病　態

　レジオネラ症の主な病型はポンティアック熱型と肺炎型である．肺炎を認めず発熱および頭痛を主徴とするポンティアック熱型は無治療で改善する予後良好な病態である．

　肺炎型の潜伏期間は2～10日間で，突然の高熱や呼吸器症状で発症する．

Clinical　鑑別診断の考え方は？

a. 肺炎球菌性肺炎との臨床像の違い

　レジオネラ肺炎と肺炎球菌性肺炎の臨床像との比較検討では，レジオネラ肺炎では，① 先行す

表1　レジオネラ肺炎と肺炎球菌性肺炎にみられる臨床徴候の比較

臨床徴候	オッズ比	P値
レジオネラ肺炎に多い		
男性	4.6	0.0085
大量飲酒	4.8	0.0130
βラクタム系薬の投与歴	19.9	0.0008
腋窩体温＞39℃	10.3	0.0006
筋痛	8.5	0.0011
消化器症状	3.5	0.0490
レジオネラ肺炎に少ない		
先行する上気道炎症状	0.07	0.0006
胸痛	0.23	0.0143
膿性痰	0.19	0.0071

（Fernández-Sabé N et al：Clin Infect Dis **37**：483, 2003 より改変して引用）

る上気道感染症状が少ない，② 膿性痰や胸痛は少ない，③ 消化器症状，発熱，βラクタム系薬投与歴の頻度が高い，ことが示された（**表1**）[2]．

b. 診　断[3]

　臨床検体中のレジオネラはグラム染色にて染色されないため，その検出にはGimenez染色などが必要である．臨床検体からのレジオネラの分離培養が確定診断の gold standard である．本菌の分離培養にはBCYE-α培地や抗菌薬を含有する選択培地（WYO，MWY，BMPAなど）を用いる．

　特異抗体を用いた直接蛍光抗体法による検出は迅速に行える確定診断法の1つであるが，判定に熟練を要する．間接蛍光抗体法による血清抗体価測定ではペア血清による診断が望ましい．

　L. pneumophila SG（血清群）1を対象とする尿中抗原検出法が広く用いられている．免疫クロマトグラフィー法は簡便で有用性が高い．尿中抗原検査は発症極初期などには偽陰性を示す例，肺炎治癒後も陽性が長期間持続する例があることに留意する．*L. pneumophila* SG1以外のレジオネラによる肺炎は全体の3割程度を占めているとさ

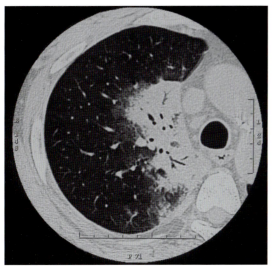

図1　症例1（50歳代，男性）の入院時の胸部HRCT
　　　（発症2日目）

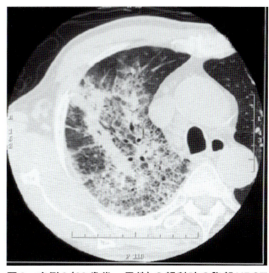

図2　症例2（60歳代，男性）の転科時の胸部HRCT
　　　（発症から5日目）

れ，その診断には菌分離培養，あるいは *Legio-nella* 属すべての菌種を検出する特異的遺伝子検出を行う必要がある．後者にはPCR法やLAMP法が開発されている．

Radiological　どんな画像がみられる？

胸部単純X線像では大葉性肺炎像や多発性病変を呈することが多く，ときに胸水の合併が認められる．胸部CTでは非区域性に進展するconsolidationとその周囲のすりガラス影が特徴的である．レジオネラ肺炎は大葉性肺炎像を呈するのが典型的であるが，病態の進行に従い，画像所見も変化する．また，患者の免疫能によっても画像所見は修飾される．

a. 発症早期

症例1は50歳代の男性．入院の1日前から高熱が出現し，救急受診．胸部単純X線では右上肺野縦隔側に異常陰影が認められ，HRCT（図1）では，consolidationとすりガラス影がみられる．

b. 大葉性肺炎像

症例2は60歳代の男性．基礎疾患に対してprednisoloneの経口投与を受けている．βラクタム系薬の投与にもかかわらず，肺炎が増悪．発症5日目の胸部単純X線では右上葉の大葉性肺炎像を呈し，HRCTでは帯状のconsolidationとその

周囲のすりガラス影を呈し，interlobular and intralobular septal thickeningの所見も認められる（図2）．

c. 急性肺障害・急性呼吸促迫症候群

症例によっては，さらに病態が進行し，全肺野に病変が拡大する（図3）．

d. その他

免疫抑制状態の患者においてまれに膿瘍を形成する．また，ほかの呼吸器感染症と同時に発症する場合もある．

Pathological　病理から何がわかる？

レジオネラ肺炎の剖検肺における検討では肺胞腔内の強い炎症所見と肺胞上皮傷害を示唆する所見が得られている（表2）[4]．

実験的レジオネラ肺炎モデルでは，経気道的にレジオネラを感染させると致死的肺炎が惹起される．感染3日目には終末細気管支領域から胸膜直下まで肺胞腔内を充満する好中球を主体とする炎症細胞浸潤およびフィブリンの析出がみられ，間質の浮腫および細胞浸潤も伴っている（図4）．ヒトにおける大葉性肺炎に至る経過に相似しており，感染局所に極めて強い炎症細胞浸潤が惹起されることが示されている．

レジオネラ肺炎による死亡は急性呼吸促迫症候

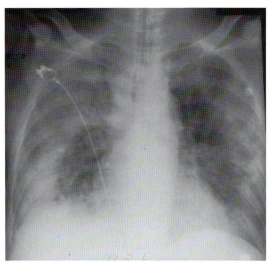

図3　症例3の入院14日目の胸部単純X線像

表2　院内発症レジオネラ肺炎剖検例の検討

組織所見	n(%)
肺胞腔内の細胞浸潤	40(97.6%)
・好中球が主	11(26.6%)
・好中球とマクロファージが混在	19(46.3%)
・マクロファージが主	10(24.3%)
肺胞腔内のフィブリン	38(92.7%)
壊死性の滲出物	14(34.1%)
間質への細胞浸潤	16(39.0%)
微小膿瘍	11(26.8%)
細気管支炎	23(56.1%)
気管支炎	8(19.5%)
肺胞腔内の出血	19(46.3%)
器質化	10(24.3%)
間質の線維化	11(26.8%)
硝子膜形成	5(12.2%)

(田代隆良ほか：日胸疾会誌 **23**：456，1985 より改変して引用)

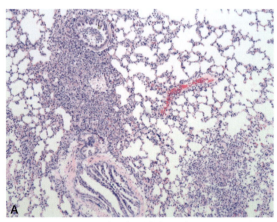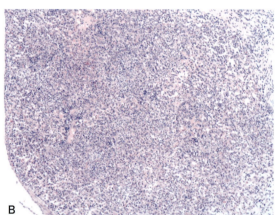

図4　モルモットレジオネラ肺炎モデルにおける肺病理像（感染3日目）
気管支周囲および肺胞腔内は炎症細胞浸潤を認める．

群（ARDS）の合併による場合が多く，剖検症例においては急性肺胞上皮傷害およびⅡ型肺胞上皮細胞再生の所見が認められる（図5）．こうした病理変化を反映する血中KL-6の著増がみられる症例は予後不良である[5]．

CRP　CRPカンファレンス

　レジオネラが高濃度に存在する感染源から発生するエアロゾルの吸入などによって，レジオネラがヒトの末梢気道に到達し，感染が成立する．レジオネラ肺炎の危険因子にはレジオネラに曝露す

る危険因子と宿主自身の易感染性に関する危険因子の両者が含まれる．

　肺に侵入（迷入）したレジオネラは肺胞マクロファージに貪食されるが，その殺菌機構を逃れて，細胞質内で増殖する（図6）．感染したマクロファージが細胞死に至り，多数のレジオネラが放出されて，さらに感染が拡大していく．レジオネラは肺胞上皮細胞にも感染し，これを傷害する．

　感染肺胞マクロファージから放出されたレジオネラは肺胞腔内を充満し，自然免疫細胞のTLR2やTLR5などに認識され，強い炎症を惹起する．

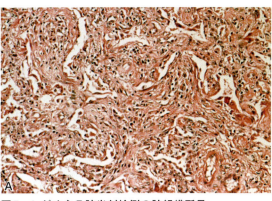

図5　レジオネラ肺炎剖検例の肺組織所見
A：HE染色．　B：KL-6免疫染色．

（広島国際大学 中島正光博士より提供）

レジオネラは肺胞マクロファージや肺胞上皮細胞を傷害するとともに，これら傷害された細胞からHMGB-1などの炎症誘導mediatorsが放出され，さらに組織傷害が増強される．生体にとっての悪循環がもたらされ，急激に病態が増悪し，急性肺障害発症の要因であると考えられる．画像所見および病理所見はこうしたレジオネラ肺炎の病態を反映している．

治療戦略・治療選択の考え方

　レジオネラ感染による局所の悪循環を断ち，重症化を防ぐために最も重要なことは，有効な抗菌薬をできるだけ早期に投与開始することである．レジオネラは細胞内増殖菌であるので，ヒト細胞内への移行が良好な薬剤を用いる．レジオネラに強力な抗菌力を有するキノロン系薬やアザライド系薬の静注薬が第一選択薬となっている．キノロン系薬およびアザライド系薬は2週間の投与，マクロライド系薬では3週間の治療期間を標準とし，病態に応じて投与期間を決定する．

　重症例においては，キノロン系薬とアザライド系薬併用の有用性が示唆されている．また，重症肺炎の補助治療としてステロイド投与の有用性が報告されている．ステロイドの適応症例および投与方法については今後の検討課題である．

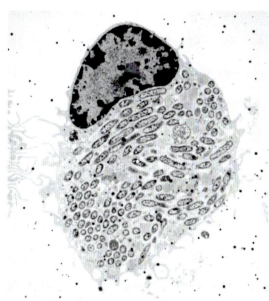

図6　肺胞マクロファージの細胞質内で増殖するレジオネラ（透過電顕像）

文　献

1) Edelstein PH et al : Legionella. Principles and Practice of Infectious Diseases, Mandell GL et al(eds), Churchill Livingstone, Philadelphia, 7th ed, p2969, 2009
2) Fernández-Sabé N et al : Clinical diagnosis of Legionella pneumonia revisited : Evaluation of community-based pneumonia incidence study group scoring system. Clin Infect Dis **37** : 483, 2003
3) 斎藤厚：レジオネラ症．感染症の診断・治療ガイドライン．日医師会誌 **32**：176, 2004
4) 田代隆良ほか：Nosocomial pneumoniaとしてみられたレジオネラ症41例の病理学的検討．日胸疾会誌 **23**：456, 1985
5) 健山正男：レジオネラ肺炎の予後と補助診断における血清KL-6の有用性の検討．平成10年度厚生省新興再興感染症研究報告書，p20, 1999

6　肺膿瘍

Clinical　その疾患の病態は？

a. 概　念

肺膿瘍は肺実質の壊死により生じる肺感染症で，空洞性病変を呈する．

b. 病　態

ほとんどの場合，口腔分泌物の誤嚥（micro-aspiration）が原因で起きる．肺膿瘍の主たる原因菌は嫌気性菌と微好気レンサ球菌で，半数以上（市中発症例では8割以上）で嫌気性菌および好気性・微好気細菌の複数菌感染がみられる（表1）．コンプロマイズドホストや免疫不全者では，グラム陰性菌（肺炎桿菌，緑膿菌），ノカルジア，真菌（アスペルギルス，クリプトコックス），抗酸菌（結核性，非結核性）がみられることがある．途上国や熱帯地方の出身者やそこへの渡航者では，*Burkholderia pseudomallei*（メリオイドーシス），赤痢アメーバ，肺吸虫，糞線虫なども原因となる．

c. 危険因子

高齢者や口腔分泌物を正常に処理できない人（神経性疾患や口腔・咽喉頭疾患で多くみられる），あるいは歯肉炎や口腔衛生が不良な人が，口腔分泌物を誤嚥することで生じる．飲酒過多，違法薬物使用，鎮静薬やオピオイド系薬物，麻酔薬，意識障害などの場合にも同様の機序が起こりうる．

d. 問診，身体所見

嫌気性菌が関与する肺膿瘍の症状は通常数日から数週間にわたり，湿性咳嗽，発熱，体重減少などがみられ，歯周炎や歯肉炎を併発していることが多い．喀痰は膿性で悪臭を伴い，血痰が混じることもある．好気性菌による膿瘍の場合には急性に発症し，進行性である．非細菌性微生物による膿瘍ではしばしば症状に乏しい．

身体所見は非特異的で，coarse crackles が聴取されるなど肺炎に類似する．患者背景に関連した所見がある．

e. 診　断

肺膿瘍は通常胸部単純X線や胸部CTで確認される．

喀痰培養検査では通常嫌気培養を施行しないので，嫌気性菌の検出は難しい．胸水や気管支肺胞洗浄液での嫌気性菌の分離を試みる．悪臭を伴う呼気や膿性痰，あるいは膿胸があれば，嫌気性菌感染症を積極的に疑う．喀痰検査で抗酸菌や真菌が検出された場合には，それによる感染症と考えてよい．

表1　肺膿瘍の原因微生物

患者背景	原因となる微生物
誤嚥（micro-aspiration）	嫌気性菌 微好気レンサ球菌（*Streptococcus anginosus* group など）
基礎疾患に乏しい，またはコンプロマイズドホスト	細菌：*S. anginosus* group，黄色ブドウ球菌（インフルエンザ後），肺炎桿菌，A群レンサ球菌，レジオネラ，アクチノマイセス，*Burkholderia pseudomallei* 抗酸菌：結核菌，*Mycobacterium kansasii*，*Mycobacterium avium* 寄生虫：赤痢アメーバ，肺吸虫，糞線虫
慢性呼吸器疾患・免疫不全	肺結核，緑膿菌，ノカルジア，レジオネラ，腸内細菌（特に肺炎桿菌），アスペルギルス，クリプトコックス
血管内（塞栓）	黄色ブドウ球菌，緑膿菌，*Fusobacterium necrophorum*

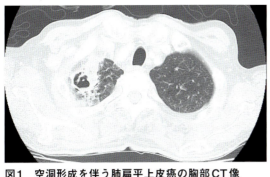

図1　空洞形成を伴う肺扁平上皮癌の胸部CT像
右上葉に辺縁不整な結節影が認められる.

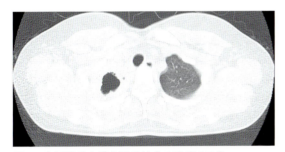

図2　空洞形成を伴う肺結核症の胸部CT像
右上葉に厚い隔壁がみられる.

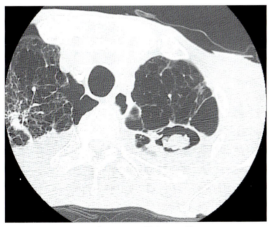

図3　肺アスペルギローマの胸部CT像
左上葉の空洞内に菌球(fungus ball)形成が認められる.

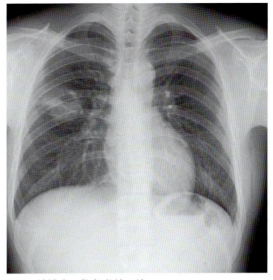

図4　肺膿瘍の胸部単純X線
右中肺野に空洞形成を伴う斑状影が確認できる.

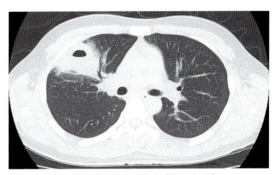

図5　肺膿瘍(図4)の胸部CT像(肺野条件)
右中葉に空洞形成を伴う膿瘍が認められる.

Clinical　鑑別診断の考え方は？

　鑑別を要する空洞形成性疾患として，肺癌(図1)，肺結核症(図2)，肺真菌症(図3)，気管支拡張症がある.

　胸部単純X線や胸部CTでニボー(鏡面像)形成を伴うものは肺膿瘍の可能性が高い. しかし，これらの疾患(特に肺癌)との鑑別が難しい例や，これらの疾患に肺膿瘍を合併することもあるので，慎重な鑑別と経過観察を要する.

Radiological　どんな画像がみられる？

　通常空洞形成(図4, 5)が認められ，膿瘍形成の誘因となる病歴やそれと矛盾しない身体所見があれば肺膿瘍と診断される. 嫌気性菌や微好気レンサ球菌による膿瘍の場合には，ニボーの形成が認められる. しばしば膿胸を合併することもある. 危険因子を伴う患者の肺炎像を追っていくと，壊死性肺炎から空洞形成に進展していく像が確認できることもある.

69

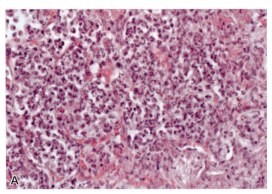

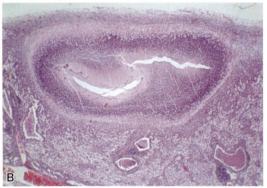

図6 *Streptococcus anginosus* group と嫌気性菌の混合感染マウス肺炎モデルにおける肺病理組織像

A：感染3日後，肺炎像，B：感染7日後，膿瘍形成．

Pathological 病理から何がわかる？

　嫌気性菌や *Streptococcus anginosus*（*Streptococcus milleri*）group マウス肺炎モデルでの検討では，混合感染時にはその単独感染時よりも少ない菌数で肺炎が発症し（図6-A），肺内菌数も多くなる．数日後には膿瘍を形成（図6-B）し，やがて死に至る．嫌気性菌とレンサ球菌による肺感染症の発症では，両者の相乗効果が重要な役割を担っていることが示唆される所見である[1]．

　菌の増殖とともにマクロファージや好中球機能の抑制状態は持続し，炎症が激しくなり，好中球エラスターゼや宿主からの炎症性サイトカインも放出される．加えて，これらの菌が産生する組織融解酵素が肺胞や莢膜の破壊をもたらし，死腔が形成され，嫌気性菌が増殖し始める（肺膿瘍・膿胸）[2]．

CRP CRPカンファレンス

　5〜7日間の投与でも解熱せず，胸部単純X線の陰影の悪化が認められるようなら，治療薬の変更を考慮する（原因菌想定が誤っている可能性あり）．無気肺，膿胸，あるいは耐性菌の関与がある場合には治療薬の選択が正しくても悪化する場合があるので，これらの要因がないかどうかの検証が必要となる．肺膿瘍の約10％に肺癌の合併があることが知られているので，その鑑別も必要となる．

　1週間の治療にも反応が乏しい場合には，再度のCT検査や気管支内視鏡検査などにより，原因菌の診断やほかの疾患との鑑別を積極的に行うべきである．胸部単純X線の改善は臨床的改善よりもやや遅れるので，治療から最初の3〜4日間は陰影の増強があっても臨床的に改善の徴候が認められる場合には初期治療を継続してよい．

　肺膿瘍の外科的治療が必要になることはまれである．肺癌，難治性膿胸，持続する血痰などの合併がある場合には，外科との相談が必要となる．

治療戦略・治療選択の考え方

　想定される原因菌により治療薬の選択が異なる．嫌気性菌や微好気レンサ球菌の関与が疑われる場合には，clindamycin（ダラシン）（600 mg，6〜8時間ごと）点滴静注で行い，経過が良好であれば（全身状態やバイタルサインが安定すれば）clindamycin（300 mg，1日3〜4回）経口にスイッチしてもよい．治療期間に関する明確なエビデンスはなく，胸部単純X線で病変が消失あるいは線維化するまで継続することが多い．clindamycin以外にも，ampicillin/sulbactam（ユナシンS）（3 g，6時間ごと）点滴静注による治療も可能である．

　その他の菌種については，その原因菌に応じて薬剤（高用量）を選択する．メチシリン耐性黄色ブドウ球菌（MRSA）による膿瘍に対しては，vancomycin（バンコマイシン）のトラフ値を15〜20 μg/mL に設定する．vancomycinの代替薬としlinezolid（ザイボックス）は使用可能だが，daptomycin（キュビシン）は肺感染症に対しては使用できない．

経験的にはclindamycinで十分効果が得られることが多い．近年の報告では嫌気性菌の優位性は変わらないものの，肺炎桿菌の頻度が増加していることに加え[3]，嫌気性菌や*Streptococcus anginosus* group に penicillin G（ペニシリンG）や clindamycinに耐性化傾向がみられてきているようである[3,4]．市中発症の肺膿瘍であればclindamycinによる治療で対応可能であるが，今後は ampicillin/sulbactamが第一選択薬となる可能性がある．

文　献

1) Shinzato T et al : A mechanism of pathogenicity of "*Streptococcus milleri* group" in pulmonary infection : synergy with an anaerobe. J Med Microbiol **40** : 118-123, 1994
2) 斎藤厚ほか：ストレプトコッカス・ミレリ・グループ（*Streptococcus milleri group*：S. anginosus, S.constellatus, S. intermedius）．病原菌の今日的意味，松本慶蔵（編），医薬ジャーナル社，大阪，第4版，p188-199，2011
3) Wang JL et al : Changing bacteriology of adult community-acquired lung abscess in Taiwan : *Klebsiella pneumoniae* versus anaerobes. Clin Infect Dis **40** : 915-922, 2005
4) Yamamoto N et al : Trends in antimicrobial susceptibility of the *Streptococcus milleri* group. J Infect Chemother **8** : 134-137, 2002

7　肺アスペルギルス症

Clinical　その疾患の病態は？

a. 概　念

　肺アスペルギルス症は，好中球減少や機能低下を主とした免疫不全により分生子(無性胞子)の排除に失敗した場合や，陳旧性肺結核，肺気腫などで気道の線毛運動が損なわれている場合に発症する．前者の場合は急速に進行し高い致死率を示す侵襲性肺アスペルギルス症(invasive pulmonary aspergillosis：IPA)となることがあり，後者の場合は肺アスペルギローマを代表とした慢性肺アスペルギルス症(chronic pulmonary aspergillosis：CPA)となることが多い．また，*Aspergillus*属が原因となる肺疾患には，喘息やアレルギー性気管支肺アスペルギルス症(allergic bronchopulmonary aspergillosis：ABPA)といったアレルギー性疾患も存在する[1]．このように肺アスペルギルス症は，侵襲型，慢性型，アレルギー型に大別される(図1)．これらは連続したスペクトラムであり，中間型や移行型，混合型もありうる．

b. 侵襲性肺アスペルギルス症(IPA)

　一般的にIPAと呼ばれる病型は，日～週の単位で急速に進行する肺アスペルギルス症を指し，その多くは病理学的な組織侵襲および血管侵襲を伴う．危険因子は，主に好中球機能低下および細胞性免疫低下を主体とした免疫抑制状態とアスペルギルスへの曝露機会増加の2種類に大別される．免疫抑制の種類には，遷延する好中球減少($<500/\mu$Lが10日以上)，高用量ステロイド投与が3週間以上，骨髄移植，臓器移植，血液悪性腫瘍，抗悪性腫瘍薬投与などがある．特徴的な高リスク患者に活性酸素産生能(好中球殺菌能)欠損を特徴とした慢性肉芽腫症患者が挙げられる．後者には，工事現場から飛散することによる空気中の分生子の増加や，すでに体内にアスペルギルスが定着している場合(アスペルギルス症の既往)などがある．

c. 慢性肺アスペルギルス症(CPA)

　CPAは1ヵ月以上の経過を示す肺アスペルギルス症を指す．CPAは病態の成り立ちから画像所見まで複雑な所見を呈するため，種々の病態を示す細かい病名に関しては，いまだ世界的に統一されていない．本項ではわが国において使用されている病名を説明するが，これらは海外で使用される病名と相反するものではない点に注意が必要である[1,2]．

　単一の空洞に菌球を認め，かつ非活動性であり，手術による治癒が望めるCPAを単純性肺アスペルギローマ(simple pulmonary aspergilloma：SPA)と呼ぶ．活動性の炎症を伴うものや，病変が複数の空洞に存在する場合は切除による治癒は望めず，抗真菌薬による内科的治療が第一選択となり，これらをわが国では慢性進行性肺アスペルギルス症(chronic progressive pulmonary aspergillosis：CPPA)と呼ぶ[1,3]．CPPAは空洞の成り立ちにより，さらに2つに細分化される．すなわち，既存の空洞にアスペルギルス感染を起こし，活動性の炎症を伴うものは慢性空洞性肺アスペルギルス症(chronic cavitary pulmonary aspergillosis：CCPA)，肺内の壊死が進行し空洞が形成されるものを慢性壊死性肺アスペルギルス症(chronic necrotizing pulmonary aspergillosis：CNPA)と呼ぶ．両者の鑑別を行うためには，時系列的な変化を追う必要がある[4]．

　CPAの危険因子は，既存の肺空洞性病変や胸部術後などが主である．肺空洞性病変をきたす疾患には，陳旧性肺結核，慢性閉塞性肺疾患(COPD)，気管支拡張症，肺嚢胞を有する肺線維症，塵肺，肺嚢胞症などがある．

d. アレルギー性気管支肺アスペルギルス症(ABPA)

　ABPAは，*Aspergillus*属が気管支に定着することで引き起こされるアレルギー性疾患である．患者の多くは気管支喘息を基礎疾患に持ち，海外

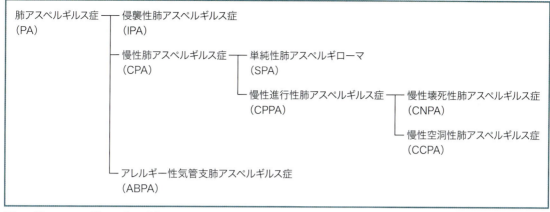

図1 肺アスペルギルス症の分類
肺アスペルギルス症の病態は複雑であり，病態ごとにさまざまな名称が用いられる．

では囊胞性線維症の患者に発症することもある．持続的な炎症により粘液栓が形成され，気管支が閉塞し，中枢性の気管支拡張など肺の器質的破壊へと至る．

その診断には以下の主要所見が用いられる．① 気管支喘息の病歴，② アスペルギルス抗原に対する即時型皮膚反応陽性，③ アスペルギルス抗原に対する沈降抗体陽性，④ 血清IgE上昇，⑤ 末梢血好酸球増多，⑥ 胸部単純X線写真による浸潤影，⑦ 中枢性気管支拡張．これらを満たせばABPAと診断される．補助的に，喀痰からの複数回のアスペルギルス培養陽性，褐色栓子の喀出，アスペルギルス抗原に対するArthus型反応（遅発性皮膚反応）なども参考になる．

Clinical 鑑別診断の考え方は？

a. 類似の画像所見を示す疾患

IPAと類似の画像所見を示すものにムーコル症がある．IPAの治療の第一選択薬であるvoriconazole（ブイフェンド）は，ムーコル症に無効のため注意が必要である．ムーコル症ではβ-D-グルカンや血清アスペルギルス抗原が陰性であることや，気管支鏡検査による積極的な培養検査が鑑別に重要である．

CPAと類似の画像所見を示すものには肺放線菌症がある．ときに空洞内に菌球を呈することもある．これらの鑑別はアスペルギルス沈降抗体検査や培養検査ないしは病理・塗抹検査で行う．また，肺の既存空洞への細菌感染や肺膿瘍なども類似の画像所見を呈することがある．

ABPAの原因真菌は *Aspergillus* 属だが，ときにほかの真菌が同様の病態を示すことがある．その場合はアレルギー性気管支肺真菌症（allergic bronchopulmonary mycosis：ABPM）とより広義の名称で呼ぶ．鑑別は培養検査による．

b. 診断

検体検査は血清診断，培養検査，病理組織学的検査の3つに大別される．血清診断にはβ-D-グルカン，アスペルギルスガラクトマンナン（GM）抗原，抗アスペルギルス沈降抗体が用いられる．ただし，β-D-グルカンはアスペルギルスに特異的ではないため，あくまでも参考所見として用いる．アスペルギルスGM抗原を測定する検体には，血清のほかに気管支肺胞洗浄液や胸水も用いられることがある．CPAの多くはアスペルギルスの組織侵襲を認めないため血清アスペルギルスGM抗原は上昇しにくいが，抗アスペルギルス沈降抗体が陽性となりやすい．いまだに保険収載されていない点が問題だが，慢性の経過をとる肺アスペルギルス症疑いの患者に対しては積極的な沈降抗体検査の実施が望まれる．

喀痰からの培養感度は低いため，積極的な気管支鏡検査による検体採取が望ましい．病理組織学的検査は，経気管支肺生検，経皮肺生検および肺切除標本が対象となる．

Radiological どんな画像がみられる？

IPAは胸部単純X線像では浸潤影，結節影を呈

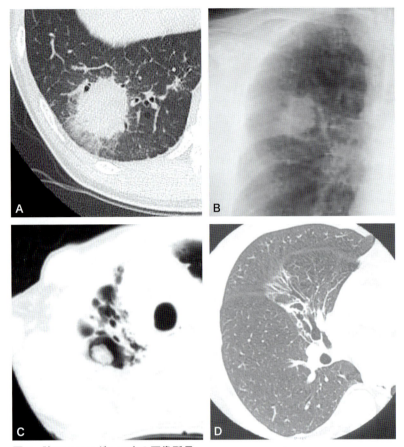

図2　肺アスペルギルス症の画像所見
A：IPA．halo sign（consolidation周囲のすりガラス影）．B：IPA．air-crescent sign（三日月様に黒く抜けた部分）．C：CPA．fungus ball（空洞内の菌球）．D：ABPA．中枢性気管支拡張．

することが多く，胸部CTではconsolidation周囲に出現するすりガラス影がhalo signと呼ばれ（図2-A），IPAに特徴的とされる．本所見は，アスペルギルス侵襲による出血性梗塞巣を示すといわれている．ある程度病巣が大きくなると，過程においてconsolidation内の壊死物質が排出され空洞を形成する．この空洞は画像的に三日月様にみえることから，air-crescent signあるいはmeniscus signと呼ばれている（図2-B）．

CPAでは肺に既存の空洞が存在する場合が多く，空洞内部の菌球の出現（図2-C），空洞壁の肥厚，空洞周囲の浸潤影増悪など種々の変化を呈する．そのほか，結節影として出現する場合もあり，肺切除で初めて判明することもある．

ABPAでは浸潤影に加え，mucoid impactionと呼ばれる粘液栓や中枢性の気管支拡張を伴うこ

とが多い（図2-D）．

Pathological　病理から何がわかる？

IPAの病理所見の知見の多くは，剖検症例から得られたものである．好中球減少ないしは機能低下を背景として，菌糸が肺組織を破壊しながら放射状に伸長し，血管や気道を閉塞することで壊死や出血性梗塞をきたす（図3-A）．菌糸は45度に分岐し，菌糸中隔を高頻度に認める．まれに分生子頭の形成を認め，菌種の同定に役に立つ．

CPAの病理所見は，主に肺切除により得られたものが主である．通常は陳旧性肺結核や気管支拡張，蜂巣肺をベースとした肺空洞内に菌糸の増殖を認める（図3-B）．原因が *Aspergillus niger* だった場合はシュウ酸カルシウムの沈着を認めることがあり，診断に有用な所見である（図3-C）．

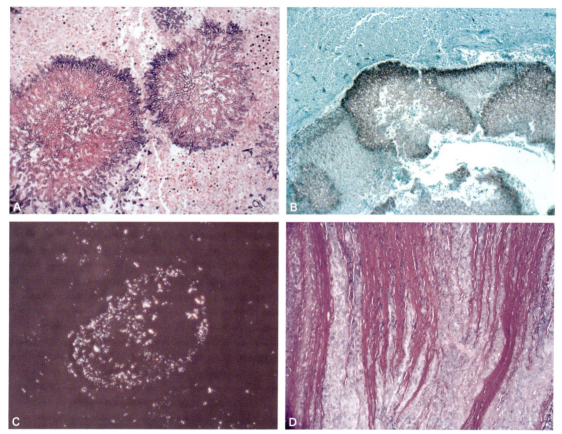

図3　肺アスペルギルス症の病理所見
A：IPA．凝固壊死巣に菌糸が放射状に増殖している（×400，HE染色）．B：CPA．空洞内に菌塊（黒）を認めるが，肺組織（緑）には侵襲していない（×100，GMS染色）．C：*Aspergillus niger*による肺アスペルギルス症．肺組織にシュウ酸カルシウム結晶を認める（×200，偏光）．D：ABPAに認める粘液栓内のモミの木様構造（fir tree structure）（×200，PAS染色）．

多くの場合，肺実質への菌糸の侵襲は認めないが，患者の免疫抑制の程度が強い場合は侵襲も起こりうる．

　ABPAはアスペルギルスを抗原としたＩ＋Ⅲ型アレルギーである．病理学的には，好酸球と真菌を含む粘液栓が特異的であり，粘液栓内の真菌が抗原となって，中枢性気管支拡張，気管支中心性肉芽腫症，好酸球性肺炎が惹起されると推測される．経気管支肺生検では粘液栓が採取され，好酸球やそれから由来するCharcot-Leyden結晶，菌糸の証明が診断の手がかりとなる．また，ときに粘液栓内にはヘマトキシリンに濃染する層状構造がみられ，モミの木様構造（fir tree structure）とも表現される（図3-D）．これは大きな好酸球塊が乾燥して亀裂を生じ，その間に粘液が入り込んでできると考えられている．

CRP　CRPカンファレンス

　*Aspergillus*属は菌糸を伸長させることで増殖し，空気に接した部分には分生子頭と呼ばれる器官を形成し，分生子（無性胞子）が生み出される．分生子は疎水性のため，長時間の浮遊中も空気中の水分が粒子周囲を覆うことなく，3μm前後の粒子径を保つ．分生子は，その大きさゆえ吸入後に下気道まで達しうる．健常人の肺では，気道に付着した分生子が線毛運動により肺外に排出され，肺胞など線毛が存在しない呼吸細気管支以下に到達した分生子は，肺胞マクロファージや好中球により貪食・殺菌され排除されるため，通常感染は成立しない．

　一方で，好中球減少や機能低下を主とした免疫不全により分生子および菌糸の排除ができない場

合は，肺の構造を無視して菌糸が放射状に増殖していく．その結果血管が破壊され，感染巣周囲に出血をきたす．これが胸部CTでみられるhalo signである（図2-A）．好中球が回復してくれば，好中球はNADPHオキシダーゼとミエロペルオキシダーゼにより活性酸素（toxic reactive oxygen metabolites）を産生し，菌糸を破壊する．菌糸は物理的に貪食による殺菌が困難であり，好中球細胞外トラップ（NETs）には菌糸の殺菌効果がないことが判明しているため，菌糸を排除する唯一の方法は好中球が産生する活性酸素である．そのため好中球が回復してくると菌糸排除の際に活性酸素による肺組織の融解が顕著となり，IPAの回復期には感染巣の融解した肺組織が排出され，その結果三日月状に内容物が抜けた画像を呈する．これがair-crescent signである（図2-B）．なお，その際に三日月状に抜けた残りの部分がball状にみえるが，この場合のballは壊死により残存した肺組織でありlung ballと呼ばれる．一方で既存の肺空洞内でAspergillusが腐生することで菌球を形成する場合はfungus ballと呼ばれ，菌体の塊であり，病理学的にlung ballとは異なるものである（図2-C）．

治療戦略・治療選択の考え方

　肺アスペルギルス症の治療には，抗真菌薬による内科的治療，肺切除による外科的治療が行われる．ABPAの治療の主体はステロイドの使用となるが，ときに抗真菌薬も用いられる．SPAに対しては，肺切除が第一選択となるが，それ以外の場合は抗真菌薬による治療が主体である．

　抗アスペルギルス活性を持つ抗真菌薬は，ポリエンマクロライド系，トリアゾール系，キャンジン系の3系統に大別される．ポリエンマクロライド系薬で臨床現場において実用化されているものはamphotericin B（AMPH-B）のみである．amphotericin Bリポソーム製剤（アムビゾーム）が実用化され，従来のAMPH-B（ファンギゾン）に劣らない治療成績を維持しつつ，各種副作用を減弱させることに成功している．

　トリアゾール系薬の中で抗アスペルギルス活性を持ち，現在日本で使用可能な薬剤は，itraconazole（ITCZ，イトリゾール）とvoriconazole（VRCZ，ブイフェンド）のみである．IPAに対し，VRCZがAMPH-Bに勝る効果が示されているため，IPAに対してはVRCZが第一選択薬となっている．

　経口薬はトリアゾール系薬のみである．特に，CPA治療の際は長期外来治療が必要となるため，抗アスペルギルス活性を持つ経口薬の存在は重要である．経口薬の剤形として，ITCZはカプセル製剤と内用液の2剤形があるが，後者はより腸管からの吸収性を改善したものである．近年，トリアゾール系薬に耐性を示すAspergillus fumigatusの増加が危惧されており，CPAに対する新たな治療戦略の開発が課題となっている[5]．

　キャンジン系薬にはmicafungin（MCFG，ファンガード）とcaspofungin（CPFG，カンサイダス）がある．いずれも，アスペルギルスに対しては菌糸先端伸長部の破壊に留まるため，発育を完全に阻止することはできない．よって，IPAに対しては，サルベージ療法の位置づけである．ただし，CPAに対しては，MCFGがVRCZと同等の治療効果を示す報告がある．

　深在性真菌症の中でも頻度が高く予後が不良なIPAに対しては，抗真菌薬の併用療法の可能性が期待されており，抗真菌薬の組み合わせとしては，作用機序，in vitroおよびin vivoの研究から，VRCZ＋キャンジン系薬の組み合わせが最もよいと考えられている[6]．

文　献

1) 深在性真菌症のガイドライン作成委員会（編）：深在性真菌症の診断・治療ガイドライン2014，協和企画，東京，2014

2) Denning DW et al : Chronic pulmonary aspergillosis : rationale and clinical guidelines for diagnosis and management. Eur Respir J 47 : 45-68, 2016

3) Tashiro T et al : A case series of chronic necrotizing pulmonary aspergillosis and a new proposal. Jpn J Infect Dis 66 : 312-316, 2013

4) Izumikawa K et al : Pathogenesis and clinical features of chronic pulmonary aspergillosis - Is it possible to distinguish CNPA and CCPA clinically? J Infect Chemother 20 : 208-212, 2014

5) Tashiro M et al : Correlation between triazole treatment history and susceptibility in clinically isolated Aspergillus fumigatus. Antimicrob Agents Chemother 56 : 4870-4875, 2012

6) Marr KA et al : Combination antifungal therapy for invasive aspergillosis : a randomized trial. Ann Intern Med 162 : 81-89, 2015

8　肺クリプトコックス症

Clinical　その疾患の病態は？

a. 概　念

　Cryptococcus 属は担子菌類に属する酵母状の真菌で，細胞壁の外側に多糖体で構成される厚い莢膜を有する．クリプトコックス症の原因真菌は *C. neoformans* と *C. gattii* に大別されるが，国内発生例のほとんどは *C. neoformans* である．*C. gattii* は，健常人に播種性病変を形成し重症化しやすく，もともと熱帯・亜熱帯地域に認められていたが，近年，北米において *C. gattii* 強毒株が流行し，発生地域の世界的な拡大傾向が懸念されている．限定的ではあるものの *C. gattii* による中枢神経感染症の国内発生例の報告を認められている．このような背景から，播種性クリプトコックス症の公衆衛生的重要性が認識されるようになり，平成26(2014)年9月の感染症法改訂によって五類全数把握疾患に規定された．

b. 危険因子

　健常人にも発症するが，免疫能低下者の日和見感染症として発症する．本菌の感染防御には細胞性免疫が重要であり，HIV感染，慢性腎不全，膠原病，糖尿病，血液疾患，悪性腫瘍，長期ステロイド投与などが感染の危険因子として挙げられる．非HIV患者において播種性病変を呈した群では，肺病変単独群と比較し，肝硬変・頭痛・体重減少・発熱・精神異常・ステロイド高用量使用が有意に高かったと報告されている[1]．

c. 病　態

　感染源として，土壌などの環境中に棲息する菌がハトなどの鳥類の糞中で増殖し，乾燥によって空気中に浮遊した真菌を吸入して感染が成立する．これまでにヒト−ヒト間での感染は報告されていない．健常者の肺クリプトコックス症例では無症状のことが多く，健診発見例も認められる．症状を伴う場合は，咳嗽，喀痰，胸痛，発熱などの出現頻度が高い．脳髄膜炎を合併した場合は，発熱や頭痛に加え，悪心・嘔吐や項部硬直などの髄膜刺激症状，性格変化や意識障害などの神経症状を認めることもある．*C. gattii* による場合，*C. neoformans* の場合と比較し，クリプトコッコーマの形成頻度と痙攣の出現率が高い(**表1**)[2]．近年では，肺結核と同様，既感染例の再燃と考えられる病態の存在が報告されており，治療終了後の注意深い経過観察も重要となる．

Clinical　鑑別診断の考え方は？

　血液の一般生化学検査は特異的所見を認めないことが多い．脳髄膜炎症例では，髄液圧の上昇，髄液中の細胞数増加，糖の低下や蛋白増加などを認める．髄液の墨汁法による菌体確認や臨床検体からクリプトコックスが培養されれば，確定診断となる．補助診断として，莢膜多糖の主要成分であるグルクロノキシロマンナン抗原をラテックス凝集反応により検出する血清学的検査(セロダイレクト®栄研クリプトコックス)が有用である．最近では，EIA法を用いた lateral-flow device (CrAg®LFA) が発売され，より簡便・迅速に検出できるようになった．脳髄膜炎の合併を疑う場合は，髄液のグルクロノキシロマンナン抗原検査を行う．しかしグルクロノキシロマンナン抗原は治療後も長期間検出されることがあり，必ずしも病勢を反映しないこと，播種性トリコスポロン症でも擬陽性を示すことがあること，病変の大きさが胸部CTで長径15 mm未満では偽陽性になりやすいことなどの点に留意する．β-D-グルカンは通常陰性である．病理組織学的に alcian blue-PAS染色によってクリプトコックスの莢膜成分が陽性となり，ヒストプラズマなどほかの真菌との鑑別に有用となる[3]．

　C. neoformans と *C. gattii* の鑑別には，L-cana-vanine glycine bromothymol blue (CGB) 培地を用いた簡易的同定法，またはリボゾームRNA遺伝子のITS領域，D1/D2領域，IGS領域の塩基配

表1　*C. neoformans* と *C. gattii* の違い

		C. neoformans		*C. gattii*
		HIV 陽性（%）	HIV 陰性（%）	全患者（%）
地理的分布		世界中		熱帯・亜熱帯地域
環境中の感染源		鳥類の糞		ユーカリの木
AIDS 患者の感染		よくみられる		まれ
感染部位	中枢神経系	65〜84	38〜72	16〜≧9
	脳（クリプトコッコーマ）	—	9	33※
	肺	4〜18	7〜44	65〜84
臨床症状（中枢神経系感染）	発熱	56〜95	67〜73	54〜61
	頭痛	67〜100	50〜85	59〜88
	性格変化	10〜23	42〜52	31
	痙攣	4〜9	5	38※
臨床症状（肺感染）	発熱	66	29〜63	31
	咳嗽	58〜66	17〜61	68
	呼吸困難	33〜50	27〜48	66
	胸痛	25	19〜44	50
頭部CT所見（中枢神経系感染）	腫瘤・膿瘍	3〜9	NA	33〜58※
	水頭症	0	NA	17〜36※

※P ≦ 0.001

（Heitman J et al : Cryptococcus : from human pathogen to model yeast, ASM press, Washington DC, 2011 より改変して引用）

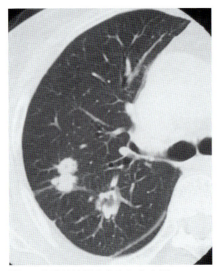

図1　多発結節影をきたした症例

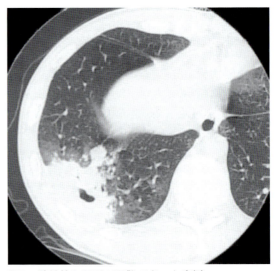

図2　肺結核と鑑別が困難であった症例

列解析による同定法を用いる．

Radiological　どんな画像がみられる？

　胸部画像上，胸膜直下の単発〜多発結節影が主体であり，大きさは0.5〜4cmであることが多い（図1）．空洞を伴い（特にHIV感染者で多い），抗酸菌感染症や肺癌などとの鑑別が困難な場合もある（図2）．一方，健常人の肺クリプトコックス症では結節影が呼吸細気管支領域までに及ぶことは少なく，いわゆる tree-in-bud appearance や小葉中心性の小粒状影を伴うことは肺結核と比較しまれであるとの報告もある[4]．また患者の免疫状

態によって画像所見は修飾され，糖尿病・長期ステロイド内服・後天性免疫不全症候群（AIDS）など免疫能低下状態では，浸潤影や網状影を呈することもある（図3）．またHIV患者では結節・浸潤影に空洞を伴うことが多い．まれではあるが，胸水貯留や粟粒影を呈することもある（図4）．河野らは非HIV患者81例の胸部CT所見を検討し，病変は右下葉に単発・多発結節影を形成し，特に基礎疾患を有する場合は腫瘤影(30 mm以上)・多葉性陰影・気管支透亮像を伴うことが多いと報告している[5]．

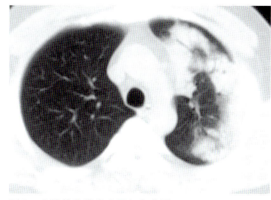

図3　大葉性肺炎像を呈した症例

Pathological　病理から何がわかる？

　肺に侵入したクリプトコックスは抗原提示細胞のToll-like receptorやC型レクチンなどのパターン認識受容体に認識され，ナイーブT細胞はTh1またはTh2細胞へと分化する．クリプトコックスの感染防御において，結核菌などの細胞内寄生菌と同様に細胞性免疫，特にTh1細胞による免疫応答が重要である．Th1細胞などによって産生されるinterferon-γ（IFN-γ）などのサイトカインによって活性化マクロファージや多核巨細胞が誘導・集蔟し肉芽腫が形成され，真菌を封じ込めると考えられている（図5）．そのためAIDS患者では，CD4T細胞数の減少により真菌の増殖を抑制することができなくなり，脳髄膜炎などの播種性クリプトコックス症の発症率が高くなることが知られている．通常，莢膜形成の乏しい菌体では肉芽腫性感染巣を形成し，莢膜形成が豊富な菌体では粘液囊胞様感染を生じる傾向がある[3]．厚い莢膜を有する菌体はマクロファージ内で生存・増殖することが可能である．また，貪食に抵抗性を示す菌体の直径が100 μmにも及ぶgiant cellと呼ばれる真菌細胞の出現も報告されている．一方，*C. gattii*では*C. neoformans*に比べ，肉芽腫形成が乏しい菌株の報告もあるが，重症化との関連については明らかになっていない[6]．

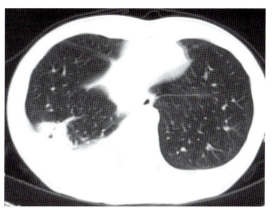

図4　胸膜炎を合併した症例

CRP　CRPカンファレンス

　環境中のクリプトコックスはハトなどの鳥類の糞中で増殖し，その乾燥堆積物を経気道的に吸入することで感染が成立する．健常者の侵襲性真菌感染症として国内で最も頻度が高く，特に中枢神

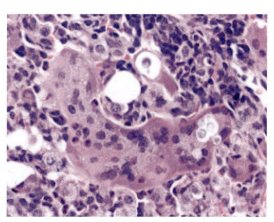

図5　クリプトコックス肺感染マウスモデルにおける病理像（×1,000，HE染色）
（東邦大学医学部病院病理学講座　澁谷和俊教授より提供）

経系に高親和性であり脳髄膜炎を合併する．HIV患者・悪性腫瘍・糖尿病・慢性腎不全などが発症の危険因子であるが，特にAIDS患者に脳髄膜炎を合併した場合の予後は不良であるため，早期診断・早期治療が重要である．ただし，*C. gattii*は健常人に多く播種性病変を発症し，その致死率は報告によって差はあるものの約10～50％と極めて高い．胸部画像上，単発～多発結節影を呈することが多いが，ときに空洞形成や胸膜陥入像を伴い結核や肺癌との鑑別を要する．また免疫低下状態では大葉性肺炎像を呈することもある．無症状のため健診で発見されることも少なくない．

クリプトコックスは樹状細胞や肺胞マクロファージに貪食され，ナイーブT細胞からTh1細胞への分化を促進する．Th1細胞より産生されるIFN-γなどの炎症性サイトカインによって活性化されたマクロファージが集簇し，非乾酪性肉芽腫が形成される．しかし，クリプトコックスはその免疫機構を逃れてマクロファージの細胞質内で増殖することが可能である．さらに感染マクロファージ内に潜伏し，いわゆる「トロイの木馬」機構によって血液脳関門を通過し脳髄膜炎を発症する．

治療戦略・治療選択の考え方

クリプトコックス症の治療は，患者の免疫状態と感染症の重症度によって決定される．深在性真菌症診断・治療ガイドライン2014によれば[3]，肺に限定した軽症例では，fluconazole（ジフルカン）やitraconazole（イトリゾール）の内服治療を基礎疾患がない場合は3ヵ月，基礎疾患を有する場合は6ヵ月程度継続し，重症例ではflucytosine（5-FC，アンコチル）の併用や，voriconazole（ブイフェンド），amphotericin B（AMPH-B）リポソーム製剤（アムビゾーム）による治療を行う．また脳髄膜炎を合併した場合は，初期導入治療としてAMPH-Bリポソーム製剤と5-FCの併用が推奨されている．*C. gattii*の治療は，*C. neoformans*の治療に準じるが，抗真菌薬治療に抵抗性であることが多く，その機序として薬剤排出ポンプの関与などが報告されているが，いまだその詳細は不明である．重症例におけるIFN-γ補充療法のエビデンスについては明らかではない．

文　献

1) Baddley JW et al : Pulmonary cryptococcosis in patients without HIV infection : factors associated with disseminated diseases. Eur J Clin Microbiol Infect Dis **27** : 937-943, 2008
2) Heitman J et al : Cryptococcus : from human pathogen to model yeast, ASM press, Washington DC, 2011
3) 深在性真菌症のガイドライン作成委員会（編）：深在性真菌症の診断・治療ガイドライン2014，協和企画，東京，2014
4) Murayama M et al : Pulmonary cryptococcosis in immunocompetent parients : HRCT characteristics. Clin Imaging **28** : 191-195, 2004
5) Kohno S et al : Clinical features of pulmonary cryptococcosis in non-HIV patients in Japan. J Infect Chemother **21** : 23-30, 2015
6) Okubo Y et al : Histopathological study of murine pulmonary cryptococcosis induced by *Cryptococcus gattii* and *Cryptococcus neoformans*. Jpn J Infect Dis **66** : 216-221, 2013

9 MRSA肺炎

Clinical その疾患の病態は？

a. 概　念

　ペニシリンが発見された当時，黄色ブドウ球菌のペニシリンに対する感受性は良好であった．しかし，ペニシリンを分解するペニシリナーゼを産生する黄色ブドウ球菌が出現し，ペニシリン耐性が問題となった．そこでペニシリナーゼによる分解を受けない抗菌薬としてメチシリンが開発され，ペニシリン耐性黄色ブドウ球菌の治療が可能となった．しかし，そのわずか2年後にはメチシリン耐性黄色ブドウ球菌（methicillin-resistant staphylococcus aureus：MRSA）が報告されている．MRSAのメチシリン耐性化には mecA 遺伝子にコードされている penicillin-binding protein 2a（PBP2a）と呼ばれるペニシリン結合蛋白の変異が関与しており，これにより，MRSAはメチシリンだけでなくすべてのβラクタム系抗菌薬に対して耐性を示す．MRSAは本邦の医療機関で分離される薬剤耐性菌として最も頻度が高いものである．2014年の厚生労働省院内感染対策サーベイランス事業（JANIS）の報告では，医療機関で分離された黄色ブドウ球菌の49%がMRSAであった（http://www.nih-janis.jp/report/open_report/2014/3/1/ken_Open_Report_201400.pdf）．

　MRSAは人工呼吸器関連肺炎（VAP）の主要な原因菌の1つであるが，海外では市中型MRSA（community-associated MRSA：CA-MRSA）による血行性肺感染症が多く報告されている．CA-MRSAの定義はこれまでの報告によって異なっているが，Naimi らは表1に該当する患者から分離されたMRSAを院内感染型のMRSA（hospital-associated MRSA：HA-MRSA），あてはまらない患者から分離されたMRSAをCA-MRSAと定義している[1]．CA-MRSAによる主な疾患は皮膚・軟部組織感染症でありその予後は良好であるが，肺炎を起こすと死亡率が高いことが知られ

ている．CA-MRSAの特徴としてPanton-Valentine leukocidin（PVL）という毒素を産生する菌株が多いことが挙げられるが，本邦におけるCA-MRSAのPVL産生株は5%程度と低い値となっている．

b. 危険因子

　従来の院内感染型のMRSA（HA-MRSA）肺炎の危険因子としては，① 長期の抗菌薬投与，② 長期入院の既往，③ MRSA感染やコロナイゼーションの既往が挙げられている[2]．一方で，CA-MRSAはHA-MRSA感染の危険因子がない人からも分離される．CA-MRSAの危険因子としては，小児，スポーツ選手，刑務所の受刑者，軍隊，男性同性愛者，HIV患者，獣医などが挙げられる[3]．

c. 病　態

　HA-MRSAは鼻腔に定着していることがあるため，肺炎の病態としては，VAPなどの院内肺炎が多い．CA-MRSAによる主な疾患は皮膚・軟部組織感染症であるが，血行性の肺感染症（肺化膿症，膿胸など）を起こすと死亡率が高いことが知られている．肺感染症を起こすCA-MRSAでは，PVLという毒素を産生する菌株が多く，肺化膿症，膿胸などの壊死性病変にはそのPVLが関与していると考えられている．現時点では，本邦におけるPVL産生MRSAは少ないため[4]，壊死性病変を形成するMRSA肺炎は多くないが，海外からのPVL産生CA-MRSAの持ち込みも報告されており，今後注意が必要であると考えられる．

Clinical 鑑別診断の考え方は？

　MRSAは鼻腔などの上気道だけでなく下気道にも定着する細菌である．肺炎患者の呼吸器検体からMRSAが分離されてもMRSAが肺炎の原因菌であるとは断定できない．ほかの原因菌による肺炎との鑑別が問題となるが，治療開始時点で明確に鑑別することは困難であるため，患者背景と

表1　HA-MRSAとCA-MRSAの鑑別項目

① 入院して48時間以後に確認されたMRSA感染

② 過去1年以内に入院歴，手術歴，人工透析，長期療養施設の利用

③ MRSAが検出された時点でカテーテルや医療器具の体内への留置

④ 以前にMRSAが検出されたことがある

（Naimi TS et al：JAMA **290**：2976, 2003より改変して引用）

表2　MRSA肺炎を疑う所見

① 空洞，肺化膿症，膿胸などの壊死性病変を認める

② 以前に鼻腔，咽頭，喀痰からMRSAが分離された既往がある

③ 院内肺炎における質のよい喀痰や気管内採痰のグラム染色でグラム陽性ブドウ球菌が確認され貪食像が認められた場合

④ 気管支洗浄や検体採取用ブラシによって得られた下気道由来検体の培養にて基準となる菌数以上が検出された場合

⑤ 喀痰から培養され，かつ血液培養でも陽性となった場合

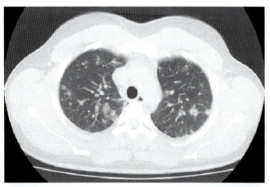

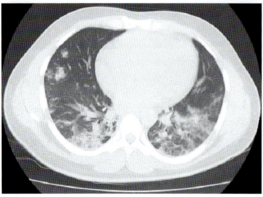

図1　入院時の胸部CT（発症当日）

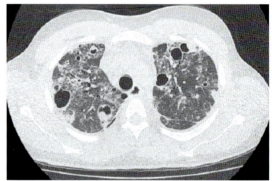

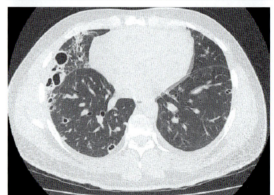

図2　治療後の胸部CT（入院10日目）

検査結果からMRSA肺炎の可能性を疑うことが重要である（表2）.

Radiological　どんな画像がみられる？

　黄色ブドウ球菌による肺炎の特徴的な画像として，空洞，肺化膿症，膿胸などの壊死性病変が挙げられる．壊死性病変を呈するMRSA肺炎では，早期の診断・治療がなされないと致命的になる可能性があるため，これらの画像をみた場合はMRSA肺炎の可能性を考えて検査を行い，でき

るだけ早期に適切な治療を開始する必要がある.

a. 入院時

症例

　31歳の男性. 入院1週間前に転倒し左膝を受傷. 入院当日に急激な呼吸苦と発熱が出現し，救急外来を受診. 受診時の胸部CTでは，両側上葉を中心に粒状影や結節影，両側下葉背側には浸潤影が認められる（図1）.

b. 治療後（入院10日目）

症例

　入院時より重症肺炎を疑いimipenem/cilastatin（チエナム），clindamycin（ダラシン）により治療を開始した．入院3日目に入院時の血液培養でMRSA陽性が判明したため，同日よりvancomycin（バンコマイシン）の投与を開始した．vancomycin（バンコマイシン）投与開始後より臨床症状の改善を認めた．入院10日目には，受診時に認めていた両側上葉の結節影は空洞性病変に変化し，両側下葉の陰影はほぼ消失し，一部が空洞化した（図2）．また，本症例は肺炎改善後に左下腿の腫脹・疼痛が出現し，画像検査にて左大腿骨髄炎と診断された．以上より，左膝受傷部位からのMRSAの感染とそれに伴う骨髄炎および敗血症性肺塞栓が血行性に肺炎を引き起こしたと考えられる．

Pathological　病理から何がわかる？

　MRSAは気道に定着する細菌であるため，呼吸器検体からMRSAが培養されても，肺炎の原因菌がMRSAであるとは限らない．定着菌か肺炎の原因菌かを区別するためには，病理検査が有用な手段となりうる．肺炎病巣の病理組織でグラム陽性球菌がみられ，肺組織からMRSAが培養された場合は，MRSAが肺炎の原因菌と考えてよい．MRSA肺炎の病理像としては，膿瘍や空洞を形成する壊死性肺炎が特徴とされる．マウスにおけるMRSA肺炎モデルでは，感染36時間後にはMRSAの菌塊とその周囲に炎症細胞の浸潤を認め（図3〜5），壊死性肺炎の所見を呈している．

CRP　CRPカンファレンス

　CA-MRSAは多くの場合，小児または若年成人の肺炎の原因となる．また，PVL陽性のCA-MRSAであれば壊死性肺炎を起こすことが多く，その死亡率は高い．一方，HA-MRSAは院内肺炎の原因菌の1つであり，PVLは産生せず，壊死性性肺炎はまれであるが，多くの患者は基礎疾患を持った高齢者や免疫不全患者であるた

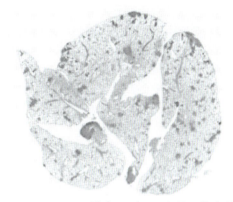

図3　マウスMRSA肺炎モデルにおける肺病理像
（感染36時間後，ルーペ像）

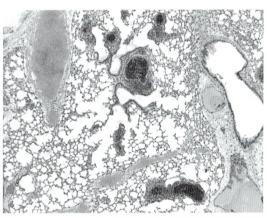

図4　マウスMRSA肺炎モデルにおける肺病理像
（感染36時間後，×40）

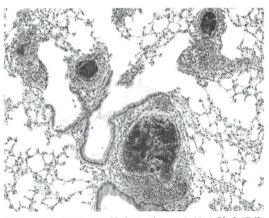

図5　マウスMRSA肺炎モデルにおける肺病理像
（感染36時間後，×200）

め，やはり死亡率は高い．

図1〜2で示した症例は，喀痰・血液培養とも
にMRSAが陽性となったため，表2に示した基
準からMRSA肺炎と診断された症例である．本
症例は表1に該当する項目はないことから
CA-MRSAと考えられ，分離された菌よりPVL
の産生も確認された．また，本症例は日本に駐在
するアメリカ軍関係者であり，菌株もアメリカで
CA-MRSAとして問題となっているUSA-300株
であったことから，国外から持ち込まれた
CA-MRSAによる感染症であったと考えられる[5]．

治療戦略・治療選択の考え方

MRSA肺炎の治療において重要なのは，肺炎の
原因微生物がMRSAであると推定または同定する
ことである．表2のMRSA肺炎を疑う所見を見逃さ
ずに適切な治療をできるだけ早期に開始する．
MRSA肺炎の治療には，vancomycin（バンコマイシ
ン），linezolid（ザイボックス），teicoplanin（タゴシッ
ド），arbekacin（ハベカシン）などの抗MRSA薬を使
用する[6]．daptomycin（キュビシン）は，肺胞サー
ファクタントから不活化されるため，肺炎には適
応がない．MRSAの薬剤感受性は各施設で違いが
あるため，施設ごとに抗MRSA薬の感受性を把握
した上で治療を行う必要がある．また，HA-MRSA
とCA-MRSAでは薬剤感受性が異なり，CA-MRSA
ではclindamycin（ダラシン），minocycline（ミノマ
イシン），キノロン系薬やアミノ配糖体系薬にも感
受性を示す株が存在することにも留意する必要が

ある．

治療期間は病態により変更する．菌血症を伴う
重症MRSA肺炎の場合や抗菌薬の移行性が不良な
壊死性の病変（空洞，肺化膿症，膿胸）を認める場
合には2週間以上の投与期間を必要とするが，そ
れ以外の場合は投与1週間後を目安に，治療効果
などを考慮して継続の必要性を判断する[6]．

謝　辞
最後に症例の画像を提供していただいた国立病院機構長崎医療
センター呼吸器内科 岩永直樹先生，マウスの病理像を提供して
いただいた長崎大学大学院医歯薬学総合研究科病態解析・診断
学 賀来敬仁先生に感謝申し上げます．

文　献

1) Naimi TS et al : Comparison of community- and health care-associated methicillin-resistant Staphylococcus aureus infection. JAMA 290 : 2976-2984, 2003
2) 日本呼吸器学会（編）:「呼吸器感染症に関するガイドライン」成人院内肺炎診療ガイドライン，2007
3) David MZ et al : Community-associated methicillin-resistant Staphylococcus aureus : epidemiology and clinical consequences of an emerging epidemic. Clin Microbiol Rev 23 : 616-687, 2013
4) Yanagihara K et al : Antimicrobial susceptibility and molecular characteristics of 857 methicillin-resistant Staphylococcus aureus isolates from 16 medical centers in Japan (2008-2009) : nationwide survey of community-acquired and nosocomial MRSA. Diagn Microbiol Infect Dis 72 : 253-257, 2012
5) Iwanaga N et al : Necrotizing pneumonia due to femoral osteomyelitis caused by community-acquired methicillin-resistant Staphylococcus aureus. Intern Med 52 : 1531-1536, 2013
6) 日本化学療法学会ほか（編）: MRSA感染症の治療ガイドライン，杏林舎，東京，2013

10 緑膿菌性肺炎

Clinical その疾患の病態は？

a. 概　念

　緑膿菌はブドウ糖非発酵のグラム陰性桿菌であり，自然界に広く存在し，院内環境では水回りやトイレなどの湿潤環境からしばしば分離される．また，健常人でも腸管内に定着していることがある．本菌は，健常者の市中肺炎の原因菌となることはまれである一方，院内肺炎，人工呼吸器関連肺炎（VAP），医療介護関連肺炎で頻度の高い原因菌の1つである．

b. 危険因子[1]

　通常，緑膿菌が免疫機能あるいは下気道の器質的バリアーに異常のない人の肺に感染することはまれである．すなわち，抗癌化学療法などに伴う好中球減少症などが免疫不全状態に関連する危険因子である．また喫煙，慢性閉塞性肺疾患（COPD），気管支拡張症などが粘液線毛クリアランスをはじめとする下気道の器質的バリアーの異常に関連する危険因子として挙げられる．なお，特殊状況下の肺炎として，気管挿管5日以降に発症したlate-onset VAP（晩期VAP）も緑膿菌性肺炎の危険因子として重要である．

c. 病　態[2]

　緑膿菌性肺炎に認められる主要な臨床徴候としては，悪寒，発熱，呼吸困難，咳嗽，黄色から緑色を帯びた膿性痰（時折血痰を伴う）などが挙げられるが，これらはいずれもほかの細菌性肺炎でも認められるものであり，非特異的である．

　緑膿菌性肺炎に菌血症を合併した場合には，小水疱，紫斑などから始まり，急速に膿疱，そして深い出血性，壊疽性の潰瘍を形成し，潰瘍底に青緑色から黒色の膿苔を伴う皮膚病変を認めることがある．これは壊疽性膿瘡と呼ばれ，緑膿菌菌血症に伴う皮膚症状として特異的である．

Clinical 鑑別診断の考え方は？

a. 緑膿菌性肺炎を鑑別する意義

　緑膿菌は外膜の抗菌薬透過性が低いことなど，抗菌薬耐性に働く因子を元来有しており，これによって多くの抗菌薬に感受性が低い[3]．そのため近年問題となっている獲得耐性を持つ菌株でなくても，有効な抗菌薬は限られている．緑膿菌性肺炎に対する適切な治療の遅れは予後不良に直結するため，背景に緑膿菌性肺炎の危険因子を有する肺炎患者の初期治療においては，緑膿菌をカバーする広域抗菌薬の投与が必要な場合は多い．一方で，緑膿菌は多様な耐性機序を有し耐性を獲得しやすいことから，緑膿菌の関与がない肺炎に対する安易な抗緑膿菌薬の使用は，耐性緑膿菌の増加・蔓延を助長することになるため避けるべきであり，緑膿菌性肺炎の適切な鑑別は重要である．

b. 診　断

　肺炎の原因菌検索のために喀痰や気管吸引痰，気管支肺胞洗浄液などの呼吸器検体の培養検査は必須である．しかしこれらの検体から緑膿菌が分離されたとしても，それが肺炎の原因菌であるのか，あるいは上気道の定着菌や気管チューブの汚染菌であるのかの鑑別はしばしば困難である．実際には患者の臨床背景，グラム染色での炎症細胞の有無，好中球による貪食像の有無，培養で分離された菌の菌量などを総合して判断する必要がある．菌血症を合併している症例では，血液培養で診断に至る場合もある．

　図1は，緑膿菌性肺炎患者の喀痰のグラム染色像（油浸下，×1,000で検鏡）である．細い小型のグラム陰性桿菌の好中球による貪食像を認める．

Radiological どんな画像がみられる？

　緑膿菌性肺炎では気管支肺炎の像を呈することが多い．その場合，胸部単純X線では区域性の結節影や浸潤影を呈し，胸部CTでは区域性に広がる

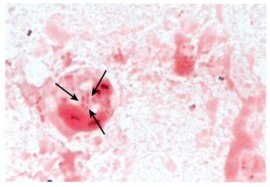

図1　好中球に貪食された緑膿菌

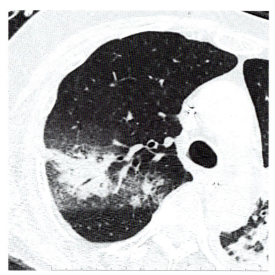

図2　症例1（70歳代，女性）の胸部HRCT

細葉・小葉単位の陰影や小葉中心性粒状影などが主体となる．進行するとこれらが癒合して一葉全体に広がり大葉性肺炎様の像を呈することもある[4]．また両側に多発結節影として出現する場合もあるが，これは菌血症の二次的肺感染症としてみられる場合が多い．さらに肺胞出血をきたせば，広範な網状陰影，すりガラス影，浸潤影を呈する．ときに膿瘍，空洞をきたすこともある．ただし胸部単純X線やCT所見は非特異的であり，画像のみから緑膿菌性肺炎を診断することは困難である．

a．人工呼吸器関連肺炎

症例1

70歳代の女性．くも膜下出血にて入院となり，

入院時より気管挿管，人工呼吸管理となった．入院5日目に発熱と酸素化の悪化を認めた．胸部単純X線では，両肺野に多発性に区域性の結節影・浸潤影を認め，HRCT（図2）では気管支血管束周囲に斑状のすりガラス影・浸潤影とその融合した所見を認め，気管支肺炎像を呈している．

b．好中球減少症患者に発症した院内肺炎

症例2

70歳代の男性．咽頭悪性腫瘍にて入院となり抗癌化学療法中であった．抗癌化学療法9日目に急激な呼吸不全と血圧低下を認めた．同日の末梢血好中球数は380/μLと減少していた．胸部単純X線（図3）では左下葉の浸潤影を認め，HRCT（図4）では，左肺下葉に広範なconsolidationが広がり，大葉性肺炎様の像を呈している．

Pathological　病理から何がわかる？

症例3

50歳代の男性．腸球菌による感染性心内膜炎に対して僧帽弁置換術が施行され，抗菌薬投与が行われていたが，抗菌薬によるものと思われる白血球減少をきたし発熱を認めた．血液培養では腸球菌は陰性化する一方で緑膿菌が検出された．胸部単純X線で右上肺野に浸潤影の出現を認めた当日に急速に容態が悪化し死亡の転帰となった．剖検が行われ，右肺上葉の病理組織では，炎症細胞浸潤をほとんど認めない一方で，肺胞壁の破壊，血管炎，肺胞内出血が顕著である（図5）．また酵素免疫法では多数の緑膿菌の菌体を，特に血管周辺に沿って確認できる（図6）．

緑膿菌性肺炎の剖検肺14例における検討では，病理組織学的には肺胞内出血，炎症細胞浸潤，肺胞壁破壊，膿瘍形成，フィブリン析出，凝固壊死などが高率に認められている（表1）[5]．

緑膿菌性肺炎の病理所見は，宿主の背景に左右される．末梢血白血球減少症例では，血管侵襲性

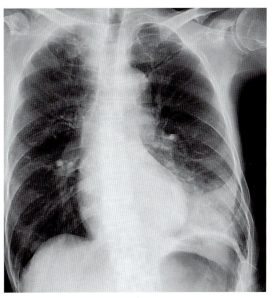

図3　症例2(70歳代, 男性)の胸部単純X線

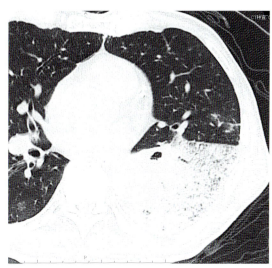

図4　症例2(70歳代, 男性)の胸部HRCT

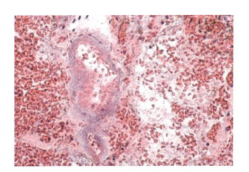

図5　症例3(50歳代, 男性)の肺病理像(HE染色)

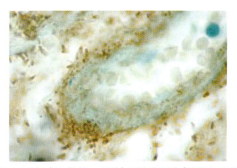

図6　症例3(50歳代, 男性)の肺病理像(酵素免疫法)

が非常に強いことが特徴であり, 血管炎, 肺実質の凝固壊死, 肺胞出血を呈することが多い. 一方, 末梢血白血球減少のない症例では, 気管支周囲の炎症細胞浸潤に随伴する出血と微小膿瘍からなる病巣が斑状に分布する気管支肺炎の像を呈し, 血管侵襲を欠くことが多い.

CRP　CRPカンファレンス

　緑膿菌は多数の病原因子を保有しており, その一部は急性緑膿菌性肺炎の重篤化と関連している(表2)[6]. ただし緑膿菌性肺炎の臨床経過は宿主側の病態, 特に免疫能の程度により大きく左右される. まず, 免疫機能が保たれている患者においては, 緑膿菌性肺炎は気管支肺炎の形態をとり, 比較的緩徐に進行することが多い. 一方, 好中球

表1　緑膿菌性肺炎剖検例14例の組織学的所見

組織所見	n(%)
changes in alveoli	
・inflammation cells	11(78.6%)
・abscess formation	4(28.6%)
・fibrin	10(71.4%)
・hemorrhage	13(92.9%)
・congestion	14(100%)
・edema	9(64.3%)
・coagulation necrosis	6(42.9%)
・organization	4(28.6%)
changes in interstitium	
・bronchitis	10(71.4%)
・bronchiolitis	11(78.6%)
・alveolitis	11(78.6%)
・vasculitis	9(64.3%)
・thrombus	6(42.9%)

(田代隆良ほか:感染症誌 63:1, 1989より改変して引用)

表2　急性緑膿菌性肺炎に関与しうる緑膿菌の病原因子

菌体構成成分	主な機能
III型毒素分泌機構 （type III secretion system）	宿主細胞に外毒素（エフェクター蛋白）を注入する注射針様構造
エンドトキシン （lipopolysaccharid：LPS）	炎症性サイトカイン・ケモカインの発現誘導

菌体外成分	主な機能
アルカリプロテアーゼ	宿主の補体の分解
エラスターゼ	気道上皮の破壊，肺胞サーファクタントの分解
ホスフォリパーゼC	宿主細胞膜を構成するリン脂質二重膜の破壊，肺胞サーファクタントの分解，好中球の酸化バースト反応の抑制
exsotoxin A（ExoA）	宿主の蛋白質合成の阻害，宿主免疫応答の抑制
exoenzyme U（ExoU）	宿主細胞膜を構成するリン脂質二重膜の破壊

（Kipnis E et al：Med Mal Infect **36**：78, 2006 より改変して引用）

減少症をはじめとする高度の免疫不全状態にある患者においては，緑膿菌の血管侵襲による出血性肺炎，菌血症をきたし急激に進行することが多い．画像所見，病理所見はこうした患者背景の違いによる緑膿菌性肺炎の病態の特徴をよく反映している．

治療戦略・治療選択の考え方

　緑膿菌性肺炎に対する適切な治療の遅れは予後を左右するため，本症が疑われる場合には迅速に抗菌薬療法を開始する必要がある．抗緑膿菌活性を期待しうる抗菌薬としては，piperacillin（ペントシリン）などの一部のペニシリン系薬，ceftazidime（モダシン）などの一部の第三世代セフェム系薬，第四世代セフェム系薬，panipenem/betamipron（カルベニン）以外のカルバペネム系薬，ニューキノロン系薬，アミノ配糖体系薬などが挙げられる．薬剤感受性結果が判明するまでは，以前の分離株の薬剤感受性結果や地域・施設ごとの感受性情報を参考にして抗菌薬を選択する．カルバペネム系薬，アミノグリコシド系薬，ニューキノロン系薬の3系統すべてに耐性を示す多剤耐性緑膿菌が原因の場合には，チェッカーボード法などを用いて抗菌薬の併用効果を推定した上で抗菌薬の併用療法を行う．併用療法が無効であれば，腎障害などの副作用に十分に注意しながらcolistin（オルドレブ）の投与を検討する．

文　献

1）Williams BJ et al：*Pseudomonas aeruginosa*. host defence in lung diseases. Respirology **15**：1037-1056, 2010
2）Fraser RS et al：Diagnosis of the disease of the chest, WB Saunders, Philadelphia, 4th edithion, p761, 1999
3）後藤直正：薬剤耐性緑膿菌．日本臨床 **61**：196-201, 2003
4）髙櫻竜太郎ほか：細菌性肺炎（非定型肺炎を除く）の画像診断．化学療法の領域 **23**：45-50, 2007
5）田代隆良ほか：モノクローナル抗体を用いた免疫染色による緑膿菌肺炎の病理学的研究．感染症誌 **63**：1-9, 1989
6）Kipnis E et al：Targeting mechanisms of *Pseudomonas aeruginosa* pathogenesis. Med Mal Infect **36**：78-91, 2006

11 肺結核症

Clinical その疾患の病態は？

a. 概 念

今から約135年前の1882年にドイツの細菌学者Robert Kochが結核病巣に結核菌を証明し、そこから菌を純培養し、その菌で動物に結核病巣が作れることを証明し、結核は結核菌の感染により発症することを実証した。

b. 病 態

結核は活動性結核患者の咳に伴って発生する結核菌を数個含む飛沫核の吸入により伝搬される空気感染症である。結核菌の吸入に伴い、感染が成立しても多くの場合は自らの免疫反応により自然治癒する。感染が成立した者の中で、5％程度では宿主の免疫反応だけでは発症を抑えきれず感染後2年以内の早期に結核を発症する（一次結核）。また感染後早期の発症は抑えきれても、ほかの5％程度では数年ないし数十年後に古い病巣内で休眠状態にあった結核菌が再活性化して結核を発症する（二次結核）。二次結核は、結核菌に対する宿主の免疫力が低下した際に起こりやすくなる。年齢的にみると若年者では一次結核が、高齢者では二次結核が多くなる。

肺は結核菌の侵入門戸となるが、肺内に感染が成立すると結核菌は経気道性、リンパ行性、血行性に感染が進展する。結核を発症した際、肺内に病変が限局しているものを肺結核、肺の外にまで広がった状態、たとえばリンパ節結核や結核性胸膜炎、骨結核、血行性全身性散布で発症する粟粒結核などを肺外結核と呼ぶ。現在わが国では肺結核が全体の約80％を占め、残り20％程度が肺外結核である。

c. 診 断

1）症 状

症状として最も多いのは咳で半数以上にみられる。長期間（2〜3週間）にわたり咳の続く患者については必ず結核を疑って検査をする必要があ

る。次いで多いのが喀痰で、約30％にみられる。発熱も30％程度、喀血、血痰や胸痛は10％前後の患者でみられる。そのほかに全身症状として寝汗、倦怠感、食欲不振、体重減少などもみられる。

2）問 診

結核の家族歴、結核患者との接触歴、過去の結核の治療歴、過去のツベルクリン検査の結果など、結核発症の危険因子について確認する。さらに以下に示した結核発症の危険因子を有していないかも確認する必要がある。

① 社会的危険因子：高齢者、外国人（特に高蔓延国からの移住者、労働者）、ホームレスなど社会的貧困者。

② 疾病としての危険因子：糖尿病、胃切除、低栄養、慢性腎不全（透析）、悪性腫瘍（癌や白血病）、免疫不全症（先天性、後天性）、アルコール依存症、塵肺。

③ 医原性の要因：ステロイド長期投与、免疫抑制薬、癌化学療法、放射線照射、関節リウマチに対する生物学的製剤の使用。

3）検 査

症状と問診で結核の可能性も疑われる場合は、胸部単純Ｘ線写真や必要に応じて胸部CT検査を実施し、空洞病変や小葉中心性粒状影などの、結核に特徴的な画像所見がないかを確認する。最終的には、喀痰、胃液などの各種検体中に結核菌を証明することにより確定診断となる。通常の細菌感染症と異なり、1コロニーでも結核菌が検出されれば、結核の診断が確定する。

Clinical 鑑別診断の考え方は？

肺結核と鑑別すべき疾患は極めて多い。胸部単純Ｘ線において散布性陰影を呈するものは、非結核性抗酸菌症、びまん性汎細気管支炎、転移性肺腫瘍、塵肺、サルコイドーシス、肺線維症、過敏性肺炎、肺Langerhans細胞組織球症などの鑑別が必要である。空洞性陰影を呈するものは、非結

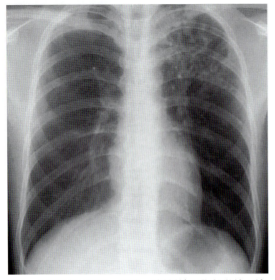

図1　症例1（10歳代，男性，肺結核）の胸部単純X線
左上肺野に空洞，浸潤影，散布性陰影を認める．

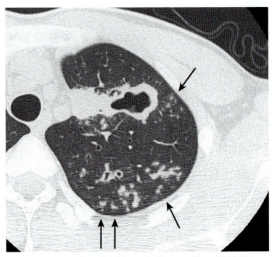

図2　図1と同じ症例（10歳代，男性，肺結核）の HRCT 所見
（→）HRCTで認められる小葉中心性粒状影，分枝状陰影．

核性抗酸菌症，肺化膿症，肺癌，肺寄生虫症，肺真菌症，肺分画症，多発血管炎性肉芽腫症，横隔膜ヘルニアなどの鑑別が必要である．

　非結核性抗酸菌症の頻度は過去に比べ明らかに増加している．結核と異なる点は，右中葉と左舌区がほとんどの例で侵されること，また気管支拡張を伴うことが多いことなどが挙げられる．しかし結核症との最終的な鑑別には細菌学的な検査が必要である．

Radiological　どんな画像がみられる？

a. 胸部単純X線

　二次結核症としての慢性肺結核症は，胸部単純X線では肺尖部の散布影（satellite lesion）を伴う浸潤影および空洞の像をとる（図1）．通常，右上葉肺尖区（S1），後区（S2），左肺肺尖後区（S1＋2），および左右の下葉上区（S6）から進展することが多い．病変の進展時期により陰影は多彩で，粒状影，浸潤影，空洞，結節，石灰化などの種々の病変が混在する．

b. 高分解CT（HRCT）

　HRCTでみられる小葉中心性の直径2〜4mmの粒状影あるいは分枝状陰影（図2）は，二次肺結核症でみられる最も基本的かつ特徴的な画像所見であるとされる．病変内部に含気はなく，CT値の

高いハイコントラストな陰影であるのが最大の特徴で，これが同じ小葉中心性粒状影を呈する過敏性肺臓炎などの他疾患との鑑別点となる．特徴的な小葉中心性の粒状影や分岐状影は，これが主所見である場合もあるが，浸潤影や空洞など肺結核症のほとんどすべての陰影に副次所見として随伴してみられ画像診断上の重要なポイントである[1]（図2）．一方，肺胞〜細気管支内腔から誘導気管支にかけて連続性に広がる分枝状の陰影は tree-in-bud appearance と呼ばれ[2]，これも結核症あるいは非結核性抗酸菌症でみられる所見である（図3）．

　Im ら[2]は活動性肺結核にみられる種々のHRCT所見とその頻度に関し，①直径2〜4mmの小葉中心性粒状影・分枝状陰影（97％），②tree-in-bud appearance（72％），③辺縁不明瞭な直径5〜8mmの結節影（69％），④空洞（76％），⑤気管支壁肥厚（79％）と報告している．

Pathological　病理から何がわかる？

　結核菌が気道から胸膜直下の肺胞付近まで吸入されて定着した場合に結核の感染が成立し，初感染原発巣が形成される．まず結核菌は多数遊走してきた好中球と肺胞マクロファージに貪食されるが，一部はマクロファージ内で殺菌されることな

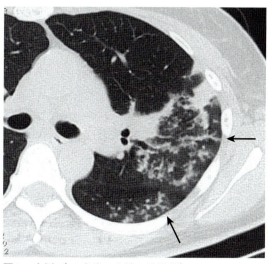

図3　症例2（40歳代，女性，肺結核）のHRCT所見
（→）tree-in-bud appearance.

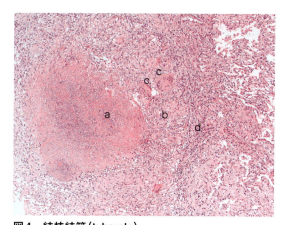

図4　結核結節（tubercle）
中心部に乾酪壊死があり（a），その周囲に類上皮細胞（b）の集簇がある．その中にLanghans巨細胞（c）がみられ，これらの周囲にリンパ球浸潤（d）が認められる．

く増殖し，自ら侵入したマクロファージを殺して放出され，次のマクロファージに貪食されることを繰り返す．このようにして次第に周囲に病巣が拡大していく．このような感染初期の反応は滲出性反応と呼ばれる．その後，滲出性病巣の中心部は凝固壊死（乾酪壊死）に陥り，病巣周辺のマクロファージは，結核菌体成分による刺激を受けて，類上皮細胞やLanghans巨細胞に分化して肉芽組織，いわゆる結核結節（tubercle）が形成される（図4）．これは繁殖性反応と呼ばれる．肉芽組織は最終的に膠原線維に転化し，病巣は被膜で包まれる．これは増殖性反応と呼ばれる．初感染原発巣の形成のみではなく，結核菌を細胞内に貪食した一部のマクロファージは初感染原発巣からリンパ行性に所属の肺門リンパ節に移行しここにも病変を作る．初感染原発巣と肺門リンパ節病変とを併せて初期変化群と呼ぶ．初期変化群の病巣は，一般に被包化，石灰化などの経過を経て自然治癒することが多く，大部分のヒトは感染しても初期変化群形成のみで，発病することなく一生を過ごす．しかし一部の菌はリンパ行性あるいは血行性に肺尖部に達して肺尖病巣を形成する．この肺尖病巣内で，結核菌は宿主の細胞性免疫から逃れpersisterとして生存し続け，後に再増殖をきたして二次結核症の発症に関与する．

　二次肺結核症でみられる主要な胸部画像所見と病理所見の関連について概説する．

a．小葉中心性粒状影，分枝状陰影

　慢性気道散布性肺結核症の最も基本的かつ特徴的な病理所見は細葉性病変であるといわれる[3]．これは呼吸細気管支から終末細気管支にかけて形成される乾酪壊死を伴う肉芽腫性病変を示す．この肺結核特異的な病理所見である細葉性病変は，HRCTでは小葉中心性の直径2〜4 mmの粒状影あるいは分枝状陰影として捉えられる．一方tree-in-bud appearanceは，肺胞〜細気管支内腔から誘導気管支にかけて連続性に広がる乾酪性病変を反映する画像所見である[2]．

b．結節影

　直径0.5〜3 cm程度の円形の結節影は，肺結核病巣に多発してみられるものから，ときには単独にみられる場合もある．結節影が単独にみられる場合は結核腫（tuberculoma）と呼ばれる．肺結核における結節病変は細葉性病変が融合したもの，あるいは小葉全体が滲出性となりそれらが融合したものである．

c．結核性空洞

　空洞は，結核結節の中心部を占める乾酪壊死物質が軟化し，所属する誘導気管支に破れ，排出されることによって形成される．偏性好気性である結核菌は空気が豊富な開放性空洞内では非常に増殖しやすく，大量の排菌をもたらすため，他者へ

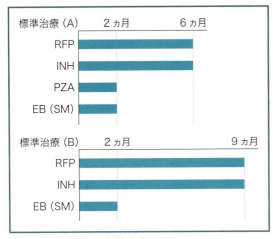

図5　肺結核の初回標準治療

の感染源となるのみならず自己の健常肺組織に対する感染源ともなり，病巣が拡大していく．

CRP　CRPカンファレンス

　肺結核の病理，病態については，わが国では1950年代にすでに詳細な記載があり，ほぼ完成されている[3]．一方，画像診断の側からもCT，特にHRCTの発展により，従来の検査法では認識できなかった肺の末梢構造である二次小葉構造が認識可能となり，結核の病理所見を反映した画像所見の特徴の理解が可能となっている[2]．すなわち，慢性気道散布性肺結核症の最も基本的かつ特徴的な病理所見である細葉性病変（呼吸細気管支から終末細気管支にかけて形成される乾酪壊死を伴う肉芽腫性病変）が，HRCTで小葉中心性の直径2～4mmの粒状影あるいは分枝状陰影として認識できるようになった．一般に呼吸器感染症の診断には細菌学的検査が最も重要であり，画像検査はその補助検査として位置づけられることが多い．肺結核症でも菌の検出が重要であることに変わりはないが，ほかの感染症診断よりも画像診断の有用性が強調される．これは結核の画像診断学が常に病理との対比に基づいて展開されてきた研究の成果によるものであると思われる．

治療戦略・治療選択の考え方

　結核の治療はrifampicin（RFP，リファジン）とisoniazid（INH，イスコチン）の2剤を主軸とする，多剤併用化学療法が基本である．活動性結核患者の空洞内には10^8個程度の菌が存在する．その中には，10^{-6}～10^{-8}個程度の割合で各結核薬に対する自然耐性の結核菌が存在する．したがって1剤のみを使用すると少数ではあるがその薬剤に対して耐性の菌が存在し，宿主の免疫力で処理できなければ，耐性菌が増殖して薬剤耐性結核となる可能性がある．また2剤のみの使用もそのうち1剤に耐性であれば単剤治療になるので危険である．菌数が極めて多い時には，2剤ともに耐性の菌も存在しうる．さらに過去に結核の治療歴がある場合には特に耐性菌感染の可能性も高くなる．耐性菌感染であっても治療に失敗しないため，また新たな薬剤耐性を作らないために多剤併用化学療法が鉄則である[4]．

　図5に初回治療で，薬剤耐性がない場合の標準化学療法を示す．初期2ヵ月間，INH，RFP，pyrazinamide（PZA，ピラマイド）の3剤に，ethambutol（EB，エブトール）またはstreptomycin（SM，ストレプトマイシン）のどちらかを加えた合計4剤を投与し，その後の4ヵ月間INHとRFPの2剤を投与する標準治療（A）が原則である．PZA投与ができない場合には例外的に（B）の治療をする．

　EBまたはSMは，INH，RFPのいずれかが薬剤耐性であった場合に両剤耐性になることを防ぐ意義がある．INHとRFP両剤に薬剤感受性であることが判明した時点でEB，SMは終了する．

文　献
1) 徳田均：結核一日常診療の中での対応一画像診断の基礎．診断と治療 **87**：1823-1829，1999
2) Im JG et al：Pulmonary tuberculosis：CT findings- early active disease and sequential change with antituberculosis therapy. Radiology **186**：653-660, 1993
3) 岩崎龍郎：改訂 結核の病理，財団法人結核予防会，東京，p1-105，1997
4) 日本結核病学会教育委員会：結核の基礎知識（改訂第4版）．結核 **89**：521-545，2014

12　結核性胸膜炎

　その疾患の病態は？

a. 概　念

結核性胸膜炎は，結核菌が直接的あるいは間接的に胸膜の炎症をきたし，胸水が貯留した状態である．わが国では，新規発生結核症の約17％を占め，肺外結核の中では最も頻度が高い[1]．20～40歳代は全結核の10％前後の発症率であるが50歳以降は年齢とともに増加している[1]．発生の病態分類としては，① 結核菌の初感染に引き続き，初期変化群の初感染病巣から菌あるいは炎症がリンパ行性もしくは連続性に波及して発症する特発性胸膜炎，② 既感染した結核菌が再活性化して発症する二次結核症に合併する随伴性胸膜炎，③ 結核菌が血行性に散布して多漿膜炎の一部として発症する胸膜炎が考えられている．これらは混在していることもある[2~4]．また，④ 抗結核薬治療開始後，初期悪化[5]（3ヵ月以内の発症が多い）として発症する胸膜炎もある．

b. 症　状

急性から亜急性の経過で，発熱，乾性咳嗽，痰，胸痛などの症状が出現し，胸水量が多い場合には呼吸困難を伴うこともある．なかには無症状で，検診で発見される場合もあり，特に高齢者では症状が乏しいことも少なくない．

Clinical　鑑別診断の考え方は？

a. 診断の基本と鑑別診断

結核性胸膜炎の確定診断は，胸水や胸膜生検組織からの結核菌の検出によってなされる．しかし，直接結核菌が検出されない場合には，滲出性胸水を呈する疾患を鑑別しながら，総合的に診断する．

b. 診　断[6]

1）喀痰（胃液）抗酸菌検査

胸部単純X線写真で病変のある場合は当然であるが，肺野に病変を認めない結核性胸膜炎患者でも，誘発喀痰による抗酸菌検査で55％に培養が陽性になった報告があり，繰り返し検査を行い抗酸菌検出に努める．喀痰が得られない場合には胃液の抗酸菌検査も検討する．

2）胸水検査

（a）性状，生化学検査，白血球分画

外観は黄色で，淡血性，混濁のこともある．滲出性で，pHは7.3～7.4，胸水中の総蛋白は5 g/dL前後，LDHは多くは500 IU/L以上となる．糖は60～100 mg/dLが多く，30 mg/dL以下は15％程度とされる．

（b）抗酸菌検査

胸水の抗酸菌塗抹陽性率は約10％と低い．結核菌培養陽性率と陽性判定時間は，液体培地（約70％，約2週間），固形培地（30％以下，約6週間）と前者が検出効率はよい．またベッドサイドで検体をすぐに培地に接種すると検出感度が上がる．画像上肺病変を認めない一部の特発性胸膜炎や初期悪化に伴う胸膜炎では，菌体成分に対する遅延性過敏反応で胸水が貯留するとも考えられ，その場合には結核菌が検出されないこともある．リンパ球比率の高い胸水では好中球比率の高い胸水と比較して培養陽性率が低いとの報告もある．

胸水の結核菌核酸増幅検査（PCR法）の感度は27～90％，特異度は78～100％で培養検査と同程度の陽性率とされている[2]．

（c）バイオマーカー

胸水中のadenosine deaminase（ADA）は，リンパ球の数や活動性が高い場合に上昇するといわれ，結核性胸膜炎の有用な補助診断マーカーである．最近の報告では，感度86％，特異度88％とされている[2]．カットオフ値の目安は45～55 IU/Lで，高齢者や喫煙者では低値になることがある．リンパ球優位の胸水でADA高値となる疾患として，悪性リンパ腫，胸膜中皮腫，非結核性抗酸菌症，膿胸，サルコイドーシス，IgG4関連疾患などが鑑別に挙がる．

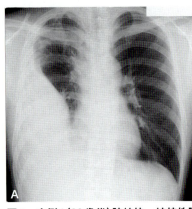
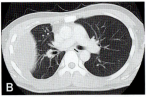
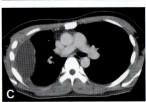
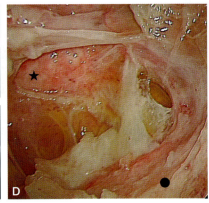

図1　症例1（20歳代）肺結核，結核性胸膜炎
抗結核薬治療開始4ヵ月後も胸水吸収が遅延し，胸腔鏡下胸膜剥皮術を施行．A：胸部単純X線写真．胸水貯留により，右肺を圧排している．右上肺野にはわずかに浸潤影を認める．B：胸部造影CT（肺野条件），C：胸部造影CT（縦隔条件）．右上葉の小結節影は石灰化しており，同側に被包化された胸水と臓側ならびに壁側胸膜の肥厚像を認める．D：胸腔鏡所見（Ⅲ期：線維素析出期）．白色のフィブリン沈着が胸膜上に索状，膜状に広がり醸膿胸膜を形成している．（★）壁側胸膜，（●）臓側胸膜．

　Th1サイトカインであるIFN-γ値は胸水でも上昇し，メタアナリシスの結果でも，感度89％，特異度97％と，結核性胸膜炎の補助診断に有用とされている[2]．

3）胸膜生検

　生検胸膜の病理検査で，肉芽腫性炎症像，乾酪壊死が観察される率は50〜80％とされ，培養検査では，胸水よりも抗酸菌培養陽性率が高く，液体培地を用いるとさらに陽性率は上昇する．従来のCope針などを用いたclosed biopsyに加え，最近専門施設では，胸腔鏡を用いて胸腔内病変の観察を兼ね部位を直視下に確認しながら胸膜生検が行われるようになってきた．それにより診断精度が100％近くになっている[3]．

Radiological　どんな画像がみられる？

a. 胸部画像所見

　結核性胸膜炎における胸水貯留は片側性が多く（左右差なし），両側性は約5〜10％程度である[5]．肺内病変は，胸部単純X線写真では約20〜50％の症例に，胸部CTでは約39〜80％に認める．胸部CT所見は胸膜直下の小粒状影や小葉間隔壁の肥厚を認めることが多く，肺内病変を伴っている場合には胸水はほとんどが同側に貯留する（図1-A〜C）．胸水の量は少量から中等量が多く，ほぼ一側を占める大量胸水貯留はまれでこの場合

には悪性の可能性が高い．

b. 胸腔鏡所見[3]

　結核性胸膜炎の胸腔鏡所見は病期に基づき4つに分けられる．

- Ⅰ期：発赤腫脹期（壁側胸膜の発赤腫脹，粟粒大の白色小結節の散布，所見は壁側に強い）．
- Ⅱ期：結節播種期（Ⅰ期の白色小結節がびまん性に拡大・癒合）．
- Ⅲ期：線維素析出期（フィブリン沈着が胸膜上に索状，膜状に存在，進行時には壁側胸膜の白色肥厚性変化あり）（図1-D）．
- Ⅳ期：胸膜肥厚期（析出物の線維化，フィブリン網形成，壁側胸膜の白色硬性肥厚）．

　Ⅲ期以降の状態では，胸水の吸収や肺の再膨張が不十分なまま胸膜肥厚が残り，拘束性換気障害，慢性膿胸，結核再燃などの晩期障害を合併する可能性があるため，診断のみならず外科治療の適応を検討する上でも，胸腔鏡検査は有用である．

Pathological　病理から何がわかる？

　生体は，少量の結核菌に対しては，特異的に感作されたTリンパ細胞を介してマクロファージ（Mφ）を動員し，類上皮細胞肉芽組織を形成して対処する（図2-B）．結核性肉芽組織では類上皮細胞の融合によって生ずる特徴的なLanghans巨細胞を認めることがある．さらに多数の菌に対して

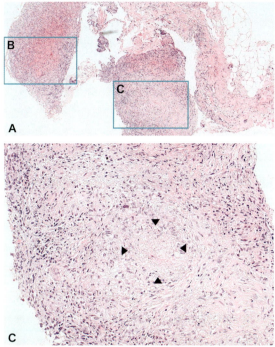

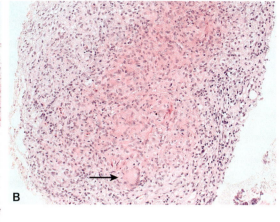

図2　症例2（60歳代）結核性胸膜炎（Cope針による胸膜生検，HE染色）
A：壁側胸膜．B：類上皮細胞肉芽組織．Langhans巨細胞（→）も認める．C：中心部は壊死（▼）が起こっている．

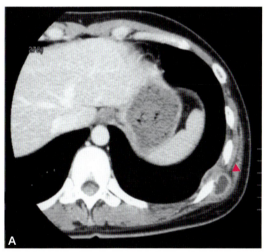

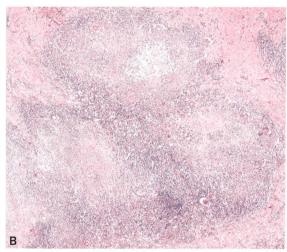

図3　症例3（20歳代）胸囲結核
肺結核，結核性胸膜炎（lⅢ 1pl）の診断で，標準化学治療終了．4年後に左胸壁に腫瘤性病変出現．A：胸部造影CT：左胸壁軟部組織内に内部low，辺縁highのrim enhancementを呈する腫瘤病変を認める（▼）．B：腫瘤病変の組織には，中心部に壊死を伴う類上皮肉芽腫を認め，Langhans巨細胞も散見される（HE染色）．

は，乾酪化（図2-C）で防衛しようと反応する[4]．結核菌を含む病巣中心部は，Mφとリンパ球の相互反応で放出されたサイトカインによって壊死が起こるが，菌体成分や死滅したMφの脂質のために乾酪壊死（チーズ様壊死）となり，ほかの肉芽種性疾患（真菌症，非結核性抗酸菌症，サルコイドー

シスなど）との鑑別になる．乾酪巣は類上皮細胞肉芽で被包されるが，その層にも乾酪化が進み，拡大的成長が繰り返され，その辺縁部に同心円的な層状構造がみられる（図3-B）．乾酪壊死の部分においてZiehl-Neelsen染色で結核菌が確認されることもある．これらの結核菌感染に伴う病理学

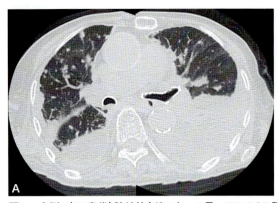
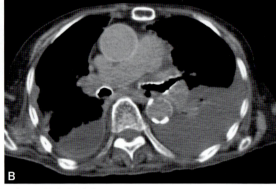

図4　症例4（90歳代）肺結核（ガフキー1号，TB-PCR陽性），結核性胸膜炎
両側胸水貯留あり，低アルブミン血症（Alb 2.3 g/dL），左心不全（BNP 146 pg/mL）合併の肺結核症例として紹介された．
両側胸水のADA（右76.3 U/Lで，左51.1 U/L）が高値で，随伴性結核性胸膜炎の合併と診断した．A：胸部CT（肺野条件），
B：胸部CT（縦隔条件）．両側肺野には，粒状影，結節影，斑状影が散在し，右胸膜肥厚を伴った両側胸水を認める．

的変化は，肺のみならず胸膜においても認められ，診断的価値が高い．

CRP　　　CRPカンファレンス

　結核性胸膜炎の診断は，高齢者の場合には侵襲的な検査ができず臨床診断となることも少なくない．両側胸水貯留を伴った肺結核症例として紹介され，胸水は合併症に起因するものとも考えられたが，画像や胸水の性状（両側ともに滲出性，リンパ球優位，ADA高値）より，肺結核，随伴性結核性胸膜炎と臨床的に診断した例を図4に示す．

　次に，結核性胸膜炎の治療4年後に同側に胸囲結核を発症した症例を示す．胸部造影CTで，腫瘤病変はrim enhancementの所見を呈し（図3-A），結核性肉芽腫病変（縦隔リンパ節結核，脳結核など）で特徴的な像とされる．腫瘤切除を行い，穿刺液の抗酸菌塗抹，培養，PCR検査は陰性であったが，病理で乾酪壊死を伴った類上皮肉芽腫を認め（図3-B）胸囲結核と診断した．

　呈示した2症例のように，臨床背景，胸水や画像，病理所見を総合的に判断して診断を進め，早期に肺結核に準じた治療を開始することが重要である．

治療戦略・治療選択の考え方

　特発性結核性胸膜炎では胸水が自然消退することもあるが，無治療なら5年以内に65%が肺結核を発症するとされ，抗結核薬による化学療法は必須である[3]．なお，治療反応性が悪く胸水貯留が遷延したり，初期悪化に伴う場合にはステロイドの併用が奏効することがある．また，大量胸水による呼吸困難例や胸水吸収遅延例に対する胸水ドレナージは，症状緩和となり，後の胸膜肥厚の抑制に有効である可能性がある[3]．

文　献

1）結核予防会結核研究所疫学情報センター：「結核の統計」関係資料［http://www.jata.or.jp/rit/ekigaku/toukei]（2016/10）

2）三木誠：結核性胸膜炎と結核性膿胸．日胸臨 **74**：5208-5214，2015

3）松村晃秀（座長）：第86回総会ミニシンポジウム．I．結核性胸膜炎．結核 **86**：959-970，2011

4）岩崎龍郎：結核性胸膜炎．改訂結核の病理，財団法人結核予防会，東京，p35，1997

5）中村栄一ほか：国立療養所における結核性胸膜炎の現況．結核 **65**：205-221，1990

6）Vorster MJ et al：Tuberculous pleural effusions：advances and controversies．J Thorac Dis **7**：981-991，2015

13　非結核性抗酸菌症

Clinical　その疾患の病態は？

a. 概　念

　非結核性抗酸菌（nontuberculous mycobacteria：NTM）は抗酸菌属の中で結核菌群および，らい菌を除いた菌の総称であり，2016年現在，約170菌種が登録されている．結核菌はもっぱらヒトを宿主とするが，非結核性抗酸菌は土壌，水中など自然環境に広く棲息しているため，ヒトでの疾患としては，環境から感染し発病する．NTMから作成した抗原液による皮内反応の検討からは成人の約30％が感染していると考えられている．

　ヒトに対する感染力は結核菌より弱く明らかなヒト–ヒト感染は認められていない．

b. 危険因子

　かつては肺結核後遺病変としての空洞などに寄生的に成立するタイプが多かったが，近年は既往呼吸器疾患のない中高年女性での発病が圧倒的に多い．これには遺伝形質的な因子やホルモン的な因子の関与が考えられているが，いまだ明らかではない．肺非結核性抗酸菌症（肺NTM症）の中で最も頻度が高い菌種は，多くの国々で *Mycobacterium*（*M.*）*avium* および *M. intracellulare* であるが，2番目以降の菌種は国や地域により大きく異なっている．わが国でも *M. avium* は北に多く，*M. intracellulare* は南に多いという地理的偏位がみられている．生活環境としては24時間風呂や高頻度土壌曝露が危険因子として挙げられるが，アメリカなどで指摘されている慢性閉塞性肺疾患（COPD）や胸郭異常はわが国では明らかではない．2014年に実施された厚労省研究班による調査研究では，わが国の肺NTM症の推定罹患率は14.7と世界最高水準であり，菌種は *Mycobacterium avium intracellulare* complex（MAC：遺伝子同定以前は *M. avium* と *M. intracellulare* は区分が困難であり，かつ臨床的態度もほとんど同様であるため長い間一括して

MAC として扱われてきた）が88.8％，*M. kansasii* が4.26％，*M. abscessus* が3.32％，その他が3.62％であった[1]．

c. 病　態

　ヒトのNTM症において圧倒的に多いのは肺NTM症である．肺NTM症としては，①結節気管支拡張（nodular bronchiectatic：NB）型，②線維空洞（fibrocavitary：FC）型，③孤立結節型，④過敏性肺炎型の4型に大別される．

　NB型は日本，アメリカ，カナダ，オーストラリアでは中高年女性での著しい増加が認められている．中葉舌区に粒状影の散布と限局性の気管支拡張症で始まり，結核のようにapico-caudalではなく，上方や対側へ進展し，やがて空洞をきたすが，この進展は結核症よりかなり遅く，空洞出現までは平均約10年間である．FC型は典型的には肺結核症後遺空洞に寄生的に成立し，原疾患性差を反映し男性に多かった病型である．孤立結節型はFDG-PETでSUV高値など，しばしば肺癌との異同が問題となるが頻度は少ない．過敏性肺炎型はさらにまれであり，一度に大量のMACを吸入した場合，菌体が抗原として作用すると考えられている．

Clinical　鑑別診断の考え方は？

a. 肺結核との臨床像の違い

　同一属の抗酸菌症であり，培養菌による確定や検体直接拡散増幅法による確定以外には区別できない．

　肺結核についての臨床症状頻度は[2]，NTM症とほぼ同様である．しかし血痰・喀血の頻度は肺結核より頻度が多く，初発症状の場合にも少なからずみられる．また症状の進展悪化の速さは，はるかに遅い．

　画像的にはそれぞれの典型を知ることは重要であるが，たとえば肺結核でも中葉にしか陰影を示さない場合もあるように，画像のみの判断は危険

97

表1　肺非結核性抗酸菌症の診断基準

A. 臨床的基準(以下の2項目を満たす)
1. 胸部画像所見(HRCTを含む)で,結節性陰影,小結節性陰影や分枝状陰影の散布,均等性陰影,空洞性陰影,気管支または細気管支拡張所見のいずれか(複数可)を示す.
   但し,先行肺疾患による陰影が既にある場合は,この限りではない.
2. 他の疾患を除外できる.
B. 細菌学的基準(菌種の区別なく,以下のいずれか1項目を満たす)
1. 2回以上の異なった喀痰検体での培養陽性.
2. 1回以上の気管支洗浄液での培養陽性.
3. 経気管支肺生検または肺生検組織の場合は,抗酸菌症に合致する組織学的所見と同時に組織,または気管支洗浄液,または喀痰での1回以上の培養陽性.
4. 稀な菌種や環境から高頻度に分離される菌種の場合は,検体種類を問わず2回以上の培養陽性と菌種同定検査を原則とし,専門家の見解を必要とする.

以上のA,Bを満たす.

(日本結核病学会ほか:結核 83:525,2008より転載)

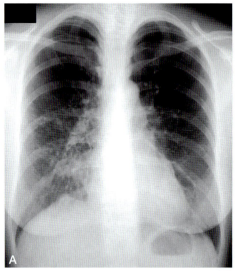
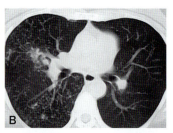
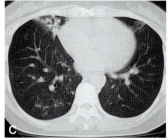

図1　症例1(30歳代,女性)肺MAC症のNB型
A:胸部単純X線像では心右縁はシルエットサイン陽性で何らかの病変が指摘され,右中下肺野を主として微細粒状影が広がっている.B:胸部CT像(気管分岐部)では微細結節影が広範囲に散布している.C:胸部CT像(中葉先端部面)では右S5領域に限局性の気管支拡張と周囲のconsolidationが認められる.

である.

b. 診　断

　既述のようにNTMは自然環境中に多数存在するので,喀痰中から1回検出されただけで「症」と断定するのは問題があり,同一菌種が2回以上培養陽性というのが国際的な標準になっている.わが国の肺NTM症診断基準は2008年に改訂され(表1),これはアメリカATS/IDSAの診断基準と内容的に一致しているが,より簡潔である[3].

Radiological どんな画像がみられる?

　肺NTM症では菌種により若干の画像的特徴がみられるが絶対的ではない.ほとんどの菌種に共通して指摘できる要素はtree-in-bud appearanceを含む微小結節影の散布,気管支拡張所見,空洞,さまざまな均等陰影であり胸膜炎や胸水はかなりまれである.

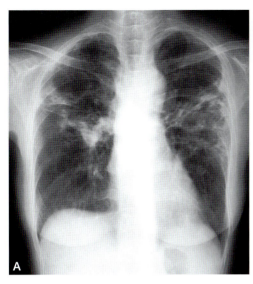

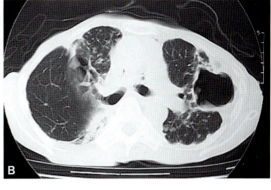

図2　症例2（50歳代，女性）肺MAC症のFC型
A：胸部単純X線像では両側上肺野に気管支拡張と不規則な
consolidationが広がっている．　B：胸部CT像（気管分岐部）
では左側に大空洞を認め，左右両側で胸膜に接した限局性の
consolidationのほか，気管支拡張と粒状影の散布がみられる．

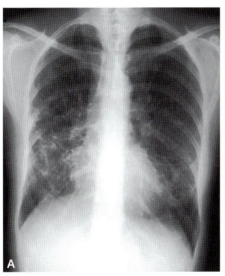

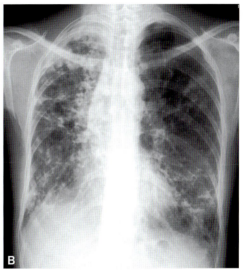

図3　症例3（40歳代，女性）肺 *M. triplex* 症
A：初診時の胸部単純X線像で両側心辺縁に接した索状影や大小の結節影がみられ，それらは右側では
下肺野から中肺野に広がっている．　B：4年後には右肺野では病変が全面におよび，気管支拡張の進行
と空洞と考えられる所見および不規則なconsolidationの散布が増強している．　左側肺野でも病変は上
肺野に進展している．

a. 肺MAC症のNB型（図1）

　中葉先端の限局性気管支拡張所見のほか，非常
に広範囲に微小結節性陰影の散布がみられてい
る．NB型として典型的である．

b. 肺MAC症のFC型（図2）

　初診時にすでに両側に病変が広がり，左上葉に
は大空洞がみられるが，中葉舌区には著しい病巣
はない．

c. 肺 *M. triplex*症（図3）

　図3-Aは，副鼻腔炎の既往はないが，若い時か
ら気管支拡張症がある例での，9年前の画像で，
中葉舌区を主とした不規則な索状影や斑状影がか
なり広範囲に広がっている．この時点で*M. simiae*
が検出され，rifampicin（RFP），ethambutol（EB），
clarithromycin（CAM）による化学療法が開始され
て1年後，他報告例を参考にCAM，GFLX，ST

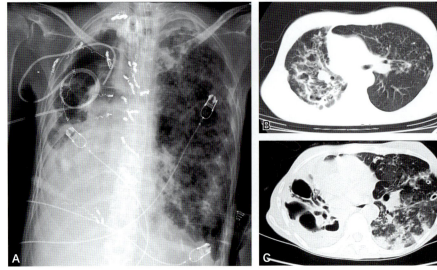

図4　図3から5年後の胸部単純X線およびCT像
A：図3Bからさらに5年後の胸部単純X線像で右上肺野は大空洞で占められ，下肺野は透亮像と
consolidationが広がる．B：胸部CT像（気管分岐部やや下）．右肺野では小空洞と気管支拡張，左肺
野では広範囲に微細結節影の散布が広がっている．C：胸部CT像（下肺野）．右肺では複数の空洞と
consolidationがあり，左肺野では小空洞，辺縁不明瞭な結節やconsolidationの散布がみられている．

合剤に変更し，約1年間の化学療法が行われたが，
明らかな効果は認めなかった．

　図3-Bは4年後の画像であるが，陰影は広範囲
に進展し，右側肺にはいくつか空洞もみられてい
る．さらに5年後（図4），左肺にも小空洞，結節
影，浸潤性陰影が広範囲に広がり，呼吸不全で死
亡された．

Pathological 病理から何がわかる？

　図5は剖検肺を示すが，右肺には多数の被包乾
酪巣と内層に乾酪物質が付着した多胞性大空洞が
みられる（図5-A）．ミクロ所見では新旧さまざ
まな被包乾酪巣が多数を占め（図5-B），細気管支領
域の肉芽腫では周囲気腔の拡大があり，慢性の病
巣形成が繰り返し起きたと思われる所見がみられ
ている（図5-C）．壊死部には結核菌よりかなり長
い弯曲した桿菌が散在している（図5-D）．本例は
最終的に，起炎菌は*M. triplex*と同定された．

CRP CRPカンファレンス

　なぜ*M. triplex*のようなまれな菌種のNTMが
問題になるのだろうか？　その1つ目の理由とし
て，今日では核酸菌種同定技術が進歩精細化し，

毎年新たな菌種が続々と登場し，国際的に登録さ
れたNTMの菌種は170菌種以上にも上り，これ
らが日常臨床の中に入り込んできているからであ
る．

　2つ目は，近年関節リウマチ治療などに種々の
生物学的製剤（TNF-α阻害薬）が投入され，明ら
かに稀少菌種例が増加しつつあり，多くの呼吸器
内科医がコンサルトを依頼される状況にある．

　3つ目としてMACや*M. kansasii*などの主要菌
種疾患については多くの治療成績やガイドライン
での勧告が発表されているが，稀少菌種について
は症例数の集積自体が世界規模レベルでも不十分
であり，最適な化学療法は全く確立しておらず，
かつこれらの治療における薬剤選択を*in vitro*感
受性検査のみに頼れず，菌種ごとに蓄積された臨
床経験に依存するしかない，などが挙げられる．
なお本症文献報告はこれまで全世界で7例である．

　図5は剖検という終末時であるにもかかわら
ず，全肺で好中球集簇はほとんどなく，肉芽腫病
変のみにより呼吸不全をきたすことを示した，貴
重な例である．本例は当初*M. simiae*とされ，後
に*M. triplex*と同定されたが，この2菌種は遺伝
子系統樹上でも極めて近接した位置にある．これ

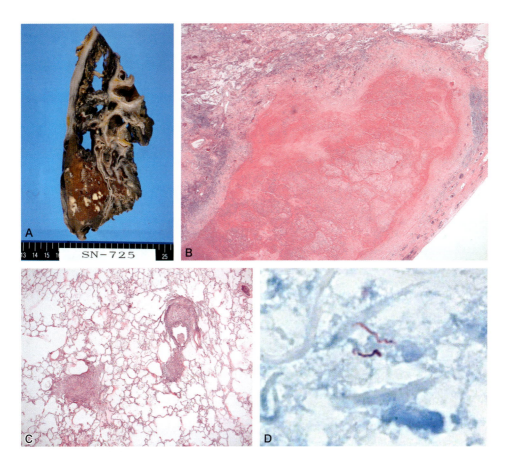

図5　症例3の剖検肺
A：右肺マクロ所見では上肺野に多胞性大空洞がみられ，下葉では乾酪性病巣が散在する充実性病巣が占めている．　B：かなり大きな乾酪性病巣と，周囲に単核球集簇や肉芽腫性肺炎像が広範囲にみられている．　C：細気管支周囲に肉芽腫がみられ隣接した肺胞腔は拡張している．　D：Ziehl-Neelsen染色では主として壊死部に結核菌よりかなり長い桿菌が認められる．

ら稀少菌種での治療プロトコールは確立されておらず，本例も先例に習った治療を試みたが効果は不十分であった．

謝　辞
症例3の提供をいただいた大田病院 高野智子先生，立川相互病院病理診断科 並木真生先生に深謝いたします．

治療戦略・治療選択の考え方

　稀少菌種の場合，一般的には同定された菌種の遺伝子型ではなく，発育速度や温度，生化学的性状などの表現型で分類されたRunyon分類[4]で，属する群の代表菌種に行われる化学療法で開始し，個々の文献にあたり修正するのが妥当と考えられる．

文　献
1）倉島篤行ほか：厚生労働省研究班の疫学調査から．日胸臨 **74**：1052-1063，2015
2）菊池典雄ほか：一般病院における肺結核の診断─114例の検討．結核 **67**：495-507，1992
3）日本結核病学会ほか：肺非結核性抗酸菌症診断に関する指針─2008年．結核 **83**：525-526，2008
4）斎藤肇：抗酸菌の培養・同定に関する最新情報．結核 **83**：50，2008

14　ニューモシスチス肺炎

Clinical　その疾患の病態は？

a. 概　念

ニューモシスチス肺炎 (*Pneumocystis jirovecii* pneumonia：PCP) は *Pneumocystis jirovecii* (Pcj) を起炎病原体とする致死的な日和見感染症である．1940年代に極度の低栄養児にみられるまれな呼吸器感染症として報告されていたが，1980年代に入ってHIV感染症の世界的流行に伴い，PCPの発生数も爆発的に増加した．また，ステロイドや生物学的製剤などの免疫抑制薬の使用機会が増えるとともにこれらの薬剤投与を受けている患者においてもPCPの報告例が近年増加している．

Pneumocystis 属はもともと原虫に分類されていたが遺伝子学的解析の結果，現在では真菌に分類されている．栄養体と胞子の形態が存在し，経気道的に胞子が肺胞内に定着しそこで栄養体-胞子の二相性の生活環が構成されると考えられている．

b. 危険因子[1]

宿主の細胞性免疫能が低下している状態が危険因子である．HIV感染者ではCD4陽性Tリンパ球数<200/μLが発症を予測する因子としてよく知られている．非HIV症例に関しては，ステロイドや免疫抑制薬の使用，臓器移植患者，担癌患者，膠原病患者のように複合的な危険因子の存在が重要である．これらの背景を有する非HIV症例では高齢や既存の肺疾患もPCPのリスクになるとの報告もある．

c. 病　態

典型的には発熱，乾性咳嗽，呼吸困難を呈する．HIV感染者に併発するPCPが亜急性の経過をとるのに対して，非HIV症例では急激な経過で重度の呼吸不全に至ることがしばしば認められる．これはPcjに対する宿主の免疫応答の違いを反映しているものと考えられている．HIV症例ではPCPと同時にHIV感染が明らかになることが多

い．先行する体重減少や性感染症の既往歴，口腔カンジダ症，脂漏性湿疹の存在がHIV関連PCPの診断に役立つことがある．原因不明の間質性肺炎に遭遇した際にはこれらに留意するべきである．一方，非HIV症例では，免疫抑制薬使用といった危険因子の把握からPCPを鑑別に挙げることが重要である．

Clinical　鑑別診断の考え方は？

a. PCPと鑑別を要するびまん性肺疾患

PCPのように両側肺野にびまん性陰影を呈する疾患群はびまん性肺疾患と総称される．多数の鑑別疾患が存在するのに加え，あるびまん性肺疾患にPCPが併発することもあり診断にあたって困難に直面する症例は少なくない．そのため丁寧な問診による患者背景の把握と血清学的診断や画像所見，そして病理・細胞診所見を総合したアプローチが重要である．

b. 診　断

Pcjは培養することができないため，診断に際しては気道から採取された臨床検体を用いてGrocott染色やDiff-Quik染色 (図1) を行い鏡検にて栄養体，胞子の確認する．臨床検体には，気管支肺胞洗浄液や喀痰を用いる．呼吸不全の進行した症例では気管支鏡検査の実施が困難なケースもあるため，気管支肺胞洗浄液を採取できない場合がある．喀痰は気管支洗浄液と比較して容易に採取できるが，菌体の検出感度は劣るという欠点がある．このほかに気道検体中のPcjをPCR法で検出する方法も広く普及している．PCR法の感度は染色法と比較し優れている一方で，偽陽性の可能性に関して常に配慮を払う必要がある．

特に気管支鏡検査の実施が困難な症例においては，血清学的診断が有用な場合がある．真菌の細胞壁を構成する(1→3)β-D-グルカンの血中での上昇がPCPの診断に有用であることが報告されている．臨床上PCPが疑われた295症例を対象と

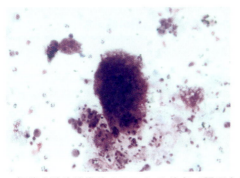

図1　気管支肺胞洗浄液の Diff-Quik 染色で証明された *Pneumocystis jirovecii* の栄養体

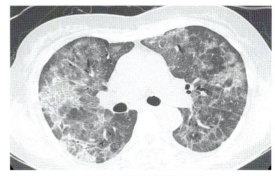

図2　ニューモシスチス肺炎の HRCT 像

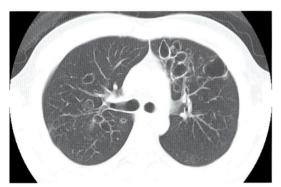

図3　囊胞形成を呈したニューモシスチス肺炎

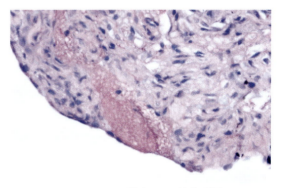

図4　ニューモシスチス肺炎の HE 染色所見
好酸性の泡沫状滲出物を認める.
（Nakamura H et al : Intern Med **48** : 200, 2009 より転載）

したレトロスペクティブ研究で血清（1→3）β-D-グルカン値のカットオフ値を 31.1 pg/mL とした場合，感度92％，特異度86％であった[2]. 欠点としては，その他の真菌感染についても上昇することや，血液透析，血液製剤使用下で偽陽性が出現する可能性があることが挙げられる.

Radiological　どんな画像がみられる？

a. 胸部単純X線

両側びまん性のすりガラス影を呈する. 気胸は PCP の合併症として出現することがあるため，経過中に予期せぬ呼吸不全の増悪を認めた場合には胸部単純X線写真で気胸併発の有無を確認すべきである.

b. 胸部CT

典型的には両側肺に地図状分布のびまん性すりガラス陰影を認め，末梢肺野がスペアされる所見（perihilar distribution with peripheral sparing,

胸膜直下に正常部分を残す）を認める（図2）. 最近の研究によれば，関節リウマチ患者に発症した PCP の CT 画像を解析したところ，「小葉間の境界が明瞭な地図状を呈する汎小葉性のすりガラス影」と「やや不均一で境界が不明瞭なすりガラス影」の2種類に大別され，宿主の免疫応答の違いが画像パターンの差異として現れると考察されている[3]. 症例によっては浸潤陰影や囊胞状変化を呈する例もある（図3）.

Pathological　病理から何がわかる？

PCP の剖検肺における検討[4]では，肺胞腔に特徴的な泡沫状弱好酸性滲出物質やマクロファージを含む滲出液を所見として認めたものの好中球浸潤はほとんど確認されなかった（図4）[5]. また，肺毛細血管腔の拡張や浮腫，肺胞隔壁肥厚や間質のびまん性肥厚も認められた. これらの病理学的所見は胸部画像上，びまん性間質陰影として反映

される.

　一方で約5％の症例では肉芽腫形成も報告されている．Pcjに対する宿主側の免疫応答によって病理学的特徴の差異が現れると考えられている[6]．胸部画像上は結節陰影を呈するため，PCPの非典型像の1つとして留意が必要である．

CRP CRPカンファレンス[7]

　Pcjはヒト-ヒト感染を通して末梢気道に到達すると考えられている．健常者においてはその免疫能によって排除されるものの，免疫低下者はPCPに進展する．また，健常者にあってもPcjが気道内に定着し無症候性キャリアとしてリザーバーの役割を果たしていると考えられている．

　肺胞マクロファージはPcjのクリアランスに関して重要な役割を果たしているが，CD4陽性T細胞はこの肺胞マクロファージの動員や活性に関与している．そのため，CD4陽性T細胞の減少はPCP発症の重要な危険因子となる．

　PCPにおける肺障害は，マクロファージによって動員された好中球から放出される組織傷害性メディエーターやCD8陽性T細胞に起因すると考えられている．これらはPcj排除のための宿主免疫応答であるが，この炎症反応が過剰になれば重度の急性肺障害をきたす結果となる．SCIDマウスにPcjを感染させても晩期まで呼吸障害は起きないが，これに野生型マウスの脾細胞を投与し細胞性免疫を構築すると急激な酸素化障害が起こることが知られている．PCPにおける組織傷害の程度が病理像としては肉芽腫や器質化，diffuse alveolar damageなどさまざまな形態として表現されると考えられる．

治療戦略・治療選択の考え方

　Pcjに対する治療薬としてST合剤やpentamidine（ベナンバックス），atovaquone（サムチレール）が挙げられるが，治療経過でこのような宿主との免疫応答の結果，肺障害がむしろ増悪することが知られている．特にHIV感染者では抗HIV療法の導入後に生じることが多く免疫再構築症候群と呼ばれている．HIV関連PCPではこの過剰な免疫応答を制御するため，ステロイド併用が重症PCPにおいて推奨されている．非HIV関連PCPにおいてはステロイド併用が病態の改善に寄与するか現時点では統一された見解はない．

文　献

1) Sokulska M et al : *Pneumocystis jirovecii*-from a commensal to pathogen : clinical and diagnostic review. Parasitol Res **114** : 3577-3585, 2015
2) Tasaka S et al : Serum indicators for the diagnosis of pneumocystis pneumonia. Chest **131** : 1173-1180, 2007
3) Tokuda H et al : Clinical and radiological features of *pneumocystis* pneumonia in patients with rheumatoid arthritis, in comparison with methotrexate pneumonitis and pneumocystis pneumonia in acquired immunodeficiency syndrome: a multicenter study. Intern Med **47** : 915-923, 2008
4) Genner J et al : Pathological characteristics for the diagnosis of Pneumocystis carinii pneumonia. A retrospective autopsy study. APMIS **98** : 1098-1104, 1990
5) Nakamura H et al : Clinical utility of serum β-D-Glucan and KL-6 levels in *Pneumocystis jirovecii* pneumonia. Intern Med **48** : 195-202, 2009
6) Hartel PH et al : Granulomatous reaction to *pneumocystis jirovecii* clinicopathologic review of 20 cases. Am J Surg Pathol **34** : 730-734, 2010
7) 徳田均ほか：ニューモシスチス肺炎のすべて，ニューモシスチス肺炎研究会（編），克誠堂出版，東京，2014

1　慢性閉塞性肺疾患（COPD）

Clinical　その疾患の病態は？

a. 定　義

慢性閉塞性肺疾患（chronic obstructive pulmonary disease：COPD）は，タバコ煙を主とする有害物質を長期に吸入曝露することで生じる肺の炎症性疾患で，呼吸機能検査で著しい閉塞性換気障害を示すことが特徴の1つである．この気流閉塞は末梢気道病変と気腫性病変がさまざまな割合で複合的に作用することにより起こり（図1），通常は進行性である．臨床的には徐々に生じる労作時の呼吸困難や慢性の咳，痰を特徴とする[1]．

b. 疫　学

日本人を対象にした調査研究（NICE study）[2]では，日本人のCOPD有病率は8.6％（約530万人）で，特に70歳以上では約210万人がCOPDに罹患していると考えられている[1]．

c. 危険因子

COPDの最大の原因は喫煙であり，喫煙により発症リスクは約6倍になる．しかしすべての喫煙者が発症するわけではなく喫煙者の15％前後のみが発症するといわれている．このため喫煙感受性を規定する遺伝素因の存在も推定されている．

d. 病態生理

COPDは炎症性疾患ではあるものの喘息と異なりステロイドの有効性が期待できない病態が主体であるため，以前は治療介入の効果が乏しいとされていた．しかし，近年では禁煙および適切な新規薬物治療などにより予防可能・治療可能な疾患であると考えられるようになっている．

COPD患者の労作時呼吸困難は，気流閉塞と動的肺過膨張が基本的病態である．肺高血圧症の併存も労作時心拍出量の制限により関与しうる．気道粘液の産生増加は咳嗽，喀痰の原因になるが，すべてのCOPD患者に認められるわけではない．換気血流不均等等は低酸素血症の原因になる．気流閉塞が進行したCOPD患者の一部では，肺胞低換気により高二酸化炭素血症を呈する[1]．

Clinical　鑑別診断の考え方は？

長期にわたる喫煙歴がある場合，慢性に咳，喀痰，労作時呼吸困難などがみられる患者に対してはCOPDを疑い検査を行う．最も重要な検査は呼吸機能検査であり，気管支拡張薬投与後のスパイロメトリーで1秒率（FEV_1/FVC）が70％未満であることが必要である[1]．診断確定には，X線画像検査や呼吸機能検査，心電図などにより，気

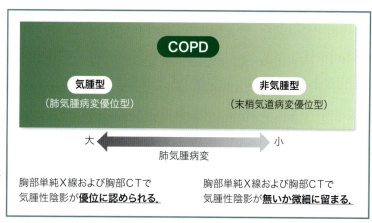

図1　COPDの病型
［日本呼吸器学会（編）：COPD（慢性閉塞性肺疾患）診断と治療のためのガイドライン，メディカルレビュー社，東京，第4版，p4，2013より転載］

表1　COPDと喘息の鑑別

	COPD	喘息
発症年齢	中高年層	全年齢層
要因	喫煙，大気汚染	アレルギー，感染
アレルギー歴 家族歴	-	-〜+
気道炎症に 関与する細胞	好中球，$CD8^+$Tリンパ球， マクロファージ	好酸球，$CD4^+$Tリンパ球
症状 持続性	進行性	日内変動
出現形態	労作性	発作性
気流閉塞の可逆性	-(〜+)	+
気道過敏性	-(〜+)	+

[日本呼吸器学会（編）：COPD（慢性閉塞性肺疾患）診断と治療のためのガイドライン，メディカルレビュー社，東京，第4版，p24，2013より引用]

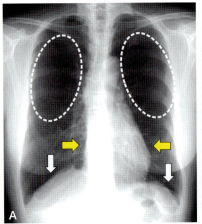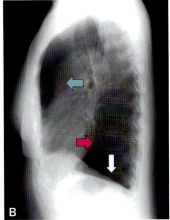

図2　COPDの胸部単純X線写真における特徴

「▫▫▫▫」で囲まれた部分はX線透過性亢進を，「⇩」は横隔膜の平低化を，「➡ ⬅」は滴状心を，「⬅」は胸骨後腔の拡大を，「➡」は心臓後腔の拡大胸骨後腔の拡大をそれぞれ示す.

流閉塞をきたす疾患を除外する必要がある. 喫煙歴のある高齢者喘息との鑑別は特に困難である（表1）.

Radiological どんな画像がみられる？

　胸部単純X線で早期COPDの診断をつけることは極めて困難であり，胸部CT（特に微細な肺胞構造破壊や気道病変を検出するためにはHRCTが不可欠）が必要となる. したがってCOPD診療における胸部単純X線の目的としては，診断時における他疾患の除外および比較的進行した症例における気腫性病変や過膨張の評価が中心となる.

a. 胸部単純X線

　かなり進行したCOPD（肺気腫病変優位型）において，胸部単純X線にて下記の所見が認められる（図2）. 正面像（図2-A）では，① 全肺野でのX線透過性亢進，② 横隔膜の平低化，③ 滴状心，④ 肋間腔の開大，⑤ 胸鎖乳突筋の陰影増強. 側面像（図2-B）では，① 横隔膜の平低化，② 胸骨後腔の拡大，③ 心臓後腔の拡大.

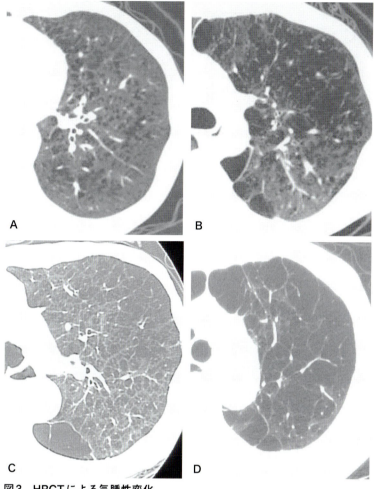

図3　HRCTによる気腫性変化
A：Goddard分類-1点：径1cm以下の気腫性病変が散在する．B：Goddard分類-2点：気腫性病変が癒合して大きな低吸収領域が認められる．C：Goddard分類-3点：気腫性病変の癒合がさらに進み，低吸収領域がかなりの部分を占める．D：Goddard分類-4点：大部分が気腫性病変で健常肺はわずかに残るのみである．

b. 胸部CTおよびHRCT

微細な構造変化は従来のCT撮影では評価が困難であったが，HRCTを用いることによって径数mmの小さな気腫性病変を明確に捉え，気道壁の肥厚や気管支内腔の狭小化などを捉えることが可能となっている．HRCT画像でみると肺気腫病変優位型COPDには，汎小葉型，遠位小葉型および小葉中心型などに分類される（図3）．

Pathological　病理から何がわかる？

COPDでは，中枢気道，末梢気道，肺胞領域，肺血管に病変がさまざまな程度でみられることが知られているが，必ずしも病理所見が診断や治療方針を決めるために必要ではない．タバコ煙などの有害物質吸入により，マクロファージ，好中球，$CD8^+$リンパ球などを主体とした炎症が惹起され，気道壁肥厚（線維化）と内腔狭窄が生じる．さらにプロテアーゼによる肺胞破壊とムチン過分泌などが加わりさらに病態を悪化させる．この炎症は禁煙後も長期間持続し，肺胞や気道壁など既存の構造の破壊を伴うと不可逆的となる（図4）．末梢気道病変と気腫性病変の複合的な作用により気流閉塞が生じる．炎症は全身性に広がり，全身併存症の原因になる[1]．

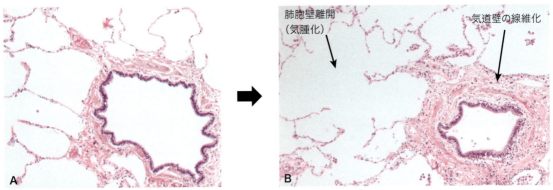

図4 健常人（A）とCOPD患者（B）の肺組織像の比較

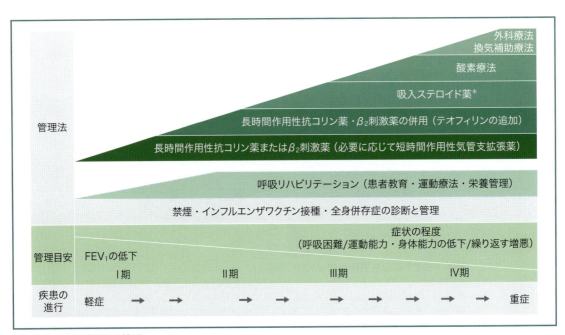

図5 安定期COPDの管理

重症度はFEV₁の低下だけではなく，症状の程度や増悪の頻度を加味し，重症度を総合的に判断したうえで治療法を選択する．

*：増悪を繰り返す症例には，長時間作用性気管支拡張薬に加えて吸入ステロイド薬や喀痰調整薬の追加を考慮する．

[日本呼吸器学会（編）：COPD（慢性閉塞性肺疾患）診断と治療のためのガイドライン，メディカルレビュー社，東京，第4版，p64，2013より転載]

治療戦略・治療選択

a. 安定期の管理

　COPDの発症予防や進行の抑制には，タバコ煙からの回避が最も重要である．安定期のCOPDの管理では，閉塞性障害の程度による病期の進行度だけではなく，症状の程度や増悪の頻度を加味した重症度を総合的に判断した上で治療法を段階的に増強していくことが推奨されている．COPDの増悪は閉塞性障害の進行や死亡率の増加原因となることから，その予防が重要である．近年，COPDの予後が身体活動性と相関することが知られてきているが，薬物療法あるいは呼吸リハビリテーション，栄養管理などの非薬物療法が身体活動性向上に寄与するかは不明である．COPDは全身性炎症，栄養障害，骨格筋機能障害，心・血管疾患，骨粗鬆症，抑うつ，高血圧，糖尿病など多くの併存症が知られており[3]，より包括的な管理

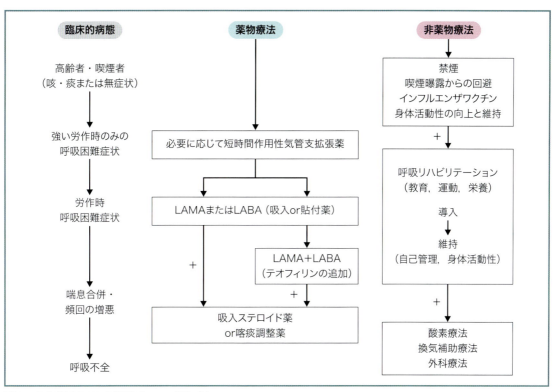

図6　安定期COPDの管理のアルゴリズム

［日本呼吸器学会（編）：COPD（慢性閉塞性肺疾患）診断と治療のためのガイドライン，メディカルレビュー社，東京，第4版，p65，2013より転載］

の重要性が増してきている．COPDの管理のアルゴリズムを図5および図6に示す[1]．

b. 増悪期の管理

COPD増悪とは，息切れの増加，咳や喀痰の増加，膿性痰の出現，胸部不快感・違和感の出現あるいは増強などを認め，安定期の治療の変更あるいは追加が必要となる状態をいう[1]．増悪は患者のQOLや呼吸機能を低下させ，生命予後を悪化させ[4]，医療経済にも悪影響を及ぼす[5]．

c. 薬物療法

日本呼吸器学会による「COPDのガイドライン第4版」では，長時間作用性β₂刺激薬（LABA）が長時間作用性抗コリン薬（LAMA）と同等に第一選択剤として推奨され，近年ではそれらの配合剤も使用可能となり，COPD治療薬の選択肢が増えてきている．吸入ステロイド薬（ICS）やICS/LABA配合剤は中等度以上の気流閉塞を有し，増悪を繰り返す症例に対して，増悪頻度を減らし，QOLの

悪化を抑制するが，近年の複数の臨床研究に基づくメタ解析では，ICS/LABA配合剤はCOPD患者，特に高齢者（65歳以上），低肺機能患者（%FEV₁＜30%）および過去1年以内に増悪を発症した症例で肺炎の発症を増やす傾向が確認されている．

文　献

1) 日本呼吸器学会（編）：COPD診断と治療のためのガイドライン，メディカルレビュー社，東京，第4版，2013
2) Fukuchi Y et al : COPD in Japan: the Nippon COPD Epidemiology study. Respirology **9** : 458-465, 2004
3) Divo M et al : Comorbidities and risk of mortality in patients with chronic obstructive pulmonary disease. Am J Respir Crit Care Med **186** : 155-161, 2012
4) Donaldson GC et al : Relationship between exacerbation frequency and lung function decline in chronic obstructive pulmonary disease. Thorax **57** : 847-852, 2002
5) Wouters EF : The burden of COPD in The Netherlands: results from the Confronting COPD survey. Respir Med **97** : S51-S59, 2003

2　びまん性汎細気管支炎/副鼻腔気管支症候群

Clinical　その疾患の病態は？

a. 概　念

びまん性汎細気管支炎（diffuse panbronchiolitis：DPB）は1969年に本間，山中らによって臨床病理学的に独立した疾患として提唱され，両肺びまん性に存在する呼吸細気管支領域の慢性炎症を特徴とする，本邦における代表的な副鼻腔気管支症候群である[1,2].

1980年代前半までは有効な治療法のない予後不良の疾患であった．1985年以降，erythromycin（EM，エリスロシン）など14員環マクロライドによる少量長期療法が導入された結果，著しい予後の改善が得られ，現在では予後良好な疾患と認識されている[3~6].

b. 病因，疫学

DPBの病因は不明であるが，高率の副鼻腔炎合併や家族発生頻度の高いことなどから，気道系防御機構を中心に遺伝子または体質的要因の関与が考えられている．

男女差はほとんどなく，発病年齢は40～50歳代をピークとし，若年者から高齢者まで各年代層にわたる．慢性気道感染の進行による呼吸不全のため不良の転帰をとることが多かったが，近年EM療法などによって予後改善がみられている．日本人を中心とした東アジアに多く，高率に慢性副鼻腔炎を合併または既往に持ち，白人ではほとんど存在しない遺伝子HLA-B54が高率に認められ，遺伝的要因の関与が示唆されている．

c. 臨床症状

慢性の湿性咳嗽，労作時呼吸困難を主症状とし，ほとんどの例で慢性副鼻腔炎を合併するため，鼻閉感，後鼻漏などを伴う．慢性下気道感染のため，持続性に膿性痰が認められる．年余にわたる膿性痰，膿性鼻汁の病歴は本症を疑う手がかりとなる．

問診上，鼻の症状の有無，副鼻腔炎の既往，線毛不動症候群の鑑別のために，気管支拡張症や内臓逆位の家族歴，不妊症の有無，囊胞性線維症の鑑別のために，脂肪便の有無，繰り返す腹痛，腸閉塞の既往などの聴取が重要となる．

また，膠原病に伴う濾胞性細気管支炎の鑑別のため，膠原病の既往歴，関節痛，Raynaud症状などの有無，慢性誤嚥性細気管支炎の鑑別のため，誤嚥の有無，好酸球性細気管支炎の鑑別のため，喘息，アレルギー疾患の有無，HTLV-1関連肺病変の鑑別のため，出身地などの聴取も必要である．

d. 身体所見

胸部聴診所見では，coarse cracklesやrhonchi

表1　びまん性汎細気管支炎の臨床診断基準（第2次改訂）

診断項目
(1)　必須項目
① 持続性の咳・痰，および労作時息切れ
② 慢性副鼻腔炎の合併ないし既往
③ 胸部X線で両肺野びまん性散布性粒状影，または胸部CTで両肺野 　　びまん性小葉中心性粒状病変
(2)　参考項目
① 胸部聴診で断続性ラ音
② 一秒率低下（70％以下）および低酸素血症（80 Torr以下）
③ 血清寒冷凝集素価高値
臨床診断
(1) 診断の判定 　確実：必須項目①②③に加え，参考項目の2項目以上を満たすもの 　ほぼ確実：必須項目①②③を満たすもの 　可能性あり：必須項目のうち①，②を満たすもの
(2) 鑑別診断 　慢性気管支炎，気管支拡張症，線毛不動症候群，閉塞性細気管支炎，囊胞性線維症．病理組織学的検査は本症の確定診断上有用である．

（中田紘一郎：DPBの診断指針改訂と重症度分類策定．厚生省特定疾患呼吸器系疾患調査研究班びまん性肺疾患分科会平成10年研究報告書，p109，1999より引用）

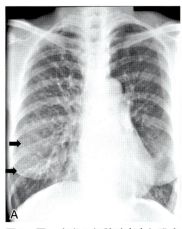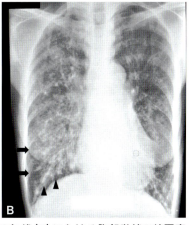

図1　同一患者の初診時（A）と発症12年後（B）における胸部単純Ｘ線写真の推移
経時的に肺の過膨張や散布性粒状病変（➡）の増加，tram line（▶）の出現などの変化が認められる．

を聴取する．上気道感染を契機に発熱や，喀痰，咳嗽の増加などの病態の急性増悪が認められることがある．

e. 検査所見

1）血液検査

末梢血白血球増加，CRP上昇，赤沈亢進などが認められることがある．血清寒冷凝集素価の64倍以上の持続的上昇，HLA-B54が本症の50～60％に陽性となる．

2）呼吸機能検査

早期は正常例もあるが，進行するにつれ，1秒量低下，残気量増大，といった閉塞性換気障害を呈する．血液ガス所見上は進行例において，低酸素血症が認められる．さらに進行した症例においては，高炭酸ガス血症が認められるようになる．

3）細菌学的検査

喀痰，あるいは気管支肺胞洗浄液から肺炎球菌，インフルエンザ桿菌がしばしば検出され，進行例ではムコイド型の緑膿菌の定着がみられる．

Clinical　鑑別診断の考え方は？

a. 診断基準

診断基準（表1）に従えば，多くの場合，病理組織学的検査を行わなくても診断が可能である．しかしながら，慢性副鼻腔炎の合併が明らかでない症例も存在し，外科的肺生検を行う場合もある．

b. 鑑別疾患

慢性気管支炎，気管支拡張症，線毛不動症候群，閉塞性細気管支炎，嚢胞性線維症，膠原病に伴う濾胞性細気管支炎，慢性誤嚥性細気管支炎，好酸球性細気管支炎，HTLV-1関連細気管支炎など．

Radiological　どんな画像がみられる？

a. 胸部単純Ｘ線

両側中下肺野主体の散布性粒状病変や過膨張所見，気管支壁の肥厚をしめすtram lineがみられ，病変の進行とともに気管支拡張を示す輪状影がみられる．

図1では同一のDPB患者の初診時（図1-A）と発症12年後（図1-B）における胸部単純Ｘ線の画像の推移を示す．経時的に肺の過膨張や散布性粒状病変，tram lineの出現などの変化がみてとれる．

図2はEM療法が導入される以前の1980年代の症例で，胸部単純Ｘ線では，両肺の著明な気管支拡張所見（図2-A）が認められ，この症例においては図2-Bに示すような，多量の膿性痰を伴っていた．近年，CTの普及により早期発見例が多くなり，図3のように両下肺野の小粒状病変のみで一見正常にみえる例も少なくない．

b. 胸部CT

小葉中心性に分布するびまん性粒状病変と，それにつながる線状ないし樹枝状病変を認める．小葉中心性病変は，小葉中心部の1点の病変ではな

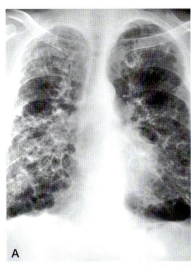
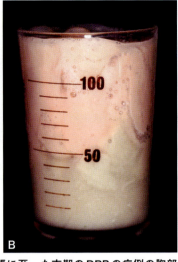

**図2　繰り返す気道感染から気管支拡張に至った末期のDPBの症例の胸部
単純X線写真(A)と同一患者の喀出する多量の膿性痰(B)**

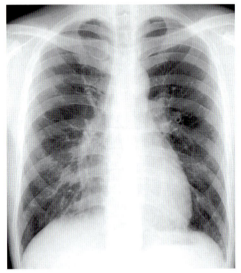

図3　入院時の胸部単純X線写真
両側びまん性に小粒状影が認められる.

く，小気道散布性病変と理解される．小葉の辺縁
構造である胸膜，小葉間隔壁，肺静脈，太い気管
支などから一定の距離をおいて離れて分布するの
が特徴である（図4，矢印）．また，末梢気道拡張，
壁肥厚がY字状，V字状の分岐線状の構造として
認められる（図4，矢頭）．粒状病変の中枢側では，
病態の進行にあわせて，細気管支の拡張，気道壁
の肥厚がみられる．これらの変化は少量マクロラ
イド長期投与で改善した（図5）．

Pathological　病理から何がわかる？

　病理組織学的には，図6に示すように肉眼的に
は黄白色調の小結節がCT画像の小葉中心性の結
節病変に一致し認められる．

　固定標本においては，呼吸細気管支に主座を置
く細気管支および細気管支周囲炎であり，リンパ
球，形質細胞など円形細胞浸潤と泡沫細胞の集簇
がみられる．しばしばリンパ濾胞形成を伴い，肉
芽組織や瘢痕巣により呼吸細気管支の閉塞をきた
し，進行すると中枢側非呼吸細気管支の気管支拡
張を生じる．

CRP　CRPカンファレンス

　特徴的な画像や臨床像を呈する症例に関して
は，病理組織学的検査は必須ではなく，臨床診断
基準により，比較的容易に診断は可能である．診
断困難な症例や鑑別診断に難渋するような症例は
気管支鏡や，胸腔鏡下肺生検による組織生検で最
終的に診断がなされる．

a. 予　後

　1970年代初診の患者群は5年生存率62.9％，10
年生存率35.6％と著しく悪かったが，1980〜1984
年初診の患者群では5年生存率72.4％，10年生存
率55.6％となりEM療法が導入された1985年以後
では5年生存率は91.4％と飛躍的に改善した[3〜6]．

　しかしながら，マクロライド療法が無効である

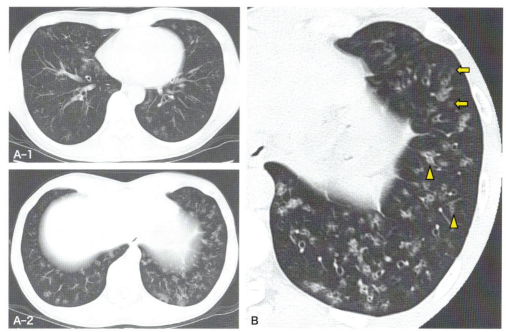

図4　DPBの胸部CT
A：conventional CT，B：HRCT．小葉中心性に分布するびまん性粒状病変（⇨）と，細気管支拡張（▷）それにつながる線状ないし樹枝状陰影を認める．

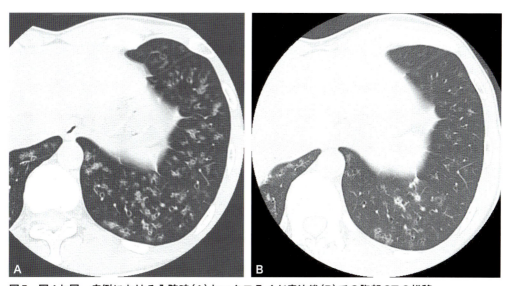

図5　図4と同一症例における入院時（A）とマクロライド療法後（B）での胸部CTの推移

難治例は依然として存在し，難治例の病態解明と新規治療法の開発が必要である．

治療戦略・治療選択の考え方

　1984年，工藤がDPBに対するEM少量（600 mg）

長期（6ヵ月以上）投与の有効性を初めて報告し[6]，以後，いくつかの施設による追試，厚生省研究班による全国規模の検討などを経て，1990年には同研究班によるプラセボを用いた初めての二重盲検試験が行われた．これらの成績は，いずれも本療

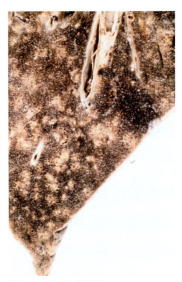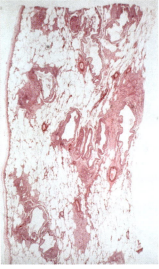

図6　DPBの病理像
肉眼的には黄白色調の小結節がCT画像の小葉中心性の結節病変に一致し認められる.

法の有効性を認めるものであり，今日，EM療法はDPBの基本療法となっている[3～6].

第一選択薬はEMで，EMで副作用がある場合，あるいは無効例ではclarithromycin（クラリス）などのニューマクロライド系薬の投与を試みる．14員環マクロライドがすべて無効の難治例では，15員環ニューマクロライド（azithromycin，ジスロマック，保険適用外）を考慮する.

症状が急性の経過で増悪し，胸部画像の悪化，血液検査上の炎症反応の増加，低酸素血症を認めた場合は，安定期の重症度を参考に抗菌薬を選択する.

比較的軽症例では，インフルエンザ桿菌，肺炎球菌が原因であることが多く，経口薬であれば，レスピラトリー・キノロン系薬を，注射薬ではβ-ラクタマーゼ阻害薬配合ペニシリン系薬を選択する.

重症例では，持続感染の緑膿菌自体が急性増悪の原因の可能性があり，抗緑膿菌作用を有する抗菌薬を選択する.

慢性下気道感染症による喀痰排泄に対して，呼吸リハビリテーションや喀痰ドレナージが有効なことがあり，急性増悪予防としてワクチン接種（肺炎球菌，インフルエンザ）が推奨される.

文　献

1) 本間日臣：びまん性汎細気管支炎，日胸疾会誌 **13**：353，1975
2) Homma H et al：Diffuse panbronchiolitis. A disease of the transitional zone of the lung. Chest **83**：63-69, 1983
3) 中森祥隆ほか：DPB長期観察例におけるEM療法の有用性に関する検討．厚生省びまん性肺疾患調査研究班平成6年度報告書，p242-244，1995
4) 中田紘一郎：DPBの診断指針改訂と重症度分類策定．厚生省特定疾患呼吸器系疾患調査研究班びまん性肺疾患分科会平成10年度研究報告書，p109-111，1999
5) 中田紘一郎ほか：DPBの治療ガイドライン最終案報告．厚生科学研究特定疾患対策研究事業びまん性肺疾患研究班平成11年度研究報告書，p111，2000
6) Kudoh S et al：Improvement of survival in patients with diffuse panbronchiolitis treated with low-dose erythromycin. Am J Respir Crit Care Med **157**：1829-1832, 1998

3 気管支拡張症

Clinical その疾患の病態は？

気管支拡張症とは先天性もしくは炎症などにより後天性に引き起こされた不可逆的な気管支拡張を呈する病態の総称である．気管支拡張症という疾患名は解剖学的意味が強いため，症候群として位置づけられることもある．気管支拡張症の原因を表1に示す[1]．先天性疾患としては原発性線毛機能不全，α_1アンチトリプシン欠損症，嚢胞性線維症などがある．後天性としては細菌やウイルスなどの感染後に引き起こされることが多い．細菌感染症の主な原因菌としては，インフルエンザ菌，*Moraxella catarrhalis*，黄色ブドウ球菌，緑膿菌などである．主な臨床症状は咳嗽，喀痰であり，細菌感染症が加わると喀痰は膿性となる．また血痰，喀血を伴うこともある．

Clinical 鑑別診断の考え方は？

気管支拡張症を呈する原因疾患はさまざまである．わが国での代表的疾患はびまん性汎細気管支炎，副鼻腔気管支症候群である．また，近年わが国で増加している非結核性抗酸菌症は特に重要な疾患である．さらに，アレルギー性気管支肺アスペルギルス症では中枢性の気管支拡張を認める．各疾患の詳細は本書の別項をそれぞれ参照いただきたい．

Radiological どんな画像がみられる？

胸部単純X線写真や胸部CTは原因疾患の評価や他疾患との鑑別に役に立つ．胸部単純X線写真では，軽症例の指摘は困難である．進行した症例であれば，気管支壁の肥厚がtram lineとして確認できる．また，気管支断面像は輪状陰影として確認できる．一方，胸部CTは軽症例でも確認できる．並走する肺動脈よりも内径が太い場合を気管支拡張所見として捉える．初期病変として，びまん性汎細気管支炎では下葉から始まることが多

表1　気管支拡張症の原因

感染症
- 細菌，抗酸菌，真菌，ウイルス

先天性疾患
- 原発性線毛機能不全
- α_1アンチトリプシン欠損症
- 嚢胞性線維症
- 気管気管支巨大症（Mounier-Kuhn症候群）
- 気管支軟化症（Williams-Campbell症候群）
- 肺分画症
- マルファン症候群

免疫不全症
- 原発性
  ・低γグロブリン血症
- 続発性
  ・悪性腫瘍，化学療法，免疫抑制薬

毒素吸入

膠原病
- 関節リウマチ，SLE，Sjögren症候群，再発性多発軟骨炎

その他
- 炎症性腸疾患，Young症候群，Yellow nail症候群

（Barker AF：N Engl J Med **346**：1383, 2002より改変して引用）

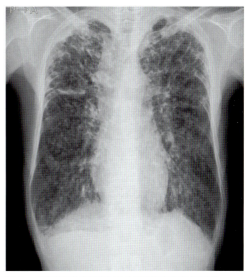

図1　気管支拡張症患者の胸部単純X線写真

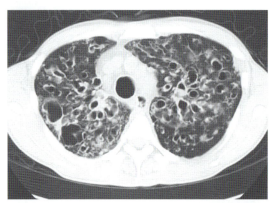

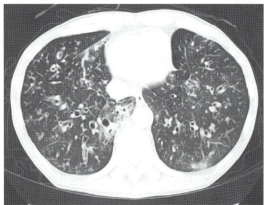

図2　気管支拡張症患者の胸部CT

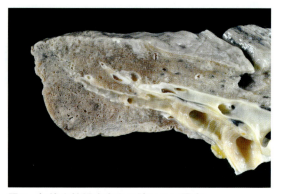

図3　気管支拡張症患者の肺マクロ写真

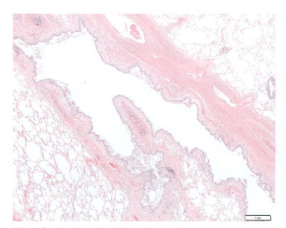

図4　気管支拡張症患者の肺病理像

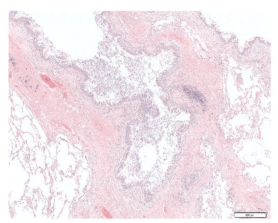

図5　気管支拡張症患者の肺病理像

く，わが国での発症頻度は極めて少ないが嚢胞性線維症では上葉から始まることが多い．進行した気管支拡張症患者の胸部単純Ｘ線写真を図1に，胸部CTを図2に示す．

Pathological　病理から何がわかる？

気管支拡張症患者の肺のマクロ像を図3に示す．胸膜直下まで気管支の円筒状拡張を呈している．図4は肺病理像であるが気管支内腔は少量の分泌物を入れて拡張し，気管支壁も軽度の線維性肥厚を伴っている．図5では気管支壁内には軽度の炎症性細胞浸潤を伴い，内腔に貯留した分泌物には炎症性細胞が混在している．通常病理では気管支拡張像としての病態を捉えることは可能であるが，原因疾患を鑑別するためには，臨床症状，画像所見に加え，微生物学的検索が必要となる．先天性疾患である線毛機能不全の診断には電子顕微鏡による観察が有用である．

CRP　CRPカンファレンス

慢性的な咳嗽，喀痰が認められた場合は気管支拡張症を必ず鑑別に挙げる必要がある．胸部単純Ｘ線写真で異常が認められなくても，他疾患と診

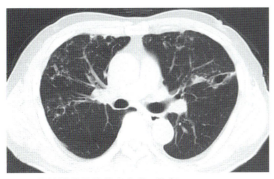

図6　非結核性抗酸菌症患者の胸部CT

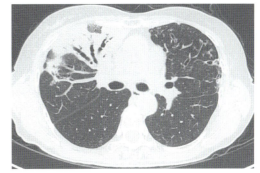

図7　アレルギー性気管支肺アスペルギルス症患者の胸部CT

断できない場合は胸部CT検査を考慮する．気管支拡張所見が認められれば，原因疾患を鑑別していく．まずは先天性か後天性かを鑑別する．先天性では線毛機能検査，α_1アンチトリプシン濃度測定，遺伝子学的検査などを行う必要がある．後天性の場合は，中高年の女性で，右肺中葉，左肺舌区に病変があれば，非結核性抗酸菌症を考える（図6）．また，副鼻腔炎の存在も確認しておく．中枢性の気管支拡張像であれば，気管支喘息の有無が重要となりアレルギー性気管支肺アスペルギルス症を考える必要がある（図7）．いずれの疾患にせよ，喀痰塗抹・培養検査が極めて重要である．一般細菌，抗酸菌，真菌の検査を進めていく．

治療戦略・治療選択の考え方

　気管支拡張症の治療は，慢性持続感染時と急性増悪時とに分けて考える必要がある．慢性持続感染期においては日頃からの感染予防が重要である．うがい，手洗いを指導し，インフルエンザワクチンや65歳以上の高齢者においては肺炎球菌ワクチンの接種を推奨する．また，咳嗽がある患者には咳エチケットを指導する．薬物療法の代表はマクロライド系抗菌薬長期療法である．基本的には14員環マクロライド系薬（erythromycin，clarithromycin）を用いるが，難治例に対しては15員環マクロライド系薬（azithromycin）を考慮する．また，最近では抗菌薬の吸入療法も注目されてい

る．amikacin，aztreonam，ciprofloxacin，gentamicin，colistin，tobramycinの安全性および有効性が示されているが，投与量や投与期間に関してはさらなる検討が必要である[2]．

　急性増悪時には喀痰塗抹検査および培養を行い，原因菌を同定することが重要である．慢性持続感染時でも定期的に喀痰検査を行い，気道に定着している菌やその薬剤感受性を把握しておく必要がある．治療に用いる抗菌薬としては主要な原因菌をカバーするレスピラトリー・キノロン系薬が有用であり，第一選択薬として考えられている[3]．しかしながら，レスピラトリー・キノロン系薬の多用はキノロン耐性菌の助長につながるため，βラクタム系やマクロライド系で治療可能な場合はなるべく控えたい．注射用抗菌薬としては中等症まではceftriaxone，sulbactam/ampicillin，重症例ではtazobactam/piperacillin，カルバペネム系薬などが用いられる．いずれの場合も抗菌薬は適切な量を短期間投与することが重要である．

文　献

1）Barker AF : Bronchiectasis. N Engl J Med **346** : 1383-1393, 2002
2）Brodt AM et al : Inhaled antibiotics for stable non-cystic fibrosis bronchiectasis: a systematic review. Eur Respir J **44** : 382-393, 2014
3）JAID/JSC感染症治療ガイド・ガイドライン作成委員会呼吸器感染症ワーキンググループ（編）：呼吸器感染症治療ガイドライン，日本感染症学会ほか，東京，2014

1 急性間質性肺炎(AIP)

Clinical　その疾患の病態は？

a. 概 念

　急性間質性肺炎(acute interstitial pneumonia：AIP)は，基礎疾患のない比較的健康な人に，急速進行性の労作時呼吸困難，乾性咳嗽にて発症する原因不明の急性呼吸促迫症候群(acute respiratory distress syndrome：ARDS)の病態を呈する疾患である[1,2]．2011年に発表されたATS/ERS/JRS/LATの特発性間質性肺炎国際ガイドライン[3]の中で，急性経過を示す2病型のうちの1つに分類されており，もう1つの病態として特発性器質化肺炎(cryptogenic organizing pneumonia：COP)が含まれる．特発性間質性肺炎に占めるAIPの頻度は，外科的肺生検施行例で2％と極めてまれと考えられていた．しかしながら近年，AIPの疾患概念の広がりから，原因不明とするARDS症例の中にAIPと診断しうる症例がみられることが報告されている．組織学的に診断されたARDSの病理像であるびまん性肺胞傷害症例の中で，約40％を原因不明の症例が占めることが報告されている．

b. 疫 学

　発症年齢は，30〜70歳代と特発性肺線維症(idiopathic pulmonary fibrosis：IPF)／通常型間質性肺炎(UIP)に比較して幅広く，平均年齢も50歳代と比較的若い．性別による差はなく，喫煙との関連も報告されていない．

c. 病 態

　症候は，労作時息切れを約90％の症例に認め，乾性咳は約80％の症例に伴う．症状出現から数日で急激に息切れが進展し，発症から入院までの期間の中央値は21日未満と報告されている．ウイルス感染様の全身症状(筋肉痛，関節痛，発熱，悪寒)を前駆症状とする場合も認められる．

　胸部聴診上，約70％の症例にcracklesが聴取される．低酸素血症は早期より出現し，急速に呼吸不全へ進展することが特徴で，入院時にARDS

の診断基準を満たす症例がほとんどである．ばち指は認めない．

Clinical　鑑別診断の考え方は？

　AIPと診断上鑑別が必要な病態として，感染症としての重症異型肺炎群(特にニューモシスチス肺炎やサイトメガロウイルス肺炎)，基礎疾患を伴う場合として，特発性肺線維症の急性増悪，膠原病[特に急速進行性間質性肺炎を呈する抗アミノアシルtRNA合成酵素(ARS)抗体陽性多発性筋炎・皮膚筋炎，全身性エリテマトーデスや関節リウマチ]や薬剤性肺障害に伴うびまん性肺胞傷害やARDS(誘因が明らかなもの)，さらに特発性の場合としての急性好酸球性肺炎が挙げられる．

Radiological　どんな画像がみられる？

　AIPのHRCT所見は，先に述べた病理学的な進展度により傷害の発生からどのくらいの経過で撮影されたかによって，数日単位で所見に違いがみられることの認識が必要である．

　全経過に共通する特徴は，両側肺野びまん性に，すりガラス状の濃度上昇域を認め，背側に優位に濃厚な均等影が分布する．またこれらの濃度上昇域は，全肺野に均一に分布することはまれであり，比較的正常にみえる領域がいくつかの二次小葉単位で直線的に境界されて，島状に取り残された「モザイクパターン」を呈する場合が多い[4,5]．HRCT上細気管支・気管支の拡張像を伴わないすりガラス状の濃度上昇域や均等影の所見は，病理学的には肺胞腔内の滲出液や硝子膜形成，間質の細胞浸潤や浮腫性の肥厚像などのびまん性肺胞傷害の滲出期の所見を反映している(図1-A)．HRCTにて一見正常にみえる領域にも，滲出早期の病変が認められる場合が多い[5]．この点は，CTで認識できる陰影の広がりの割に，酸素化の低下が著しい場合があることを説明しうる．

　濃度上昇域の内部に微細な網状影の出現ととも

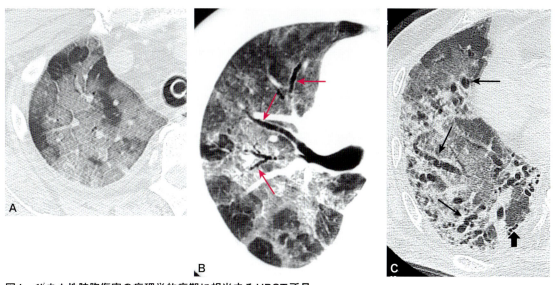

図1　びまん性肺胞傷害の病理学的病期に相当するHRCT所見
A：滲出期（右上葉S1レベルのHRCT所見）．二次小葉単位で多小葉性に区域されたすりガラス状陰影から浸潤影を認め，濃度上昇域の内部には気管支拡張像は認めない．　B：増殖期（右上葉気管分岐部レベルのHRCT所見）．右壁の不整像を呈する気管支拡張像（→）を伴う不均一な濃度上昇域が認められる．　C：線維化期（右下葉レベルのHRCT所見）．すりガラス状陰影の内部に，気管支拡張像（→）所見に加え，胸膜直下には小囊胞性病変（➡）も認められる．

に，細気管支の拡張像が顕在化してくる場合には，びまん性肺胞傷害の増殖期への進展を示唆する．増殖早期には細気管支レベルの拡張が認められ，増殖後期になるに従って，亜区域支・区域支レベルの中枢側の気管支拡張が目立ってくる（**図1-B**）．肺胞隔壁や気腔内の線維芽細胞増生に伴って，周囲気腔の虚脱が進むため，細気管支・気管支拡張像の所見は重要である[5,6]．

気管支拡張像の所見に加え，濃度上昇域の容積減少を示唆する気管支血管影や葉間の陰影側への偏位や陰影境界が内に凸となる所見が認められ，濃度上昇域内部に小囊胞の出現が観察されると，病理学的に線維化期に対応する所見である（**図1-C**）．線維化は，膠原線維の沈着により，気腔の虚脱と代償性拡張，すなわち構造改変が進展した状態であり，HRCTにおいては，密な膠原線維の沈着による含気の低下と拡張した気腔を反映して，均等影の内部に囊胞性病変や粗大な網状影を伴うことが多い[5,6]．UIPにみられるような胸膜直下から2層以上に集簇する典型的な蜂巣肺形成は認められない．

Pathological　病理から何がわかる？

重篤な病態であるために，生検が困難であり，病理組織像が得られることが少ない．病変の時相は一様であり，UIPのような不均一性は認められないが，領域ごとの病変の程度の違いは観察されるため，一部の生検標本が得られたとしても，全体像を反映していないことを認識することは臨床的に重要である．

AIPの病理組織像は，肺胞上皮や毛細血管内皮の広範な傷害の結果生じるびまん性肺胞傷害の所見である[1,2]．びまん性肺胞傷害は病理学的に，傷害発生の経過から病変の進行にしたがって3つの病期に分けられる．すなわち，急性滲出期（acute exudative phase），亜急性増殖期または器質化期（subacute proliferativeまたはorganizing phase）および慢性線維化期（chronic fibrotic phase）である（**図2-A～C**）．発症からの時期の違いによって症例ごとに病期が異なることや，同一症例でもこれらの病期が混在して認められることは，診断および病態の進行を評価する上で重要と考えられる．

急性滲出期（**図2-A**）は，何らかの原因によって

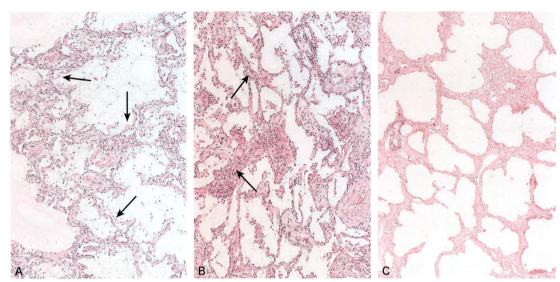

図2　AIPの病理組織像であるびまん性肺胞傷害の各病期の特徴
A：急性滲出期．特徴的には肺胞入口輪から肺胞道にかけての硝子膜形成と肺胞腔内への滲出性変化である．B：亜急性増殖期．Ⅱ型肺胞上皮の過形成と間質での線維芽細胞増生を特徴とする．傷害からの修復過程でもあるとされ，修復が機能しない場合には，線維化期へ移行する．C：慢性線維化期．膠原線維の増生による構造改変が認められ，気腔の拡大による顕微鏡的蜂巣肺所見と，密な膠原線維の沈着による気腔の消失が認められる．

肺胞上皮および毛細血管内皮細胞が傷害を受けた後約1週間以内にみられる変化である．滲出期の病理学的な特徴は硝子膜（hyaline membrane）形成であり，これに間質および肺胞腔内の単核細胞浸潤や浮腫，さまざまな程度の出血が加わる．また，毛細血管内には微小血栓が形成される．亜急性増殖期（器質化期）（図2-B）の変化ははやければ傷害から3日後には出現する．この時期の最も早期の変化は肺胞壁に沿ったⅡ型肺胞上皮の過形成像である．この変化とともに線維芽細胞の増生が肺胞腔内および間質に起こってくる．慢性線維化期（図2-C）は傷害からはやければ1週以後に認められる変化であり，線維芽細胞の増生や膠原線維の沈着によって完全に肺構築の改変をきたした状態である．残存する末梢気腔が拡張して微小囊胞を形成する場合もある[3]．

CRP　CRPカンファレンス

a. HRCT所見の臨床的意義

1）肺野全体の病理学的進展度の予測

AIPはARDSの病態を呈し，重篤な病態を呈するために，病理組織学的な検討が困難な場合が多い．一方，組織所見が得られた場合であっても，び

まん性肺胞傷害では，領域ごとに病理学的病期が異なる場合も多く，生検部位が必ずしも肺野全体の病理学的な進展度を示しているとは限らない．HRCTは非侵襲的に肺野全体の情報が得られる[5,6]．

2）治療反応性・予後の予測

AIPでは，症状発症からの経過や生理学的データ（酸素化障害の程度）は必ずしも，病理学的な進展度を示していない．すなわち，発症からの経過が長い症例が進行しているとは限らず，酸素化障害が高度であることが，必ずしも病理学的により進展度が高いことに結びつかない[6]．

AIPの生存例および非生存例について，年齢，性別，肺傷害スコアなどの背景因子を一致させて，そのHRCT所見を比較検討した結果，非生存例のHRCT所見は，生存例に比較して，気管支拡張像を伴う濃度上昇域が有意に広範に分布しており，気管支・血管影や葉間の偏位などの構造の歪みの所見が有意に高率であった．さらに病理学的進展度に応じて段階的にスコアし，各所見の広がりを乗じたものの総和ととることで，肺野全体の病理学的進展度を半定量的に表示した場合，生存例のCTスコアは，非生存例のCTスコアより有意に低値であった[6]．すなわち，AIPでは，

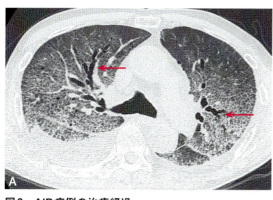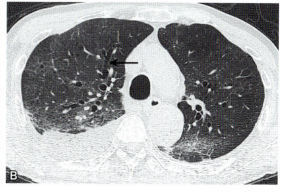

図3　AIP症例の治療経過

A：急性間質性肺炎の気管分岐部レベルの胸部HRCT線所見（増殖期：診断時day 1）．両側肺野に微細な網状影と壁不整な気管支拡張（→）を伴う濃度上昇域がみられ，増殖期への進行を示唆する．右胸水貯留も認められる．B：治療経過の胸部HRCT線所見（増殖期：診断時day 7）．day 1に認められた広範な濃度上昇域は一部を残し，改善しており，拡張気管支の残存（→）が認められる．

気管支拡張像を伴う濃度上昇域が乏しい比較的病理学的病期が早期の症例は治療反応性が期待されると考えられる（図3）．以上のことより，HRCT所見にて，気管支拡張像を伴う濃度上昇域の広がりを評価することにより，AIPの治療反応性や予後の予測が可能であることがわかってきた．

治療戦略・治療選択の考え方

AIPに対して，確立された治療法はない．人工呼吸管理では，一般のARDSに準じて，肺保護戦略が重要で，1回換気量制限（low tidal ventilation）およびプラトー圧制限により，肺胞の過伸展予防を図り，人工呼吸器関連肺損傷の防止に努める必要がある．

1990年代までの報告では死亡率は60〜90％と極めて高いが，近年の報告では，特発性のびまん性肺胞傷害・ARDS症例をAIPとした場合には，過去のAIPの頻度は過小評価されている点を挙げ，一般のARDSと同様の40％前後の死亡率であることが報告されている[7]．肺保護的人工呼吸管理を含む支持療法（supportive care）が主体と報告され

ているが，近年治療に反応性した症例は，より早期に治療を開始できた場合であるとの報告[7]もみられ，HRCTによる検討結果と矛盾しない．

1) Katzenstein AL et al : Acute interstitial pneumonia a clinicopathologic, ultrastructural, and cell kinetic study. Am J Surg Pathol **10** : 256-257, 1986
2) Olson J et al : Hamman-Rich syndrome revisited. Mayo Clin Proc **65** : 1538-1548, 1990
3) Travis WD et al : An official American Thoracic Society / European Respiratory Society statement: Update of the international multidisciplinary classification of the idiopathic interstitial pneumonias. Am J Respir Crit Care Med **188** : 733-748, 2013
4) Johkoh T et al : Acute interstitial pneumonia : thin-section CT findings in 36 patients. Radiology **211** : 859-863, 1999
5) Ichikado K et al : Acute interstitial pneumonia : high-resolution CT findings correlated with pathology. ARJ Am J Roentgenol **168** : 333-338, 1997
6) Ichikado K et al : Acute interstitial pneumonia: comparison of high-resolution computed tomography findings between survivors and non-survivors. Am J Respir Crit Care Med **165** : 1551-1556, 2002
7) Suh GY et al : Early intervention can improve clinical outcome of acute interstitial pneumonia. Chest **129** : 753-761, 2006

2 特発性肺線維症(IPF)

Clinical その疾患の病態は?

a. 概 念

特発性肺線維症(idiopathic pulmonary fibrosis:IPF)は原因不明で,主に高齢者に発症し,肺に限局し,組織病理学的かつ/あるいは画像的にUIPパターンを伴う慢性,進行性の線維性間質性肺炎と定義されている.最終的には不可逆的な線維化病変(蜂巣肺)を形成し,症状発現からの中間生存期間は3〜4年と極めて予後不良の疾患である[1,2].

b. 危険因子

IPFは病因不明の疾患と定義されているが,多数の潜在的危険因子が報告されている[1,2].

喫煙歴は20箱-年超の患者では特に強く関連する.環境曝露では,金属粉塵,木材粉塵,畜産,鳥の飼育,整髪料,石切り/研磨,ならびに家畜および野菜くず/動物からの粉塵でリスクが増加することが報告されている.

家族性のIPFの検討から,特にサーファクタント蛋白-C遺伝子の変異,テロメラーゼ遺伝子のヒトテロメラーゼ逆転写酵素(hTERT)やヒトテロメラーゼRNA(hTR)構成要素内の遺伝子変異が注目されている.

c. 病 態

IPFの病態は,現在では炎症は必ずしも主ではなく,さまざまな刺激によって生じた肺胞上皮の傷害に対して,コラーゲンなどの増加を伴う異常な修復反応により線維化が進むと考えられている[1,2].肺胞壁の肥厚により,酸素の取り込みが低下し,肺のコンプライアンス低下のために拘束性障害(肺活量低下)を生じる.よくみられる症状は,原因不明の慢性労作性呼吸困難,咳嗽,両肺底部吸気時の捻髪音およびばち指である.本疾患の発生率は年齢とともに上昇し,通常50〜60歳代で症状が現れる.50歳未満のIPF患者はまれである.男性が多く,大多数の患者には喫煙歴がある.

Clinical 鑑別診断の考え方は?

a. 鑑別診断

診断には,ほかの特発性間質性肺炎や環境曝露,薬剤や膠原病などの全身疾患による間質性肺炎などといった他疾患の除外が必要である.その中でも,慢性過敏性肺炎,膠原病関連の間質性肺炎の鑑別が特に重要である[1〜3].

1)慢性過敏性肺炎

IPFと類似した臨床像をとること,抗原の同定や組織診断が困難な場合が多いことより,本疾患の除外は必ずしも容易ではない.後述するIPFとしてはやや非典型的な画像所見,気管支肺胞洗浄でのリンパ球比率の増加,環境曝露(特に,鳥飼育,近隣の野鳥,羽毛製品,鳥剥製,鶏糞肥料など)などが疑うきっかけとなる.

2)膠原病関連の間質性肺炎

膠原病を疑わせる症状・身体所見,血液検査所見の有無を確認する.最近,膠原病の確定診断はできないが,肺病変先行あるいは肺病変主体の膠原病という概念が注目され,2015年ATS/ERSのtask forceからinterstitial pneumonia with autoimmune features(IPAF)という概念が提案された[4].

b. 診 断

IPFガイドラインに記載されているIPF診断には以下が必要である[1].

① その他の既知の間質性肺疾患(例:家庭内曝露および職業環境曝露,結合組織病,および薬物毒性)の除外.

② 外科的肺生検の対象ではない患者のHRCTにおけるUIPパターンの存在(**表1**).

③ 外科的肺生検の対象患者のHRCTおよび外科的肺生検パターンの特定の組み合わせ(**表1〜3**).

IPF診断におけるフローチャートを**図1**に示す[1].

表1　IPFガイドラインにおけるUIPのHRCT診断基準（2011年）

UIPパターン	possible UIPパターン	inconsistent with UIPパターン（下記のいずれかを認める場合）
● 胸膜直下，肺底部優位 ● 線状影 ● 蜂巣肺±牽引性気管支拡張 ● UIPパターンに矛盾する所見を認めない	● 胸膜直下，肺底部優位 ● 線状影 ● UIPパターンに矛盾する所見を認めない	● 上肺野あるいは中肺野優位 ● 気管支血管束優位 ● 著明なすりガラス影（広がり＞線状影） ● 多数の小結節（両側，上肺優位） ● 散在性嚢胞（多発，両側，蜂巣肺から離れた部位） ● びまん性モザイク陰影／エアトラッピング（両側性で3葉以上） ● 気管支・肺区域性の浸潤影

（Raghu G et al：Am J Respir Crit Care Med **183**：788, 2011 より改変して引用）

表2　IPFガイドラインにおけるUIPの病理診断基準（2011年）

UIPパターン（4つをすべて満たすこと）	probable UIPパターン	possible UIPパターン（3つをすべて満たすこと）	not UIPパターン（6つのどれがあっても）
● 肺の構築破壊を伴う著しい線維化（胸膜直下蜂巣肺の有無を問わず）／小葉間隔壁近傍優位 ● 肺実質内の斑状の線維化 ● 線維芽細胞巣 ● UIP以外の診断を示唆する所見がない（not UIP参照）	● 肺の構築破壊を伴う著しい線維化（胸膜直下蜂巣肺の有無を問わず） ● 肺実質内の斑状の線維化，線維芽細胞巣のどちらか一方がない ● UIP以外の診断を示唆する所見がない（not UIP参照） または ● 蜂巣肺のみ	● 斑状またはびまん性に分布する線維化で，炎症細胞浸潤の有無を問わず ● UIPのほかのクライテリアがない（UIP参照） ● UIP以外の診断を示唆する所見がない（not UIP参照）	● 硝子膜[*] ● 器質化肺炎[*+] ● 肉芽腫（複数）[+] ● 蜂巣肺から離れた部位にみられる著しい炎症細胞浸潤 ● 気道中心性優位の病変 ● ほかの診断を示唆する所見

[*]IPFの急性増悪では認めうる．
[+]孤立性の肉芽腫やごく軽度の器質化肺炎は，偶発的にUIPパターンに共存しうる．

（Raghu G et al：Am J Respir Crit Care Med **183**：788, 2011 より改変して引用）

表3　HRCTと外科的肺生検パターンによるIPF診断

HRCT pattern	組織パターン				外科的肺生検なし
	UIP	probable UIP	possible UIP	nonclassifiable fibrosis	
UIP	IPF	IPF	IPF	IPF	IPF
possible UIP	IPF	IPF	probable IPF[*]	probable IPF[*]	UCIIPs
inconsistent with UIP	possible IPF[*]	not IPF	not IPF	not IPF	UCIIPs

UCIIPs：unclassifiable idiopathic interstitial pneumonias
[*]診断にはサンプリングエラーやHRCTの再評価も含めた多分野医師による合議が必要．

（Raghu G et al：Am J Respir Crit Care Med **183**：788, 2011 より改変して引用）

Radiological どんな画像がみられる？

IPFガイドラインで使用される画像診断では，UIP，possible UIP，inconsistent with UIPの3つに分類される（**表1**）[1]．

a. 典型例

HRCTにて，胸膜直下・肺底部優位の分布，網状影，蜂巣肺±牽引性気管支拡張を認め，非UIPパターンを認めない場合を，UIPパターンと診断し，臨床的にIPFに矛盾がなければ診断可能であ

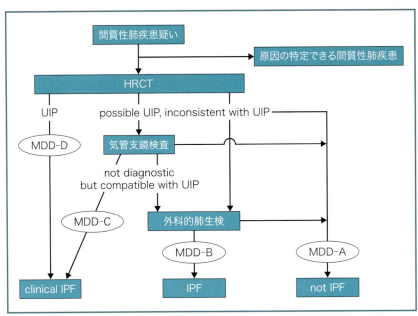

図1　特発性肺線維症（IPF）診断のフローチャート

MDD（multidisciplinary discussion）の取り扱い

MDD：下記のとおり，呼吸器内科医，画像診断医，病理診断医が総合的に判断する．

MDD-A：画像上他疾患が考えられる場合，気管支鏡検査あるいは外科的肺生検で他疾患が見込まれる場合．

MDD-B：外科的肺生検は積極的UIP診断の根拠になる場合が多いため，患者のリスクを勘案のうえ，可能な限り施行する．

MDD-C：IPF症例で非典型的な画像（蜂巣肺が不鮮明など）を約半数で認めるため[*]，呼吸機能の低下など，進行経過（behavior）を総合して臨床的IPFと判断する症例がある．

MDD-D：病理検査のない場合の適格性を検討する．

各MDDにおいて最終診断が変わりうる可能性がある．

[*]Sverzellati N：Respir Res 2013；**14**（Suppl 1）：S3

［日本呼吸器学会（編）：特発性間質性肺炎診断と治療の手引き，南江堂，東京，第3版，p5，2016より転載］

る．蜂巣肺を認めないが，ほかの3項を認める場合を possible UIP パターンと診断し，この際には，IPF診断には外科的肺生検による病理学的評価が必要となる．

b. 非典型例：鑑別疾患

HRCTにて，非UIPパターンとされる7項目のいずれかを認めた場合は，非UIPパターンと診断され，画像的にはIPF以外の他疾患が疑われる．したがって，後述する病理所見でUIPパターンと診断されても，IPFの診断には十分な注意が必要とされる．

一方，画像的には非典型でも，IPFと診断される症例はまれならず存在することが報告されており（図2）[1,5]，間質性肺炎症例の臨床において「非典型的な画像所見を呈するIPF」の可能性を念頭に置くことは重要である．

Pathological　病理から何がわかる？

病理診断では UIP，probable UIP，possible UIP，nonclassifiable fibrosis，not UIP に分類され，UIPの診断に確信度がつけられた（表2）．

組織診断にて，IPFとしてのUIPパターンを否定する所見として，硝子膜形成，器質化肺炎，複数の肉芽腫，蜂巣肺から離れた部位にみられる著しい炎症細胞浸潤，気道中心性有意の病変，ほかの診断を示唆する所見が，not UIPパターンとして記載されている．したがって，肺の構築破壊を伴う著しい線維化（胸膜直下蜂巣肺の有無を問わず）/

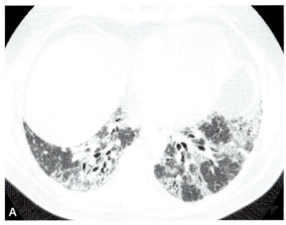

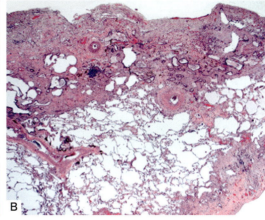

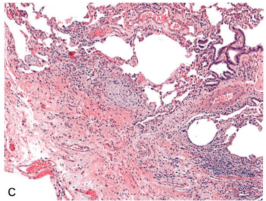

図2　非典型的な画像所見を呈する特発性肺線維症
A：HRCT 所見：気管支血管束に沿った網状影を伴ううすりガラス影で牽引性気管支拡張所見を伴う．IPF ガイドラインでは inconsistent with UIP パターンと判定される．B：組織所見：胸膜直下に蜂巣肺所見を伴う斑状の線維化を認め正常な肺胞部位と近接する．C：組織所見：高度の線維化とそれに接する線維芽細胞巣を認める．
（the American Thoracic Society の許諾を得て，Travis WD et al：An official American Thoracic Society/European Respiratory Society statement: Update of the international multidisciplinary classification of the idiopathic interstitial pneumonias. Am J Respir Crit Care Med 188：733-748, 2013 より転載）

小葉間隔壁近傍優位，肺実質内の斑状の線維化，線維芽細胞巣，のすべての所見を認め，UIP パターンと思われても，UIP 以外の診断を示唆する not UIP パターンを認めたら，IPF としての UIP パターンからは除外される．

　具体的には，気道中心性病変を認める場合は，喫煙関連の間質性肺炎，慢性過敏性肺炎，膠原病関連間質性肺炎を，気道中心性病変と複数の肉芽腫形成を認める場合は慢性過敏性肺炎を，器質化肺炎，蜂巣肺から離れた部位にみられる著しい炎症細胞浸潤，胚中心を伴う間質へのリンパ球浸潤，胸膜病変，心膜病変などの複合的所見を認める場合は膠原病関連間質性肺炎の鑑別が必要である．

　複数の領域からの外科的肺生検検体において組織学的パターンが不一致であった例が報告されている．UIP パターンと線維性非特異性間質性肺炎（NSIP）パターン（UIP と不一致）を合併している症例は，すべての肺葉に UIP パターンがある症例（UIP と一致）と同様の挙動を示すと考えられる．したがって1箇所のみの肺生検で NSIP パターンが認められても IPF の診断が除外できないことになる．IPF が疑われる患者では複数の肺葉で外科的肺生検を実施する必要がある．

CRP　CRPカンファレンス

　IPF の診断精度は，臨床的，放射線学的，および組織病理学的相関に伴って高くなり，間質性肺疾患分野の経験が豊富な臨床専門家による集学的議論により正確な診断が達成できる[1]．

　このような合議は，放射線パターンと組織パターンが一致しない場合（例：HRCT が UIP パターンと一致せず，組織病理学的には UIP パターンである）に特に重要である．HRCT または病理学的 UIP パターンは100％ IPF に特異的ではないので，UIP パターンをみても，二次性に UIP パターン（慢性過敏性肺炎や膠原病に伴う間質性肺炎）の可能性を検討する姿勢が重要である．

表4 疾患進行

疾患進行	治療目標	監視目標
●可逆性かつ自然軽快(多くの RB-ILD)	●推定される原因の除去	●疾患の寛解を確認するため3〜6ヵ月の短期間で観察
●可逆性だが進行の危険性あり(細胞性 NSIP およびある種の線維化性 NSIP, DIP, COP)	●初期の反応性を達成し, 長期療法を検討	●治療反応性を確認するため短期間での観察 ●治療効果の維持のため長期経過観察
●残存疾患とともに安定(ある種の線維化性NSIP)	●状態の維持	●疾患経過の評価のため長期経過観察
●進行性で不可逆性の疾患だが安定の可能性あり(ある種の線維化性NSIP)	●安定化	●疾患経過の評価のため長期経過観察
●治療にもかかわらず進行性で不可逆性(IPF, ある種の線維化性NSIP)	●進行の抑制	●疾患経過の評価, 移植適応, 効果的な緩和治療のため長期経過観察

RB-ILD:respiratory bronchiolitis-assosiated interstitial lung disease, 呼吸細気管支炎を伴う間質性肺疾患. DIP:剥離性間質性肺炎. COP:特発性器質化肺炎.

(Travis WD et al:Am J Respir Crit Care Med **188**:733, 2013より改変して引用)

2013年の特発性間質性肺炎(idiopathic interstitial pneumonias:IIPs)改訂国際集学的分類では, 臨床, 画像, 病理(CRP)のいずれかで不十分な所見である場合, 過去の治療の影響による, CRP の不一致, 新たな疾患概念, 既存の概念の異形, IIPsの中の複数の画像, 病理所見を認める場合などは既存の疾患概念で診断をすることができず, 分類不能の特発性間質性肺炎(unclassifiable IIPs:UC-IIPs)とすると記載されている[3].

間質性肺炎の診療においては, 確定診断が予後の類推や治療方針の決定に有用であるが, 実地臨床では, 確定診断には外科的肺生検が必要でも, 種々の条件で実施困難な場合もしばしばある. このような場合も, UC-IIPsと診断されるが, 推定される疾患の可能性を踏まえた疾患進行の類推(表4)と, それに基づく治療方針の決定が重要と思われる.

文 献

1) Raghu G et al:An official ATS/ERS/JRS/ALAT statement:idiopathic pulmonary fibrosis:evidence-based guidelines for diagnosis and management. Am J Respir Crit Care Med **183**:788-824, 2011
2) 日本呼吸器学会(編):特発性間質性肺炎診断と治療の手引き, 南江堂, 東京, 改訂第3版, 2011
3) Travis WD et al:An official American Thoracic Society/European Respiratory Society statement:Update of the international multidisciplinary classification of the idiopathic interstitial pneumonias. Am J Respir Crit Care Med **188**:733-748, 2013
4) Fischer A et al:An Official European Respiratory Society/American Thoracic Society Research Statement:Interstitial Pneumonia with Autoimmune Features. Eur Respir J **46**:976-987, 2015
5) Sverzellati N et al:Biopsy-proved IPF:Spectrum of Nondiagnostic Thin-Section CT Diagnoses. Radiology **254**:957-964, 2010

3　非特異性間質性肺炎(NSIP)

Clinical　その疾患の病態は？

a. 定　義

非特異性間質性肺炎(nonspecific interstitial pneumonia：NSIP)は，どの特発性間質性肺炎(IIPs)にも該当しない疾患群として1994年提唱され，その後は暫定的な(provisional)疾患概念に位置づけられていた．その後，2008年の報告ではidiopathic NSIP(iNSIP)が1つの病型としてまとめられ[1]，2013年のIIPs改訂国際集学的分類では，慢性線維化性間質性肺炎(chronic fibrosing IIPs)として，特発性肺線維症(IPF)とiNSIPが並列表記されるようになった．

確定診断には外科的肺生検が必要である．さらに，病理学的に間質の炎症細胞浸潤のみの所見を呈するcellular type(c-NSIP)と，線維化の所見を呈するfibrosing type(f-NSIP)の2つに分類するのが一般的である．

b. 臨床像

2008年の報告では，主に非喫煙者の中年(50歳代)女性に多く発症し，慢性の経過で出現する予後良好な疾患としているが，なかには器質化肺炎や急性間質肺炎のように急性・亜急性経過の症例もみられる．

Clinical　鑑別診断の考え方は？

iNSIPと診断するには，膠原病肺や過敏性肺臓炎，薬剤性肺炎，放射線肺臓炎，家族性間質性肺炎，IgG4関連疾患などの二次性の除外，そしてほかの特発性間質性肺炎との鑑別が重要になる．そのために，徹底的な薬物服用歴，職歴，吸入歴の確認，そして身体診察が求められる(表1)．

皮膚筋炎，強皮症などの膠原病に間質性肺炎が付随した場合，よくみられる組織はNSIPパターンであり，iNSIPと診断する際には膠原病の可能性は常に考え，また他臓器病変に注意を払う必要がある．近年，皮疹，関節痛などの膠原病様の症状・症候や自己抗体などを有し，膠原病的な背景を持つが膠原病の確定診断に至らない患者群が存在することが注目され，報告者によって分類不能

表1　iNSIPの初期評価項目

問　診	診察・検査
●環境曝露歴 　・薬物(amiodarone，抗悪性腫瘍薬，interferon，抗リウマチ薬，分子標的治療薬，生物学的製剤など) 　・抗原(鳥蛋白，真菌) ●家族歴(家族性間質性肺炎)	身体診察 ●ばち指 ●聴診 ●口腔内潰瘍 ●Gottron丘疹 ●mechanic's hand ●皮膚硬化
肺外症状の確認	血液検査
●体重減少 ●朝のこわばり ●乾燥症状 ●皮膚症状 ●日光過敏症 ●筋力低下 ●関節痛	●血沈ないしCRP ●抗核抗体/リウマチ因子 ●HIV *症状・身体所見に応じて下記を考慮 　(抗CCP抗体，aldolase，抗SS-A抗体，抗SSB抗体，ANCA，CK，抗dsDNA抗体，抗Scl-70抗体，抗RNP抗体，抗Smith抗体，抗ARS抗体

(Belloli EA et al：Respirology 21：259, 2016より改変して引用)

127

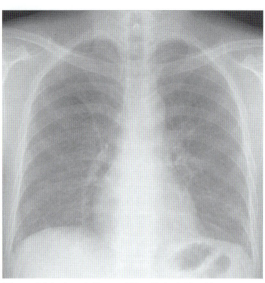

図1　症例1（40歳代，男性）の胸部単純X線
両側下肺野にすりガラス影，網状陰影がみられる．

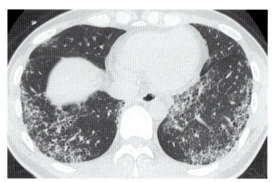

図2　症例1（40歳代，男性）の胸部HRCT
両側下葉に線維影，小葉間隔壁肥厚，胸腔鏡下外科的肺生検（VATS）でf-NSIPと診断．

表2　61例のiNSIP症例におけるHRCT所見

画像所見	n	％
分布（頭尾方向）		
下肺野優位	56	92％
びまん性	5	8％
上肺野優位	0	0％
分布（CT体軸断面）		
びまん性	29	47％
末梢優位	28	46％
中枢側優位	4	7％
網状影	53	87％
牽引性気管支拡張	50	82％
下葉容積減少	47	77％
すりガラス影	27	44％
気腫／囊胞	7	12％
浸潤影	8	13％
気管支血管束肥厚	4	7％
微小結節	2	3％
蜂巣肺	3	5％

（Travis WD et al：Am J Respir Crit Care Med **177**：1338, 2008 より改変して引用）

膠原病（undifferentiated connective tissue disease：UCTD），lung dominant connective tissue disease（LD-CTD），autoimmune-featured interstitial lung disease（AIF-ILD）などと提唱されている．さらにこれらを統一する形でinterstitial pneumonia with autoimmune features（IPAF）という概念も提唱されている[2]．これら膠原病的背景を持つ間質性肺炎の治療反応性および予後に関しては不明な点が多いが，IPFと比較して予後良好との報告もみられる．

本邦では，抗ARS抗体が，2014年からコマーシャルベースで測れるようになってから，従来の特発性間質性肺炎の中に同抗体陽性の症例が多く

みつかるようになっている．この場合の間質性肺炎はステロイドならびにカルシニューリン阻害薬（tacrolimusないしcyclosporine）といった免疫抑制薬の反応性が一般によく，NSIPパターンを呈する間質性肺炎をみた場合，抗ARS抗体の確認が必要である．

さらにiNSIPと診断した後の経過中に，所見が顕在化し膠原病と初めて診断可能な場合が9〜33％にあると報告されており，長期的に膠原病随伴症状の出現には注意が必要である．

Radiological どんな画像がみられる？

胸部単純X線像では，両側中下肺野優位のすりガラス影，斑状影，線状影が特徴的である（図1）．またHRCTで特徴的な所見は，両側下肺野優位のすりガラス影を主体として，網状影や浸潤影，気管支拡張が混在する（図2）．

2008年の論文では，92％が下肺野優位で，網状影は87％，牽引性気管支拡張像は82％，下葉の容積減少は77％に認められたと報告している（表2）[1]．また，すりガラス影は44％，胸膜直下に病変が乏しい（sub pleural sparing）のは21％に

表3　NSIPの病理所見

主要な所見
●cellular NSIP ・軽度〜中等度の間質性慢性炎症 ・炎症領域でのⅡ型肺胞上皮細胞増生 ●fibrosing NSIP ・時相が均一で，強いまたは弱い間質の線維化 ・肺構造はしばしば保たれる 　　間質性慢性炎症−軽度〜中等度

陰性所見
●cellular NSIP ・強い間質の線維化：なし ・器質化肺炎は目立った特徴ではない 　（生体標本で20％未満） ・びまん性の重度肺胞性中隔炎症は認めない ●fibrosing NSIP ・時相が不均一なパターン：強い線維化を伴う線維芽 　細胞巣は目立たない，ないし認めない 　これは斑状で胸膜下ないし傍隔壁に認める場合は特 　に重要 ・蜂巣肺は目立たない，ないし認めない 　（拡張した線維性気腔が存在する場合がある） ●両方のパターン ・急性肺障害，特に硝子膜形成：なし ・好酸球：目立たない，ないし認めない ・肉芽腫：なし ・特殊染色によってウイルス封入体や生体を認めない ・広範囲の細気管支周囲化生の気道疾患

（Travis WD et al : Am J Respir Crit Care Med **177** : 1338, 2008
より改変して引用）

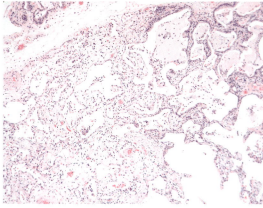

図3　NSIPの組織像（×100，HE染色）
リンパ球主体の炎症細胞浸潤を伴った肺胞壁の一様な（ホモジーニアスな）線維性肥厚がびまん性にみられる．一部気管支上皮化生所見もみられる．

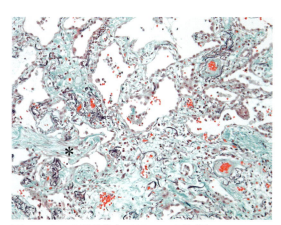

図4　NSIPの組織像（×200，EVG染色）
リンパ球主体の炎症細胞浸潤を伴った肺胞壁のホモジーニアスな線維性肥厚がびまん性にみられる．気腔内にも早期線維化巣（*）がみられる．

認められるとしている．胸膜直下に病変を伴うIPFとの鑑別に有用である．逆に蜂巣肺は，4.9％と低い頻度で報告されている．一般に，気管支血管側周囲の病変の存在，すりガラス影の存在，時間的空間的に均一な病変の広がりなどは，IPFよりもNSIPを示唆する所見とされる．ただし，f-NSIPでも時間経過とともに構造改築が進むため，画像でのIPFとf-NSIPの鑑別は容易ではない．CTでNSIPと画像診断された38％の症例が，病理診断でUIPであったとする報告もある．

Pathological　病理から何がわかる？

2008年の報告ではNSIPの病理所見を表3のように報告している[1]．NSIPの組織像を病理学的に，肺胞間質に線維化あるいは炎症細胞浸潤がみられ，それらの時相が比較的均一であること（temporal uniformity）というのが，NSIPパターンの特徴である（図3，4）．一方，蜂巣肺や肺胞壁の炎症細胞浸潤，正常肺など多様な時相を呈する（temporal heterogeneity）のがUIPパターンの特徴である．蜂巣肺や線維芽細胞巣（fibroblastic foci）は目立たない．67例のNSIPをまとめた先の報告ではc-NSIP 11例（16％），f-NSIP 56例（84％）であった．

CRP　CRPカンファレンス

IPFは，HRCTのみで診断が可能となっているが，NSIPをはじめとしたほかのIIPsでは，基本的にHRCTのみでの診断は不可能であり，外科

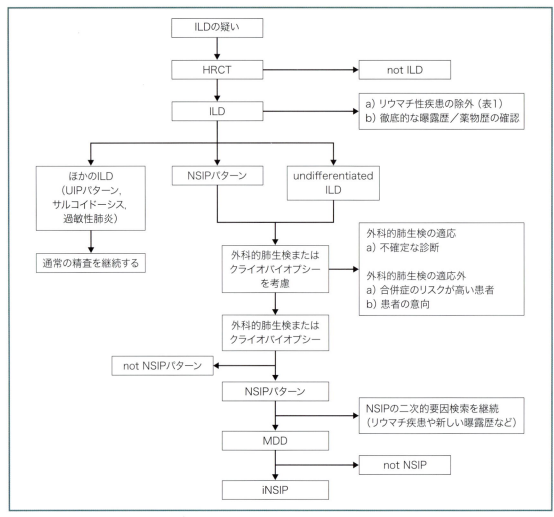

図5　NSIP を疑う症例のアルゴリズム
ILD：interstitial lung disease，間質性肺炎．

（Belloli EA et al：Respirology **21**：259, 2016 より改変して引用）

的肺生検が必須となる．その病理所見・画像・臨床という集学的な議論（MDD）を行い，診断確定となる（図5）[3]．

治療戦略・治療選択の考え方

　iNSIP の予後は良好な疾患（5年生存率82.3%，10年生存率73.2%）としてまとめられている．また，c-NSIP は f-NSIP より予後は良好である．

　治療戦略は，2013年のステートメントで触れられているように disease behavior・呼吸状態，ならびに患者の年齢・合併症を踏まえて立てる必要が

ある．定期的に肺拡散能（DLco）を含めた呼吸機能，画像，自覚症状を評価し，自覚症状が乏しい場合，病勢が安定している場合は，そのまま慎重に経過をみることも可能である．一方，病勢が進行している場合，呼吸機能が悪化している場合（6〜12ヵ月で努力肺活量（FVC）＞10%，DLco＞15%の悪化）は，治療介入が望ましい．その場合，中心となるのは依然として免疫抑制療法となる．先のc-NSIP であれば，ステロイド反応性がよく，ステロイド単剤が選択される．ただし，治療反応性が乏しい場合，また副作用などの問題からステロイド減量をはやめたい場合は sparing effect を期待し

て，azathioprine や cyclophosphamide，cyclosporine などの免疫抑制薬を併用する．

　f-NSIP の場合は，従来からステロイド＋免疫抑制薬による治療が選択されてきたが，反応性が乏しく，予後も必ずしもよくない．UIP との鑑別が困難な場合は，IPF に準じた抗線維化薬を治療戦略に考慮した管理が必要であり，また今後臨床試験による評価が求められる．

謝辞
病理に関する解説および病理写真は，日本医科大学大学院解析人体病理学 寺崎泰弘先生，福田悠先生にご協力・ご提供いただきました．感謝申し上げます．

文　献

1) Travis WD et al : Idiopathic nonspecific interstitial pneumonia : report of an American Thoracic Society project. Am J Respir Crit Care Med **177** : 1338-1347, 2008
2) Fischer A et al : An official European Respiratory Society/American Thoracic Society research statement : interstitial pneumonia with autoimmune features. Eur Respir J **46** : 976-987, 2015
3) Belloli EA et al : Idiopathic non-specific interstitial pneumonia. Respirology **21** : 259-268, 2016

Ⅳ

3

非特異性間質性肺炎（NSIP）

4　特発性器質化肺炎(COP)

Clinical　その疾患の病態は？

a. 概　念

特発性器質化肺炎 (cryptogenic organizing pneumonia：COP) は，組織学的に肺胞腔内にポリープ型の器質化を認め，ステロイド治療の反応がよく可逆性であるが，再発のリスクを持つ疾患経過をとる特発性間質性肺炎(IIPs)の一型である．Eplerら[1]の報告した同一の疾患概念であるbronchiolitis obliterans organizing pneumonia (BOOP) が臨床現場では長い間使用されていた．2002年のIIPsのATS/ERSステートメントにおいては，病理学的に必ずしも閉塞性細気管支炎(BO)を認めないことより，病理診断名は器質化肺炎(OP)パターン，臨床診断名は特発性器質化肺炎(COP)と呼ばれることとなった[2]．2013年に改訂されたステートメントでは，急性間質性肺炎(AIP)と一緒に急性経過のIPとして分類されている[3]．

b. 病　態

OPパターンを呈する組織像の本態は何らかの損傷で肺胞基底膜が部分的に傷害され，肺胞腔内に滲出物が漏れて，肉芽を形成する肺の修復反応である[4]．感染，種々の薬剤や放射線照射後など多くの病態，疾患において認められる病理変化である．病理でOPパターンの像を認めた時の鑑別が重要であり，あくまでCOPの診断は除外診断である．

c. どんな時にCOPを疑うのか？

数週間から数ヵ月の急性から亜急性経過の呼吸困難で発症する．体重減少，発汗，発熱といった全身症状を伴い，胸部単純X線上，両側性の浸潤影，斑状影を呈し，細菌性肺炎と診断され抗菌薬を投与されるが，効果のない症例として発見される場合が多い．遊走性の浸潤影や，胸部聴診上は吸気終末の捻髪音を伴うことも有用な所見である．

d. 検査所見(血液，肺機能など)[4]

血清KL-6は上昇しないことが多いが，血清SP-Dは上昇することが多い．血清KL-6の高い症

例は，再発しやすいことが多いので経過を慎重にする．慢性好酸球性肺炎は臨床像や画像所見からは鑑別が困難であるので，末梢血の血液分画を確認する．鑑別として，腫瘍マーカー，c-ANCA，クリプトコックス抗原が有用なこともある．気管支肺胞洗浄(BAL)では，リンパ球の増加を認め，CD4/8比は低下する．ときに末梢血の好酸球が正常を呈する慢性好酸球性肺炎の症例があるので，この鑑別に有用である．悪性疾患，感染症の除外のため，洗浄液の培養や細胞診は必須である．

Clinical　鑑別診断の考え方は？

a. COPと診断する時に重要なこと

臨床的な診断だけでCOPとしてステロイドによる診断的治療が行われることもあるが，可能な限り経気管支的肺生検(TBLB)やBALを施行した方がよい．特発性と診断する前に，原因疾患を検索することが，繰り返しになるが大事である．常に表1の疾患の除外をすべきである．CT所見

表1　組織学的にOPパターンをとる疾患・病態

| 感染症(細菌，真菌，mycoplasma，ニューモシスチス肺炎) |
| 膠原病(特に抗ARS抗体陽性の皮膚筋炎関連IP) |
| 薬剤性 |
| 過敏性肺臓炎 |
| 放射線照射 |
| 移植後(特に幹細胞移植後) |
| 外因性物質吸引 |
| 悪性腫瘍(固形腫瘍，血液系悪性腫瘍) |
| 血管炎症候群(GPA，EGPA) |
| 誤嚥 |
| 肺胞出血 |
| 肺梗塞 |

GPA：granulomatosis with polyangiitis，多発血管炎性肉芽腫症 (Wegener肉芽腫症)．EGPA：eosinophilic granulomastosis with polyangiitis，好酸球性多発血管炎性肉芽腫症．

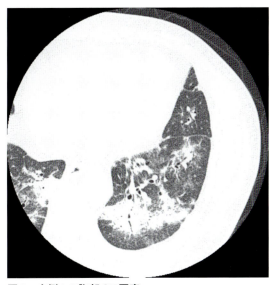

図1 症例1の胸部CT写真
気管支血管炎に沿った多発浸潤影を認める.

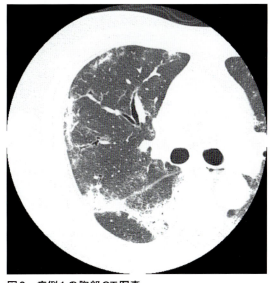

図2 症例1の胸部CT写真
気管支透亮像を伴う非区域性の多発浸潤影を認める.

上の鑑別疾患は，気管支透亮像を伴う非区域性の多発浸潤影をとる疾患，すなわち異型性肺炎，慢性好酸球性肺炎，非特異性間質性肺炎（NSIP），リンパ腫，細気管支肺胞上皮癌が挙がる[4].

b. 鑑別の上で重要な疾患や，認識すべき疾患

1）ほかの特発性間質性肺炎

急性経過をとる特発性間質性肺炎の鑑別としては3つの疾患が挙がる．すなわち，COP，AIP，特発性肺線維症の急性増悪である．特発性肺線維症の急性増悪は，特徴的なHRCTの画像所見（蜂窩肺）で容易に鑑別できるが，AIPとの鑑別は困難な症例がある.

2）膠原病

関節リウマチや，皮膚筋炎に伴う間質性肺炎ではOPパターンの間質性肺炎を伴うことが多く，しかも間質性肺炎を初発症状として発症することも多いので常に鑑別に入れるべきである．特定の膠原病の診断基準を満たさないが，臨床，画像，病理学的所見の特徴を持つ間質性肺炎をinterstitial pneumonia with autoimmune features（IPAF）という用語で統一された．IPAFの画像所見のパターンの1つとしてOPパターンが挙げられている．OPパターンの画像所見をみた場合は，常に膠原病の可能性を考えるべきである.

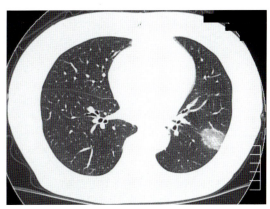

図3 症例2の胸部CT写真
halo signを反転させた画像所見（reversed halo sign），すなわち中心部のすりガラス濃度域をリング状に取り囲む高吸収域を認める.

3）誤嚥性肺炎

生検で誤嚥性肺炎と診断された59症例の検討[5]では，約90％にOPパターンを認めた．ほとんどの患者が健常人で臨床的に誤嚥が疑われたのはわずかに9％で，胸部画像も50％の例が両側の浸潤影，多発結節影とCOPに矛盾しないとの報告もある.

Radiological どんな画像がみられる？

一般的には，気管支透亮像を伴う非区域性の多発浸潤影が出現する（図1，2）．陰影が移動する，

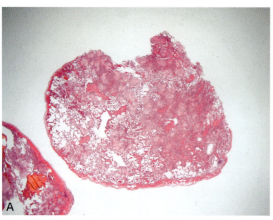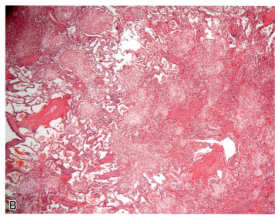

図4　症例1の胸腔鏡下肺生検標本（HE染色）
A：ルーペ像では，病変は小葉の中心領域に認める．B：Aの拡大図．小葉の中心領域に，ポリープ型腔内器質化病変を認める．

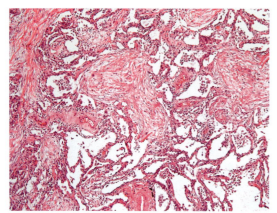

図5　症例2のTBLB肺生検標本（HE染色）
肺胞腔内にポリープ型器質化病変を認める．

いわゆる遊走性陰影は1/3の症例で認める．誤嚥性肺炎や肺梗塞もときに，陰影の移動をみるので鑑別に入れるべきである．

結節性陰影をとることもある．一部軽快してくると内部の陰影がすりガラスになることがあり，reversed halo signと呼ばれる所見をとる（図3）．この陰影はCOPを疑う所見であるが，特異的な所見ではなく多発血管炎性肉芽腫症（GPA），感染症や肺梗塞などでも認める．

下肺優位な分布をとる症例は，NSIPとの鑑別が困難である．陰影の内部の牽引性気管支拡張の有無を確認すべきである．COPでは，気管支の壁はスムーズなair bronchogramの形をとる．

COPで胸水がみられることはまれであるので，

胸水を認める場合は二次性を考えるべきである．

COPが鑑別になる浸潤影の周囲に気道に散布する小葉中心性陰影を認めれば感染症を疑う．

Pathological　病理から何がわかる？

OPパターンの外科的肺組織像では，病変の分布が小葉中心部に斑状に分布しており胸膜下の肺胞は正常で，正常部との境界は比較的明瞭である（図4-A）．このように外科的肺生検まで施行できれば，COPの診断の確実性は上がる．ステートメントでも記載されるように，NSIPの中で，TBLBで診断が可能な疾患はAIPとCOPである．そのため，現在はCOPの診断で外科的肺生検が施行されることは少ない．しかし，TBLBにおいて肺胞腔内の滲出物が器質化された病変，ポリープ型器質化病変（ポリープ型腔内線維化巣）を認めただけだと，原因疾患の除外は病理だけでは困難である（図4-B，5）．特に最近問題になっているOP＋NSIPパターンのIPの合併の多い抗ARS抗体陽性IPの診断においては，TBLBにてOPパターン像を認めても，常に画像の容積減少の改善やprednisolone（PSL）の治療反応性に注目すべきである．

CRP　CRPカンファレンス

臨床的に特に鑑別すべき疾患は，薬剤性肺炎，膠原病に伴うIP（特に皮膚筋炎）であるが，詳細な問診，身体所見（手指，皮膚の観察は重要）が基

本となる．画像的には，遊走性の浸潤陰影の場合は，好酸球性肺炎を除外すればかなり診断が可能であるが，できる限りBAL，TBLBを試みるべきである．逆に，TBLBでOPの診断がついた時は外科的肺生検をすることがないので，臨床と画像を振り返るべきである．肺癌などの周囲病変でも同様の組織所見を認める．また，KL-6が高値であったり，画像上で肺の容積減少が強い例やPSLの反応が悪い場合は，NSIPの合併を考慮すべきである．その場合は，免疫抑制薬の併用を考慮すべきである．

治療戦略・治療選択の考え方

COPは自然軽快もありうるが，多くの症例ではステロイド治療が必要である．PSL 0.5～1.0 mg/kg/日，4～8週使用，以後2～4週ごとに5 mgずつ減量する．最低6ヵ月以上治療すべきである[4]．再発は高率であり，PSLを15 mg/日以下に減量した場合に再発しやすく，15 mg/日以下で2～4週ごとに2 mgずつ減量している．

COPにおいては治療反応性が不良な例や再発を繰り返す場合は，免疫抑制薬の併用も必要になる．

具体的な例としては，cyclosporin（ネオーラル）100 mg/日，tacrolimus（プログラフ）4 mg/日を初回量として併用してトラフを測定して調節する．高率に陰影は再発することが多いが，肺機能が低下しない場合，自覚症状が少ない場合，長期の副作用の点で，ステロイドの増量は慎重にした方がよいと考える．

文　献

1) Epler GR et al : Bronchiolitis obliterans organizing pneumona. N Engl J Med **312** : 152-158, 1985
2) ATS et al : ATS/ERS International Multidisciplinary Consensus Classification of the idiopathic interstitial pneumonia. Am J Respir Crit Care Med **165** : 277-304, 2002
3) Travis WD et al : An official American Thoracic Society/European Respiratory Society statement : Update of the international multidisciplinary classification of the idiopathic interstitial pneumonias. Am J Respir Crit Care Med **188** : 733-748, 2013
4) 日本呼吸器学会（編）：特発性間質性肺炎診断と治療の手引き．南江堂，東京，第3版，2016
5) Mukhopadhyay S et al : Pulmonary disease due to aspiration of food and other particulate matter : a clinicopathologic study of 59 cases diagnosed on biopsy or resection specimens. Am J Surg Pathol **31** : 752-759, 2007

135

5　Pleuroparenchymal fibroelastosis(PPFE)

Clinical　その疾患の病態は？

a. 概　念

　2004年にFrankelらは，原因不明の胸膜肺実質の肺疾患で，① 臨床的に慢性の原因不明の間質性肺炎様の像を呈し，② 画像上著明な胸膜および肺実質主体で上葉優位の陰影をきたし，③ 病理組織学的に既存の間質性肺炎のいずれの範疇にも分類できないという特徴を持つ疾患群をidiopathic pleuroparenchymal fibroelastosis(IPPFE)と名付けて報告した[1]．その後，2013年に改訂されたATS/ERSの特発性間質性肺炎(IIPs)のコンセンサス分類にまれな間質性肺炎として追加された[2]．しかし，いまだ報告は少なく，その病態，疾患概念についても不明な点が多い．一方，本邦において網谷らは，1992年に両側上葉に限局し胸膜近傍優位に原因不明の進行性肺線維化をきたす一群を上葉限局型肺線維症(idiopathic pulmonary upper lobe fibrosis：IPUF)として提唱し，報告している[3]．

　双方の疾患は，現在も定義，命名を巡ってさまざまな見解があるが，当初より臨床病理学的にも極めて類似の病態をみていると考えられている[4]．

b. 病　態

　臨床所見として，多くの症例が，初診時または経過中に呼吸困難を呈し，乾性咳嗽が次いで認められる．一方で，無症状で他疾患経過観察中の胸部単純X線写真での上肺野の縮みを指摘され，発見される症例もある．体型は細身でbody mass index(BMI)の低い症例が多く，胸郭変形(扁平胸郭)も比較的特徴的である(図1)[5]．胸郭変形については先天的とする報告もあるが，経過中に進展する例も認められている．呼吸機能検査ではほとんどの症例で拘束性換気障害を呈し，残気量が保たれる一方，全肺気量が低下する．これに関連して，比較的呼吸機能が保たれているにもかかわらずPaCO$_2$の上昇がみられる症例も多い．バイオ

マーカーについては，KL-6値よりもSP-D値の上昇する例が多く認められる．経過では，気胸が高頻度にみられ，再発性で難治であることも多い．また繰り返す感染症の報告も多く，感染症の

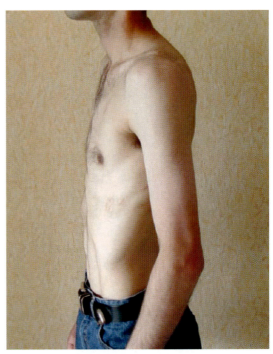

図1　IPPFE患者の典型的な体型
(European Respiratory Societyの許諾を得てEuropean Respiratory Journal Aug 2014, 44 (2) 289-296；DOI:10.1183/09031936.00088414より転載)

表1　IPPFEの鑑別疾患

肺結核症
非結核性抗酸菌症
肺真菌症(アスペルギルス症など)
強直性脊椎炎
好酸球性肉芽腫症
サルコイドーシス
塵肺症
慢性過敏性肺炎

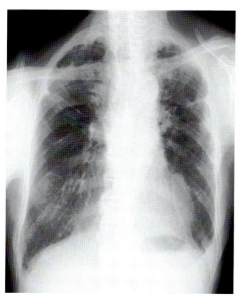

図2　IPPFEの胸部単純X線
上肺野の縮小と胸膜肥厚像，網状陰影を認める.

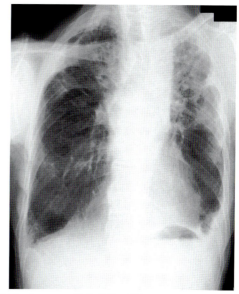

図3　IPPFEの胸部単純X線（図2の症例の2年後）
陰影は病期の進行とともにより顕著となっている.

たびに呼吸状態の悪化をきたす例がみられる. 特に進行例においてはアスペルギルス感染症の併発がみられることも報告されており，予後にも影響することが示唆されている. 疾患の進行については，徐々に悪化する例が多いとされてきたが，症状出現後は急激に悪化してくる例も多いことが報告されている. したがって具体的予後についても悪化が確認された後は，極めて不良であることが判明してきている.

Clinical　鑑別診断の考え方は？

　比較的病状が早期で1回限りの胸部単純X線写真では，陳旧性肺結核による陰影と判別が困難な場合が多い. 胸部単純X線写真の経過で上肺容積の縮小と胸膜下陰影の進行を認めることで本症が疑われ，さらに胸部CT写真にて上葉の縮小と明らかな胸膜下の帯状の肥厚所見を認めれば，その可能性がさらに考慮される. 鑑別疾患として真菌症や抗酸菌症（結核，非結核性抗酸菌症など）などが挙げられ，細菌検査を中心に鑑別を注意深く行うことが重要である. さらに上肺優位に陰影が認められる慢性過敏性肺炎，塵肺症，サルコイドーシスなども慎重に鑑別する. IPPFEの代表的鑑別疾患を表1に示す.

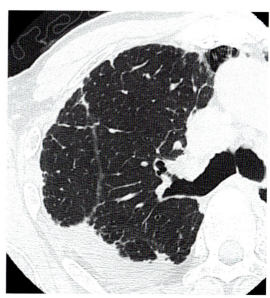

図4　IPPFEのHRCT像
上葉の胸膜直下の著明な線維性肥厚および一部に網状陰影を認める.

Radiological　どんな画像がみられる？

a. 胸部単純X線

　胸部単純X線写真では，上肺野の縮小と胸膜肥厚像が認められ（図2），通常病状の進行とともに顕在化，悪化する（図3）.

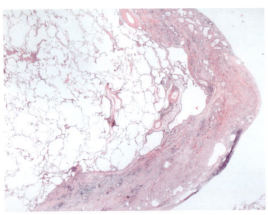

図5　IPPFEの弱拡大での病理組織所見(HE染色)
胸膜直下の著明な線維化を認め，線維化巣と非病変部の境界が明瞭である．

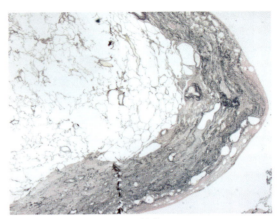

図6　図5と同部位のEVG染色
線維化巣において黒色に染色された弾性線維が目立つ．

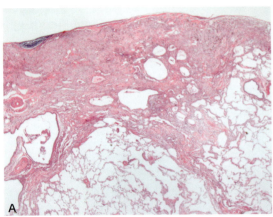

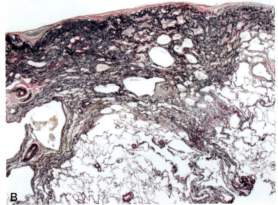

図7　IPPFEの強拡大でのHE染色(A)とEVG染色(B)による病理組織
線維化部分の弾性線維の沈着が著明である．

b. 胸部CT

　胸部CT写真では上葉に網状陰影を伴った胸膜下の帯状の線維性胸膜肥厚像(図4)，多発性嚢胞を認めることもある．また上葉主体であっても中下葉にも陰影が認められることも多く，胸膜下の網状影，ときに蜂巣肺など，いわゆるNSIPやUIPパターンを呈する症例もみられる．これらの中下葉病変については，疾患の定義も含め病態との関連につき，さらなる検討が必要である．また病期の進行した状態で発見された場合はすでに気胸や感染症が合併している状態も考慮され，画像上それらの陰影も併せて認められる可能性もある．

Pathological　病理から何がわかる？

　IPPFEの病理学的特徴，すなわちPPFE病変と

して，胸膜直下の著明な線維化(図5)，均一で胸膜側に沿ったfibroelastosis(弾性線維の増加)(図6，7)，胸膜から離れた場所はほぼ正常な肺実質が保たれている(図5)，軽度のリンパ球浸潤，線維化巣の端にはfibroblastic foci様の変化も認められるなどが挙げられる．自験例において，IPPFEの弾性線維を定量化し，特発性肺線維症(IPF)と比較したところ有意に弾性線維の量が増加していた[6]．一方で線維化病変については，内側の肺胞虚脱と線維化が時間的経過で胸膜側に進展し，胸膜近傍ではその変化が密になるため，必ずしも弾性線維の増殖はきたしていないとの見解もある．また画像の項でも述べたが，病理組織においてもPPFEを呈する患者ではUIPをはじめとしたPPFE病変以外の間質性変化を認める例もある．

CRPカンファレンス

本症の基礎的病態については，病変部において肺胞構造は保たれているものの，気腔内には膠原線維の沈着および器質化所見が認められ，やはり何らかの線維芽細胞を活性化するメカニズムが考慮される．またelastosisについては議論が残るが，弾性線維が過剰産生あるいは分解障害のいずれかをきたしている可能性もある．

IPPFEの確定診断には，現在のところ外科的肺生検にて病理組織学的にPPFE病変の存在を示す必要があるが，術後の気胸や感染症などが考慮されるため，その施行には注意が必要である．さらに実地診療では，高齢あるいは状態の悪い患者も多く，臨床診断とせざるをえない例も多いため，今後この点についての検討が必要である．

画像，病理の項でも述べたが，上葉のPPFE病変とともにみられる所見(病態)は，本病態を考察する上で重要である．実際，下葉からも検体を採取しえたPPFE患者で病理組織学的に半数近くにUIP病変が認められている報告もある．さらに，IPF患者にPPFE病変を合併した症例を対象とした検討もあり，これらの症例はPPFE病変のないIPFに比し，よりIPPFEでみられる臨床症状を呈するとともに，予後不良であることを報告している．さらに鑑別疾患の項で挙げた疾患を合併した上で，病理学的にPPFE病変を合併する病態，すなわち二次性のPPFEと考えられる症例も報告されている．これらの症例についてはIPPFEとの関連をはじめ，個々の疾患におけるPPFE病態合併の意義についても検討が必要である．また少数例ながら，IPPFEと考えられる症例においてもIPFの急性増悪の基準を満たす症例も報告されている．

治療戦略・治療選択の考え方

現在のところ報告例も少なく，エビデンスのある治療法はない．経験的に行われた薬物療法の報告として，ステロイド，免疫抑制薬，N-アセチルシステインなどがあるが，少数例の後ろ向きの解析では，有効性を示す結果は得られていない．

pirfenidone(ピレスパ)などの抗線維化薬については，線維芽細胞抑制などによる抗線維化，抗エラスチン産生抑制作用が期待されるが，やはり明かな有効性を示した報告はない．一方，適応症例は限定されるが，肺移植については有望である可能性も示唆されており，今後の結果が期待される．また在宅酸素療法はQOLの改善には寄与し，本症における非薬物療法としては十分評価できるが，高炭酸ガス血症を呈する症例も多いことから，酸素量の決定には注意が必要である．呼吸リハビリテーションも運動能維持の点からも導入を試みるべきと思われる．そのほか抗TNF-α製剤の導入などを示唆する報告があるが，前述のごとく現在のところ予後を改善するほどの薬物療法はないため，今後病態解析とともに治療法の進展が期待される．

文　献

1) Frankel SK et al : Idiopathic pleuroparenchymal fibroelastosis : description of a novel clinicopathologic entity. Chest **126** : 2007-2013, 2004
2) Travis WD et al : An official American Thoracic Society/ European Respiratory Society statement : Update of the international multidisciplinary classification of the idiopathic interstitial pneumonias.Am J Respir Crit Care Med **188** : 733-748, 2013
3) 網谷良一ほか：特発性上葉限局型肺線維症．呼吸 **6**：693-699，1992
4) Kusagaya H et al : Idiopathic Pleuroparenchymal Fibroelastosis : Consideration of a Clinicopathological Entity in a Series of Japanese Patients.BMC Pulmonary Medicine **12** : 72, 2012
5) Camus P et al : Pleuroparenchymal fibroelastosis : one more walk on the wild side of drugs? Eur Respir J **44** : 289, 2014
6) Enomoto N et al : Quantitative analysis of lung elastic fibers in idiopathic pleuroparenchymal fibroelastosis(IPPFE): comparison of clinical, radiological, and pathological findings with those of idiopathic pulmonary fibrosis(IPF). BMC Pulm Med **14** : 91, 2014

6　気腫合併肺線維症(CPFE)

Clinical　その疾患の病態は？

a. 概　念

1990年Wigginsら[1]は，肺気腫と肺線維症が併存することによって生じる，特徴ある画像と生理学的変化を報告した．本病態はわが国においても以前から広く認識されており，1991年特発性間質性肺炎の臨床診断基準第三次改訂において，非定型例(B群)として気腫を合併した肺線維症が取り上げられていた．combined pulmonary emphysema and fibrosis(CPFE)という病名が確立するのは，2005年ERJにCottinらの論文[2]が世に出てからである．

CPFEは気腫化と線維化が同時に存在する病態であるが，肺気腫と肺線維症がたまたま併存している状態，いわば症候群として捉える立場と，何らかの共通する発症要因のもとで気腫化と線維化が(同時)進行し，特発性肺線維症やCOPDと異なる独立疾患単位としてCPFEを捉える立場とがある．いずれにせよ両者が併存することで出現する独特な生理学的特徴・病態があり，それらに留意して治療に臨む必要がある．

CPFEを診療する際に，肺癌や肺高血圧症の合併が多いことを忘れてはならない．肺気腫を伴わない肺線維症と比して明らかに頻度が高く，これらはCPFEの予後を左右する重要な事項である．

b. 疫　学

特発性肺線維症(IPF)患者において，多く見積もって半数の症例にCT上の気腫状変化があるという報告があるが，肺全体に占める気腫の容積が10％以上の症例は1割程度である[3]．

圧倒的に男性に多く，それも大多数のCPFE患者が重喫煙者であることから，発症・進展に喫煙が深く関わっていることは疑いの余地がない．

c. 自覚症状ならびに身体所見

CPFEはIPFや非特異性間質性肺炎(NSIP)などのほかの慢性線維化型間質性肺炎と同様に潜在性発症である．患者は多くの場合，労作時息切れで来院する．COPD患者にばち指がみられることは少ないが，CPFEではばち指が観察されることが多い．fine crackles聴取の頻度もIPFと同様である．しかし，COPDでよく聴取される強制呼気でのwheezeは聴かれないことが多い．ごく大雑把にいうと，CPFEはその名が示すように，肺気腫と肺線維症が併存する疾患ではあるが，COPDよりも肺線維症としての臨床的特徴が前景に立つことが多い．

d. 呼吸機能と肺循環病態

1) 換気機能

閉塞性障害を呈する肺気腫と拘束性障害を呈する肺線維症が併存すると両者の特徴が相殺され，換気機能が一見正常にみえることがあるので注意が必要である[4]．努力肺活量(FVC)や全肺気量(TLC)は，正常範囲もしくはやや低下程度に留まる例が多い．一方，1秒率(FEV_1/FVC)は70％以上を保つことが多く，70％未満のCOPDの定義に合致する例は少ない．

2) ガス交換機能

CPFEにおいてはCO_2肺拡散能(DLco)が著明に低下する．肺気腫を有さない肺線維症と比べてDLcoが有意に低い．単一疾患としての肺線維症や肺気腫に比較して，併存する両者の病変はより広い肺組織を占拠することになり，より高度のガス交換障害を生む．

3) 肺循環

COPDやIPFにおける肺高血圧の程度は平均肺動脈圧が35 mmHg未満の軽症ないし中等症が多いとされているが，肺線維症と肺気腫が合併すると，それぞれ単独に存在している症例に比べて肺高血圧の合併する頻度が高く，かつより重症の肺高血圧になることがある．肺高血圧の有無は生命予後に重大な影響を与える．DLcoの低下の著しい例や，胸部CT水平断における肺動脈主幹部の径が，同レベルの上行大動脈の径と比べて大きい

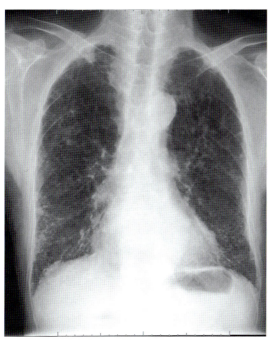

図1　症例1（70歳代，男性）の胸部単純X線

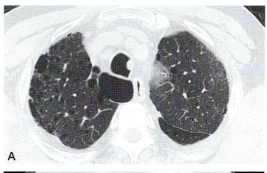

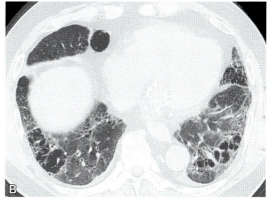

図2　症例2（70歳代，男性）の胸部CT
A：上肺野に小葉中心性肺気腫がみられる．B：両肺下葉に比較的厚い隔壁で境された嚢胞が集簇し，その周囲に網状影やすりガラス影が取り囲んでいる．

場合などは積極的に肺高血圧の合併を考慮し精査すべきであろう．

Clinical　鑑別診断の考え方は？

　CPFEの診断はもっぱらCT所見に頼っている．肺の線維化や肺気腫をみつけることは困難ではないが，肺線維症に加えて，肺気腫が肺全体の何％あれば，IPFやNSIPとせずに「CPFE」という診断名が付与されるべきか，よくわかっていない．肺野全体の10％以上気腫性病変があればCPFEにするという試みもあるが，単に占有率を計算してCPFEを定義しても，CPFEの臨床的意義，すなわち気腫性病変のない肺線維症との臨床的相違が必ずしも明確にならない状況もありうる．そこに生理学的な検査成績の出番があるだろう．CRPカンファレンスの項で述べる．

Radiological　どんな画像がみられる？

　近年の画像診断の進歩と呼吸器内科医の関心の高まりにより，肺の線維化と肺気腫の併存する症例が多いことが明らかになった．

a. 胸部単純X線

　正面像では下肺野に両側性の網状影があり，

IPFの所見として何ら矛盾はないが，上肺野は肺気腫を反映して透過性が増している（図1）．

b. 胸部CT

　肺気腫と肺線維症がそれぞれ単独疾患として存在するように，肺気腫が上肺野に，線維化が下肺野に，それぞれ「棲み分け」して存在すれば理解しやすい画像である．しかし，実際は多彩な画像パターンがある．とくに下肺野は肺気腫と線維化が混在した複雑な画像が多く，解釈が難しい．

　肺気腫は線維化病変が少ない上肺野で明瞭に捉えることができる．CPFEの肺気腫は，小葉中心性肺気腫（centrilobular emphysema：CLE）（図2-A）と傍隔壁性肺気腫（paraseptal emphysema：PSE）（図3-A）が同じ程度の頻度で出現する[2]，もしくはPSEが多い傾向にある[4]．COPDにおける肺気腫はCLEが圧倒的に多いことを考えると，興味深い事実である．一方，線維化病変を検討するのに適した部位であるはずの下葉にも大きな嚢胞や気腫性病変が併存することが多く，一筋縄では

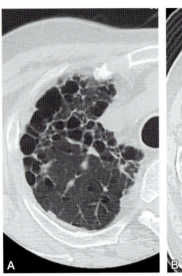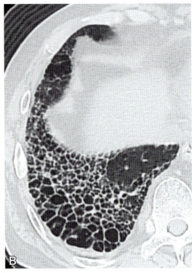

図3 症例3(50歳代，男性)の胸部CT
A：上肺野の小葉中心性肺気腫とともに，胸膜に接した嚢胞(傍隔壁性肺気腫)がみられる．B：下肺野の蜂巣状陰影．胸膜直下の嚢胞のサイズは内側のそれよりやや大きくなっている．

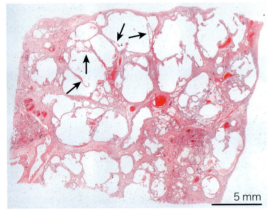

5 mm

図4 図3の症例の剖検肺(右肺)
気腫と線維化の混在．

いかない画像になる．

　Cottinら[2]の検討でもわかるように，下肺野の線維化病変で最も多いパターンは蜂巣肺(図3-B)や網状影であり，IPFもしくはNSIPにみられる画像とされている．しかし，CPFEとされる症例が蓄積されていく過程で，下肺野にはやや壁の厚い多房性の嚢胞がしばしばみられることがわかってきた(図2-B)．肺気腫に伴うブラにしては壁がやや厚く，肺線維症の蜂巣肺にしては嚢胞のサイズが大きすぎ，いわば気腫と線維化が同居したよう

な所見である．

Pathological　病理から何がわかる？

　CPFEは画像の解釈が先行して発展した概念であり，画像所見に対応する病理組織学的裏づけが十分になされているとはいえない．Cottinら[2]の検討によれば，CPFEにおいて肺気腫はCLE，肺線維症はUIPが一番多い組織型であるとされている．しかし，CPFEの下葉病変は生検される機会があまりないので，実際の組織像に関する報告は非常に少ない．

　air space enlargement with fibrosis(AEF)[5,6]は重喫煙者にみられる気腫を伴う特異な線維化病変に関する病理学的報告であり，それらの病変がCPFEの病理学的特徴を理解する助けになるだろう．

　臨床的にCPFEと診断され59歳で死亡した剖検例を呈示する．CTでは上肺野に気腫を，下肺野に蜂巣肺といってよい所見を示している(図3-A，B)．図3-Bに相当する部位から得られた標本を図4に示す．スライドのほぼ中央に二次小葉の中心に位置する小葉内細気管支と肺動脈が並んで存在し，その周囲にやや厚い壁を有する嚢胞が多発している．嚢胞の内壁からいくつもの線維性

の隔壁様構造物が内腔に向かって飛び出しており（図4, 矢印），囊胞が多房性であることを示している．これらの囊胞は細気管支拡張ではなく，それより末梢の気腔の破壊と拡張である．また囊胞の合間を縫って，あるいは集簇した囊胞の外側に比較的健常な肺組織が介在する線維化病変（UIP）がある．組織学的に線維化と気腫の混在であり，症例ごとに，あるいは同一症例の異なる部位で，さまざまな割合で両者が衝突し，多様な気腫・線維化病変を作っているようだ．

CRP　CRPカンファレンス

CPFEは画像の定義を前提としている．したがって，診断という観点からみれば，CRPカンファレンスの中でRの比重が大きい．また，CPFEの診断を確実にするために生検するという状況は考えにくく，（実際は複雑な病理組織像を示すにもかかわらず）Pの出番も少ない．しかしRだけですべて事足れりということでもない．臨床診断は常に治療方針と結びつくべきであり，とりわけ呼吸機能成績を考慮しなければならない．

COPDの立場からみれば，気管支拡張薬吸入後のFEV$_1$/FVCが70％を割り，気管支拡張症など既存の肺疾患がなく，40歳以上かつ喫煙歴があれば，COPDの定義に合致する．肺底部に明らかな線維化病変が併存していたとしても，COPDに準じて気管支拡張薬を吸入する意義がある．またFEV$_1$/FVCが70％を割っていなくても，強制呼気でwheezeが聴取される場合なども吸入を試みる価値があるだろう．一方，肺線維症の立場からみれば，上肺野に広範な肺気腫があったとしてもFEV$_1$/FVCが90％あるとすれば，当然COPDではない．気管支拡張薬を吸入する適応はなく，肺線維症としての長期的治療計画を立てるべきである．

DLcoは肺気腫，肺線維症のいずれにおいても低下するが，DLcoよりもDLco/VAがより高度な低下を示していれば，CPFEという病名がより確かなものになるだろう．

文　献

1) Wiggins J et al : Combined cryptogenic alveolitis and emphysema : the value of high resolution computed tomography in assessment. Respir Med 84 : 365-369, 1990
2) Cottin V et al : Combined pulmonary fibrosis and emphysema : a distinct underrecognised entity. Eur Respir J 26 : 586, 2005
3) Ryerson CJ et al : Clinical features and outcomes in combined pulmonary fibrosis and emphysema in idiopathic pulmonary fibrosis. Chest 144 : 234-240, 2013
4) Akagi T et al : Coexistent emphysema delays the decrease of vital capacity in idiopathic pulmonary fibrosis. Respir Med 103 : 1209-1215, 2009
5) Kawabata Y et al : Smoking-related changes in the background lung of specimens resected for lung cancer : a semiquantitative study with correlation to postoperative course. Histopathology 53 : 707-714, 2008
6) Watanabe Y et al : Multiple, thin-walled cysts are one of the HRCT features of airspace enlargement with fibrosis. Eur J Radiol 84 : 986-992, 2015

7 肺Langerhans細胞組織球症

Clinical その疾患の病態は？

a. 概 念

Langerhans細胞組織球症（LCH）とは，Langerhans細胞の異常な増殖により組織傷害をきたす原因不明の希少疾患であり，histiocytosis-X（好酸球性肉芽腫症，Hand-Schüller-Christian病，Letterer-Siwe病の3疾患の総称）と呼ばれていたものである．小児から成人まで，骨，皮膚，中枢神経系（脳下垂体など），肺など多臓器にわたる多彩な病態を含んでおり，単一の臓器（系）が障害される単一臓器型（single system LCH）と，2つ以上の臓器が障害されている多臓器型（multisystem LCH）とに分類されている．肺病変は，ほかの臓器病変と同時に認めることもありうるが，成人発症のLCHでは肺病変単独で認められることが多いことから，肺Langerhans細胞組織球症（肺LCH）として扱われている．

b. 病 態[1〜3]

20〜40歳の若年を中心として男性に多く，90％以上が喫煙者（既喫煙を含む）である．主な自覚症状は，咳嗽，呼吸困難，胸痛（自然気胸を合併）などであるが，無症状で健診などの胸部異常影として発見される症例もある．

肺LCHは喫煙者に多く，喫煙は疾患の進行に対する強い危険因子とされ，禁煙によって病状が軽快することがあることから，喫煙が強く関連しているとされている．肺に限局した症例の予後は

表1 LCHの診断規準

Ⅰ．臨床所見
　1. 20〜40歳を中心とする年齢層（女性は高齢の傾向）で，男性に多い（男女比4：1）．また，喫煙者であることが多い（90％以上）．
　2. 自覚症状として，咳嗽，息切れ，胸痛（自然気胸合併が30〜40％），無症状の症例もある（10〜20％）．

Ⅱ．画像所見
　1. 胸部X線検査にて，上中肺野優位に網状粒状影・薄壁小輪状影・浸潤影が混在する．（間質性肺炎との鑑別は，上・中肺野優位で肺容量の減少がない点を参考にする）
　2. 胸部CT検査にて，5mm以下の小粒状（結節状）影，索状影，小輪状影が上・中肺野優位に認められる．数mmから数cmの薄壁嚢胞が，上・中肺野の中間層から内層を中心に認められる．

Ⅲ．病理組織学的所見
　開胸，ないしは胸腔鏡下肺生検による組織診断が望ましい．
　（主要所見）
　肺生検による標本にて，大型で深い切れ込みのある核を有し，胞体がエオジンに淡染するLangerhans細胞（免疫染色でS100蛋白陽性，細胞膜にCD1a・CD1c・CD4などの抗原を発現し，IgG-Fcレセプターを有する細胞，電顕的にはBirbeck顆粒陽性）と好酸球やリンパ球，形質細胞を含む肉芽腫病変を，肺胞領域あるいは呼吸細気管支壁から末梢気道壁に認める．
　（補足所見）
　1. 細気管支周囲などにstellate fibrosisを認める．
　2. 主として細葉中心性に嚢胞状病変を認める．嚢胞壁の線維化は強く，弾性線維の破壊・消失が認められる．また，Histiocyteをみることがある．
　3. 慢性に経過すると，広範囲に気腫性病変が認められる．
　（参考）
　気管支肺胞洗浄液中のLangerhans細胞が総細胞数の5％以上認められた時は組織所見と同等に扱う．
診断の基準：以上のⅠ〜Ⅲを満たす場合

[厚生労働省科学研究費補助金難治性疾患克服研究事業呼吸不全に関する調査研究：呼吸不全関連疾患に関する疫学調査診断基準（平成22年度版）より引用]

表2 鑑別すべき疾患

慢性閉塞性肺疾患(COPD)

肺抗酸菌感染症

サルコイドーシス

塵肺

多発血管炎性肉芽腫症(Wegener肉芽腫症)

肺癌(invasive mucinous adenocarcinoma)

転移性肺癌(空洞形成型)

菌血症性肺塞栓症

ニューモシスチス肺炎(空洞形成型)

リンパ脈管筋腫症(LAM)(特に女性の場合)

特発性間質性肺炎[通常型間質性肺炎(UIP),リンパ球性間質性肺炎(LIP)]

Birt-Hogg-Dubé症候群

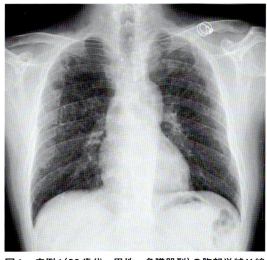

図1　症例1(30歳代,男性,多臓器型)の胸部単純X線
上肺野優位に網状結節影を認める.本症例は骨病変もあり,左鎖骨骨折術後の陰影もみられる.

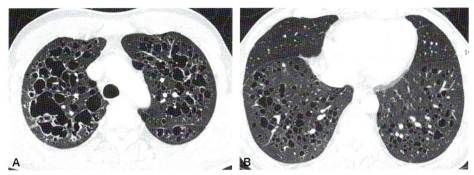

図2　症例1の胸部CT画像
囊胞影や一部結節影を認め,上葉(A)では囊胞影の融合もみられる.下肺野(B)と比し,上肺優位な分布である.

比較的良好であるが,慢性経過で肺病変が進行し呼吸不全に至る症例もある.

Clinical　鑑別診断の考え方は？

厚生労働省難治性疾患克服研究事業呼吸不全に関する調査研究班による診断規準を表1に示す.問診では,喫煙歴を十分に確認することが大切である.胸部単純X線や胸部CTによる画像所見が診断を進める上での要点となり,画像上,結節影や囊胞性陰影を示すほかの呼吸器疾患が主な鑑別疾患となる(表2).

呼吸機能検査所見は,病変の程度と罹病期間によってさまざまである.患者の10～15％は,安静時の肺機能は正常とされ,DLcoの低下が患者

の70～90％と最もよくみられる機能異常といわれている.安静時の動脈血液ガス所見は,通常,正常範囲に維持されていることが多い.

Radiological　どんな画像がみられる？

本症の診断において,画像診断,特に胸部CT検査[1,3,4]は重要な位置を占める.特徴的な画像所見を見逃さないために,スライス厚の薄いHRCT画像を撮像することが大切である.

a. 胸部単純X線

上中肺野優位に網状粒状影(図1)・薄壁小輪状影・浸潤影の混在するのが特徴である.網状粒状影を示す間質性肺炎との鑑別としては,肺LCHでは,上中肺野優位で肺容量の減少がみられない

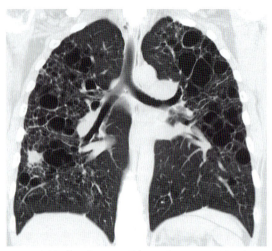

図3　症例2(30歳代，女性)の胸部CT冠状断画像
囊胞病変の上肺優位な分布がわかる.

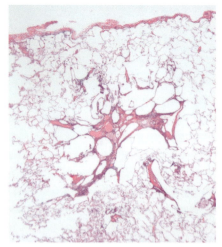

図4　外科的肺生検による肺組織所見(HE染色)
線維化を伴う気腔の拡大を認める.

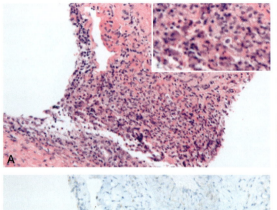

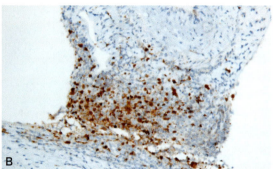

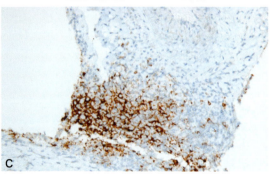

図5　外科的肺生検による結節部位の病理所見
免疫組織学的にS100，CD1a陽性のLangerhans細胞を認める．A：HE染色(右上：拡大像)，B：S100免疫染色，C：CD1a免疫染色.

点が参考になる.

b. 胸部CT

　典型的な画像所見としては，小結節影，空洞影，囊胞影が複合した像を示し(図2)，これらの病変は限局性で正常とみられる実質で隔てられ，通常，上中肺野優位に分布している(図3)．小結節影は，小葉中心性に分布しており，細気管支を中心に病変が進行していくことを反映していると考えられている．進行した症例では，囊胞性陰影が優位となり，囊胞の大きさは種々であるが，多くは1cm未満で，融合した像がみられるところもあり，小葉中心性肺気腫に似た像を示すこともある．少数例での検討ではあるが，経時的にCT画像を検討した報告では，小結節影が空洞化し，やがて壁の厚い囊胞影となって，最後には薄壁の囊胞影となることが示唆されている．なお，肺門・縦隔リンパ節腫大を認めることはまれである.

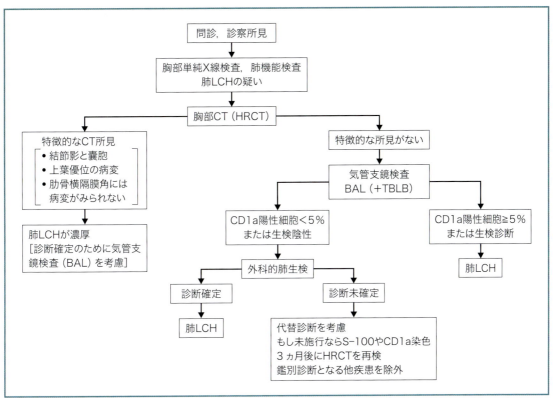

図6　肺LCH診断のアルゴリズム

〈Vassallo R et al：N Engl J Med **342**：1976, 2000 より改変して引用〉

Pathological　病理から何がわかる？

　細気管支壁を中心に，大型で深い切れ込みのある核を有し，胞体がエオジンに淡染するLangerhans細胞が集簇して，肉芽腫を形成する所見が特徴的であり，リンパ球，好酸球をはじめとする炎症細胞浸潤もみられる．Langerhans細胞の形態は正常組織にみられるものと類似しているので，免疫組織染色でCD1a陽性か，電子顕微鏡でBirbeck顆粒を認めるかで同定する．

　LCHの病変は，終末細気管支や呼吸細気管支を中心に認め，気道壁を破壊していき，やがて肉芽腫は隣接する肺胞へと進展していくとされている．病理組織でこのようなLangerhans細胞の肉芽腫所見を認めれば確定診断となるが，気管支鏡検査による経気管支肺生検（TBLB）では，病変分布が限局性であることを反映して確定診断に至るのは10〜40％程度と低く，通常は外科的生検による組織検体で認められる所見である（図4, 5）．

CRP　　CRPカンファレンス

　本症の診断に至るフローチャートを図6に示す[5]．問診では本症に関連しているとされる喫煙歴を十分確認することが重要であり，胸部単純X線検査が診断への導入となる．気胸を契機に発見される症例もある．ここで本症が鑑別疾患の1つに疑われたら，精査として胸部CT検査（HRCT）を行い，本疾患に特徴的な所見の有無や他疾患の鑑別を行う．鑑別診断には，粉塵曝露歴などの問診，喀痰検査や肺機能検査などが参考となる．診断を確定するためには，気管支鏡検査［気管支肺胞洗浄：BAL（＋TBLB）］を行う．囊胞性病変があるのでTBLBの際には，生検による気胸のリスクにも注意が必要である．TBLBによる組織検体を多数とって免疫組織学的検査を行えば診断できることもあるが，確定診断まで至らないことも多く，気管支肺胞洗浄液中のLangerhans細胞が総細胞数の5％以上認められた時は組織所見と同等

に扱い，肺LCHと診断してよいとされている．
気管支鏡検査でも特異的な所見がない場合は，
個々の症例に応じて，診断確定のための外科的肺
生検（胸腔鏡下肺生検）を考慮する．

また，肺病変だけでなく，多臓器型もありうる
ので，肺外病変（骨病変，皮膚病変，尿崩症など）
の症状や所見がないかも検索する．

治療戦略・治療選択の考え方

　肺LCHは喫煙との関連が強く，禁煙による病状
改善や進行抑制が期待できるため，禁煙外来受診
を含めた禁煙指導が重要である．合併症として，
気胸や呼吸不全などがあれば，それぞれ胸腔ドレ
ナージ，酸素療法など病態に応じた治療を行う．
禁煙しても進行する症例や有症状症例にステロイ
ドが用いられたり，ステロイド投与も無効な症例
に，vinblastineやmethotrexateなどの抗悪性腫瘍
薬や免疫抑制薬が試されたりすることもあるが，
重症の多臓器型LCHに対しては，ステロイド併用

化学療法の適応があるものの，単一臓器型の成人
肺LCHに対しては，有効であるとのエビデンスは
ない．本症は，希少疾患で大規模臨床研究が困難
であることや，自然寛解や無治療で安定している
患者が多くみられて治療効果の判定が困難である
ことから，本疾患に特異的な薬物療法として確立
したものはないのが現状である．

文　献

1) Tazi A et al : Adult pulmonary Langerhans' cell histiocy-
tosis. Eur Respir J **27** : 1272-1285, 2006
2) Vassallo R et al : Clinical outcomes of pulmonary Langer-
hans'-cell histiocytosis in adults. N Engl J Med **346** : 484-
490, 2002
3) Suri HS et al : Pulmonary langerhans cell histiocytosis. Or-
phanet J Rare Dis **7** : 16, 2012
4) Brauner MW et al : Pulmonary Langerhans cell histiocyto-
sis : evolution of lesions on CT scans. Radiology **204** . 497-
502, 1997
5) Vassallo R et al : Pulmonary Langerhans'-cell histiocytosis.
N Engl J Med **342** : 1969-1978, 2000

8　慢性好酸球性肺炎

Clinical　その疾患の病態は？

a. 概　念

　好酸球性肺炎は，好酸球浸潤による肺野陰影を呈する疾患群の総称である．病態より，①慢性好酸球性肺炎（chronic eosinophilic pneumonia：CEP），②単純性肺好酸球症，③急性好酸球性肺炎に分類されるが，広義には，好酸球増多を伴う肺疾患として，④アレルギー性気管支肺アスペルギルス症（allergic broncho-pulmonary aspergillosis：ABPA），⑤寄生虫や薬剤誘起性の好酸球増多も含まれる．なお以前より，好酸球増多と一過性の肺浸潤影をきたす疾患として，Löffler症候群および pulmonary infiltration with eosinophilia（PIE）症候群が定義されてきたが，現在，臨床的には上述のように分類されることが多い．

b. 病　態

1）CEP

　肺野末梢の浸潤影（特に上肺野）および好酸球増多を認め，遷延性で再発しやすいことが特徴である．報告原著[1]では，中年女性に好発するとされているが，臨床現場では年齢を問わず発症が認められている．遷延性で再発しやすい．

2）単純性肺好酸球症

　末梢血中の著明な好酸球増多および一過性の肺浸潤影を特徴とする．原因は不明で，臨床的には自覚症状に乏しく，炎症所見も軽度である．局部的な肺浸潤影は数日から数週で自然に消えるが，同様の浸潤影が左右の肺葉を問わず出現することがあり，あたかも陰影が移動しているかのようにみえる（移動性肺浸潤影）．いわゆるLöffler症候群に相当する．

3）急性好酸球性肺炎

　1989年にAllenらによって報告された比較的新しい疾患概念である．臨床的には，急激かつ著明な呼吸困難，発熱を認める．検査所見では低酸素血症を認めるが，末梢血中の好酸球増多は軽度で

ある．画像所見では胸水，すりガラス様の間質影，小葉隔壁肥厚，Kerley Bラインを呈するが，CEPにみられるような肺野末梢の浸潤影はまれである．気管支鏡による気管支肺胞洗浄液にて，著明な好酸球増多を認め診断に有用である．近年，急性好酸球性肺炎と喫煙との関連が示唆されつつある．

4）ABPA

　真菌（特にアスペルギルス）に対するⅠ・Ⅲ型アレルギーとされ，気管支喘息，末梢血中好酸球増多，IgE高値，中心性気管支拡張症などを呈する．寄生虫（肺吸虫など）や薬剤誘起性の場合，好酸球増多および肺陰影は個々の原因によりさまざまな病態を示す．

Clinical　鑑別診断の考え方は？

a. 急性好酸球性肺炎との違い

　CEPは，遷延性で再発しやすいことが特徴である．画像上，肺野末梢の浸潤影を認めることが多い．
　一方，急性好酸球性肺炎は急激かつ著明な呼吸困難，発熱を認める．画像所見では胸水，すりガラス様の間質影を呈するが，CEPにみられるような肺野末梢の浸潤影はまれである．

b. 特発性器質化肺炎との違い

　特発性器質化肺炎との鑑別が容易でないことがある．特発性器質化肺炎は遷延性で再発しやすいことが特徴であり，CEPと症状が類似している．特発性器質化肺炎では画像上，肺野末梢の間質影を認めることが多く，しばしば末梢血中好酸球増多を伴う．結局，鑑別診断のために肺生検を要することが多い．なお，両疾患ともにステロイドによく反応するため，いわゆる治療的診断は鑑別に無効である．

Radiological　どんな画像がみられる？

　CEPでは，肺浸潤影は非区域性でair bronchogramが特徴的であり，しばしば移動性である．

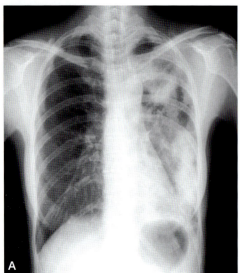

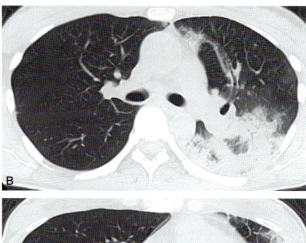

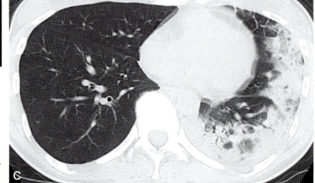

図1　CEPの胸部単純X線と胸部CT
（藤田次郎ほか：臨床の勘と画像診断力を鍛える コレクション呼吸器疾患[22]．JIM **22**：235，2012より転載）

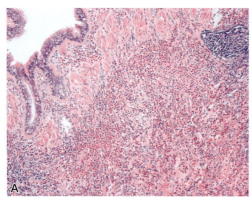

図2　症例1（60歳代，女性）の病理所見
A：細気管支周囲に多数の好酸球の集積性浸潤をみる．B：肺胞部では，好酸球浸潤により肺胞は狭窄し，上皮や膠原線維束が介在している．

（松山市民病院病理診断科　大朏祐治先生より提供）

特に，上葉辺縁の比較的均一な浸潤影が診断に有用である．CEPの胸部単純X線，胸部CTを図1に示す．

Pathological 病理から何がわかる？

CEPでは，細気管支周囲（図2-A）や肺胞部の間質に多数の好酸球の集積性浸潤を認め，肺胞腔が狭窄して不明瞭化しており，肺胞上皮や膠原線

維束が多数の好酸球間に介在性にみられる（図2-B）．好酸球蛋白に由来するCharcot-Leyden結晶もしばしば認められる．図2は，肺吸虫感染に伴って認められた60歳代女性の症例である．このような症例では，末梢血の好酸球増加がみられ，また血清中のIgE値の上昇もしばしば伴っていることが多い．

CRP CRPカンファレンス

CEPでは，自覚症状として咳，呼吸困難，発熱，喀痰，全身倦怠などを認める．末梢血中好酸球増多，炎症所見を呈し，呼吸機能検査にて拘束性障害（肺活量低下）・肺拡散能低下を認める．病理学的には，肺胞・肺実質への著明な好酸球浸潤が特徴である．

好酸球性肺炎は上述のように病態がさまざまであり，治療方針も病態によって異なる．したがって，上述のどの疾患に該当するか正確な診断を下すことが重要である．

治療戦略・治療選択の考え方

CEPでは，ステロイド内服治療が基本である．

ステロイドによく反応し，肺野末梢の浸潤影は数日から2週程度で消失する．ステロイドは，2週以降より減量を開始し，投与期間は6ヵ月以内を目安とする．再発した場合も，同様の治療を行う．

なお鑑別診断として挙げられる単純性肺好酸球症では，経過を観察していれば自然に軽快する（通常，4週間以内）．胸部単純X線写真の経時的フォローでよい．

急性好酸球性肺炎では呼吸器症状は重症であり，早期のステロイド高用量投与を要する．呼吸不全が著明である場合，ステロイドパルス療法を行う．

CEPでは，ステロイド減量・中止時に増悪あるいは再発することが多い．

注意点としては，ステロイド内服治療が基本であるため服用指示を守るよう指導する．また，ステロイドによる副作用（骨粗鬆症など）に注意する．

文　献

1) Carrington CB : Eosinophilic reactions in the lung. N Engl J Med **281** : 51, 1969

Ⅳ

8

慢性好酸球性肺炎

9 肺胞蛋白症

Clinical その疾患の病態は？

a. 概　念

　肺胞蛋白症（pulmonary alveolar proteinosis：PAP）は何らかの原因でサーファクタントの生成または分解過程が障害され，肺胞腔内（主として末梢気腔内）にサーファクタント由来物質である好酸性の顆粒状の蛋白様物質が異常貯留する疾患の総称である．自己免疫性PAP，続発性PAP，先天性PAP／遺伝性PAP，未分類PAPに分類され，わが国の最近の調査ではそれぞれPAPの93％，6％，0.4％，0.6％を占める[1,2]．また自己免疫性PAPの罹患率は0.2〜0.5人／百万人，有病率は2〜6人／百万人である[2]．自己免疫性PAPは血液，肺で抗granulocyte macrophage colony-stimulating factor（GM-CSF）自己抗体が認められ，そのため肺胞マクロファージ機能不全に陥る．続発性PAPは骨髄異形成症候群，ほかの血液疾患，粉塵やガスの吸入，感染症，リジン尿性蛋白不耐症，Behçet病などで認められる[3]．先天性PAPは surfactant protein（SP）-B，SP-C，ATP-binding cassette A3（ABCA3）遺伝子の異常やGM-CSFレセプターの遺伝子変異が報告されているが，遺伝子異常の証明されていないものも少なくない．未分類PAPは抗GM-CSF自己抗体が陰性で，続発性PAPや先天性PAPをきたす疾患が背景にない場合，判定保留として未分類PAPの病名に留める[1]．2015年自己免疫性PAPと先天性PAPは厚生労働省の指定難病になった．

b. 症状と身体所見

　自己免疫性PAPの全国調査では，69％に症状を認め，31％は無症状であった．症状は労作時呼吸困難39％，呼吸困難と咳嗽の合併10.8％，咳嗽のみ9.9％，呼吸困難と咳嗽と痰2.2％，呼吸困難と痰1.3％であった．比較的まれな症状として体重減少，発熱もみられた．身体所見は正常なことが多く，軽微で非特異的な呼吸器所見を伴う．ばち指は普通みられない[1,2]．

c. 診断基準

　表1に従ってPAPの診断を行い，図1のアルゴリズムに従ってそれぞれのPAPを診断する[1]．

d. 重症度分類

　PaO_2と症状の組み合わせ表2に従って分類する．PAP重症度に難治例などを考慮し管理区分重症度を計算する．管理区分重症度III以上を対象とする．

Radiological どんな画像がみられる？

　HRCTにて表3の所見を認める[1,4]．胸部単純X線とHRCTは図2に示す．

表1　PAPの診断基準

原則以下の2項目を満たすこと．

1. 画像所見：胸部CT（原則，高分解能CT）撮影で，以下の肺胞蛋白症を支持する所見を有する．
2. 病理・組織学的所見：下のa項またはb項を満たす．
   a. 気管支肺胞洗浄（BAL）液で白濁の外観（図3）を呈し，放置すると沈殿する．光顕では，パパニコロー染色でライトグリーンに染まる顆粒状の無構造物質の沈着と，メイギムザ染色等で泡沫状マクロファージがみられる．
   b. 病理組織（経気管支肺生検，外科的肺生検，剖検）で肺胞蛋白症を支持する所見がみられる．

注1）胸部高分解能CTにて，びまん性すりガラス陰影（GGO）がみられる．GGOの分布は，自己免疫性PAPでは地図状（辺縁が鮮明）であり，続発性PAPでは均一（辺縁が不鮮明）であることが多い．
注2）自己免疫性PAPの診断には血清中の抗GM-CSF自己抗体が陽性であることを必要とする．抗GM-CSF自己抗体の測定がなされていない場合はこれまでの分類に従い特発性PAPと呼ぶに留める．

（文献1）より引用）

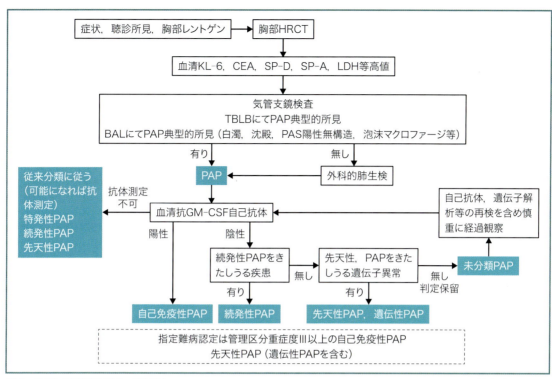

図1　PAPの診断のアルゴリズム　　　　　　　　　　　　　　　　　　　　　　　　　（文献1）より引用）

表2　PAPの重症度，管理重症度

a．PAP重症度

重症度(DSS)	症　状	PaO_2
1	なし	$PaO_2 \geq 70$ Torr
2	あり	$PaO_2 \geq 70$ Torr
3	不問	70 Torr $> PaO_2 \geq 60$ Torr
4	不問	60 Torr $> PaO_2 \geq 50$ Torr
5	不問	50 Torr $> PaO_2$

b．管理区分重症度

以下の場合，難治例として，重症度を1度加えて管理区
分重症度とする(I～VIで表記)．その場合，管理区分重
症度の後に(　)を附記する．
(1) 明らかな肺線維症の合併
(2) 反復，継続する感染症合併
(3) CPAPの場合
(4) 6分間歩行試験で，SpO_2 90％未満を認める場合
　　(2017年から施行予定)

（文献1）より引用）

表3　PAPのHRCT所見

主要所見
1．すりガラス様陰影，通常両側性
2．小葉内間質肥厚像および小葉間隔壁肥厚像
3．Crazy-paving pattern：所見1と2の重なり合い
4．Consolidation
5．地図状分布　geographic distribution
6．Subpleural sparing

その他の所見
1．牽引性気管支拡張像
2．囊胞
3．蜂巣肺

（PAPほぼ確実）Crazy-paving pattern（3.）が主体でこれ
に地図状分布（5.），subpleural sparing（6.）が認められ
ればHRCT診断でPAPがほぼ確実．
（PAP疑い）Crazy-paving patternのみを認めればPAP疑
い．
（PAPを支持する所見）PAPほぼ確実とPAP疑いを「PAP
を支持する所見」とする．

（文献1）より引用）

　HRCTでcrazy-pavingパターンを呈する疾患
として，ニューモシスチス肺炎，リポイド肺炎，
ARDS，急性間質性肺炎，薬剤性肺炎，肺胞出血，

細気管支肺胞上皮癌，非特異的間質性肺炎，器質
化肺炎，サルコイドーシス，放射線肺炎，過敏性
肺炎，肺静脈閉塞症，肺水腫，ウイルス性肺炎，

153

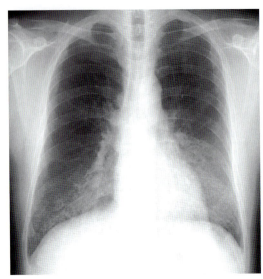
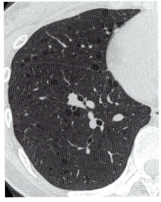
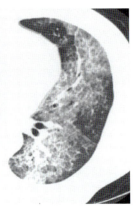

図2　自己免疫性PAP（50歳代，男性）の胸部単純X線写真とHRCT
crazy-pavingパターン（あるいはメロンの皮様）を地図状に認める．

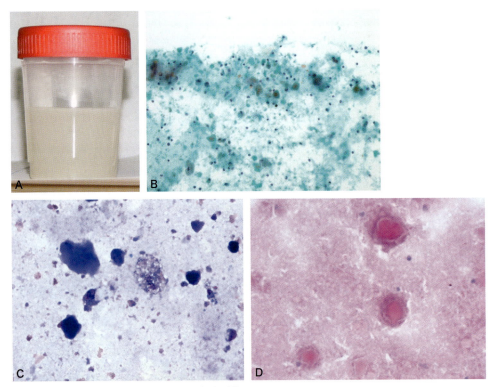

図3　自己免疫性PAPの気管支肺胞洗浄液所見
A：肉眼所見：米のとぎ汁様，放置すれば沈着する．　B：Papanicolaou染色（×20）．　C：Giemsa染色（×40）．　D：PAS染色（×40）．

レプトスピラ症，吸引性肺炎，肺胞微石症，菌状息肉症，Kaposi肉腫など挙げられる．

める．経気管支肺生検あるいは外科的肺生検では表4，図4の所見を認める．

Pathological　病理から何がわかる？

気管支肺胞洗浄液で表1，図3記載の所見を認

表4　PAPの病理組織所見

PAPの基本的な所見：左右肺に肺病変を来たした症例で
1. 末梢気腔内に0.2 microns大の弱好酸性細顆粒状物質が充満する．細顆粒状物質に数十microns大の好酸性顆粒状物質が混在する．数microns大のlipid cleftsが混在する
2. 末梢気腔内の細顆粒状物質はPAS染色で陽性所見を示す．
3. 末梢気腔内の細顆粒状物質は免疫染色でSurfactant apoprotein A（SP-A）に陽性所見を示す．

PAPに伴うことがある所見：
4. 末梢気腔内に大型泡沫細胞が集積する．細胞質の崩壊過程を示す泡沫細胞を含む．
5. 肺胞領域の間質にリンパ球系細胞浸潤を見る．多くは軽度まで．
6. 間質性線維化病変が存在することがある．稀に線維化病変が著明な症例がある．

PAPの肺病変自体では陰性の所見（他疾患を鑑別すべき所見）：
1. 腫瘍性病変
2. 肉芽腫性病変
3. 好中球あるいは好酸球の浸潤
4. 壊死病変

（文献1）より引用）

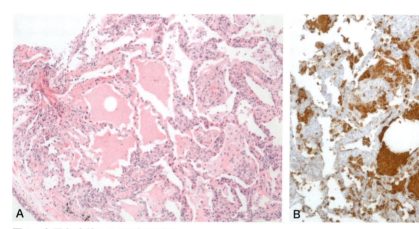

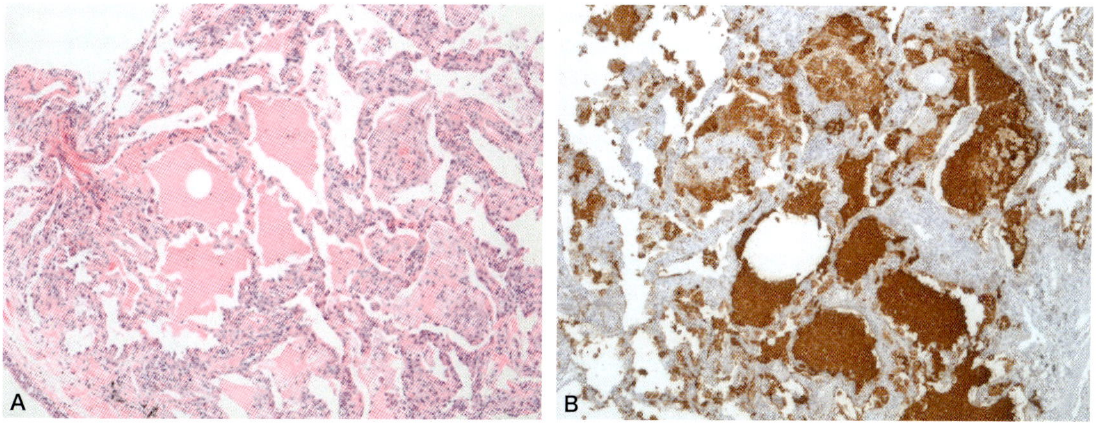

図4　自己免疫性PAPの病理所見
A：HE染色（×10）．B：SP-A免疫染色（×10）．

重症度	1	2	3	4	5
症状	無	有	不問		
PaO₂* (Torr)	$PaO_2 \geqq 70$		$70 >$ $PaO_2 \geqq 60$	$60 >$ $PaO_2 \geqq 50$	$50 > PaO_2$
治療方針	経過観察		去痰剤 対症療法	区域洗浄，全肺洗浄 あるいは試験的治療	
				長期酸素療法	

図5　重症度に応じたPAPの治療
*PaO₂：室内気吸入下，安静臥位．
**経過観察：重症度，症状，肺機能，画像検査，血清マーカー等．
続発性肺胞蛋白症では原疾患の治療で肺胞蛋白症が改善する事がある．

（文献1）より引用）

155

治療戦略・治療選択の考え方

　診断基準に従い，PAPを診断し，**図1**に従って分類する．抗GM-CSF自己抗体測定は2017年段階で一部施設において研究用に測定しているのみであり保険適用もない．次に重症度を決定し，**図5**に従い治療方針を立てる．肺洗浄を基本として，去痰薬，rhGM-CSF吸入による試験的治療が行われる[5]．肺洗浄法は，気管支鏡下区域肺洗浄および全身麻酔下片側全肺洗浄法に大別される．気管支鏡下区域肺洗浄は，気管支鏡を亜区域支に楔入し，生理食塩水にて繰り返し洗浄を行うが姑息的な治療である．全身麻酔下の全肺洗浄は，PAPに対する標準的な治療法である．統一された適応基準はないが重症度3以上から全肺洗浄を考慮する．病状や患者の希望によって早期に検討することもある．

　rhGM-CSF吸入は試験的治療で保険適用はない．2017年現在，sargramostimとmolgramostimの2種のrhGM-CSFの国内医師主導治験と国際企業治験が実施されている．

文　献

1) 井上義一ほか（監修）：肺胞蛋白症の診断，治療，管理の指針．「肺胞蛋白症の難治化要因の解明と診断，治療，管理の標準化と指針の確立」に関する研究班，平成21年度研究報告書，2012
2) Inoue Y et al : Characteristics of a large cohort of autoimmune pulmonary alveolar proteinosis patients in japan. Am J Respir Crit Care Med 177 : 752-762, 2008
3) Ishii H et al : Clinical features of secondary pulmonary alveolar proteinosis : pre-mortem cases in Japan. Eur Respir J 37 : 465-468, 2011
4) Akira M et al : Pulmonary fibrosis on high-resolution CT of patients with pulmonary alveolar proteinosis. AJR Am J Roentgenol 207 : 544-551, 2016
5) Tazawa R et al : Granulocyte-macrophage colony stimulating factor and lung immunity in pulmonary alveolar proteinosis. Am J Resp Crit Care Med 171 : 1142-1149, 2005

PAPに関する詳しい情報は以下のサイトを参照のこと
1) 肺胞蛋白症専門情報（医療従事者向け）：［http://www.pap-guide.jp/index.html］，同英語版［http://www.pap-guide.jp/en/］
2) 肺胞蛋白症一般利用者向け情報サイト：［http://www.pap-support.jp］
3) 日本肺胞蛋白症患者会：［http://pap-net.jp］

謝辞
国立病院機構近畿中央胸部疾患センター検査科病理 寺本友昭先生，笠井孝彦先生に深謝します．

各論

Ⅳ

間質性肺疾患

10　リンパ脈管筋腫症

Clinical　その疾患の病態は？

a. 概　念

リンパ脈管筋腫症（lymphangioleiomyomatosis：LAM）は，異常な平滑筋様細胞（LAM細胞）が肺や体軸リンパ節などで増殖し，肺囊胞が多発する稀少難病である．結節性硬化症（tuberous sclerosis complex：TSC）に伴って発生するTSC-LAMと単独発生する孤発性LAM（sporadic LAM）に分類される．通常妊娠可能な年齢の女性に発症する．

b. 病因・病態

TSC-LAMと sporadic LAMともに腫瘍抑制遺伝子である *TSC* 遺伝子の異常が発症に関与している．TSCは常染色体優性遺伝性疾患で *TSC1*（第9染色体）または *TSC2* 遺伝子（第16染色体）のどちらかの生殖細胞系列遺伝子変異による．

LAM細胞は病理形態学的には良性であるが転移により進展し，病巣ではリンパ管新生を伴う．肺では間質に浸潤してプロテアーゼを産生し，肺実質を囊胞性に破壊しながらびまん性の病変を形成する．また，後腹膜腔，縦隔リンパ節に病変が進展する．

c. 症状・所見[1]

早期では無症状のこともあるが，診断の契機となる症状は以下のようになる．気胸歴（51％），労作時息切れ（48％），咳（27％），痰（15％），血痰（10％），胸郭外病変による症状（16％）として腹部膨満感，腹痛・腹部違和感，下肢リンパ浮腫，血尿などがある．臨床所見としては，腎血管筋脂肪腫（renel angiomyolipoma：腎AML）（41％），腹部リンパ節腫大（26％），乳び胸水や乳び腹水（おのおの8％前後）が挙げられる．

呼吸機能検査も早期には異常がみられないこともあるが，DLcoの低下は高頻度で，FEV₁およびFEV₁/FVCの低下，RVおよびTLCの増加がみられ，進行性の呼吸不全を呈する例も存在する．

Clinical　鑑別診断の考え方は？

a. ほかの囊胞性肺疾患との違い

LAMは女性気胸で想起すべき疾患で，慢性閉塞性肺疾患（COPD），Langerhans細胞組織球症（LCH），Sjögren症候群に伴う肺病変，Birt-Hogg-Dubé症候群（BHD）などとの鑑別が必要になる．特徴的な臨床像は，① 若年女性で，② 非喫煙者あるいは軽度の喫煙歴，③ 息切れ，あるいは再発性の気胸を有する場合で，TSCや腎AMLなど特徴的な合併症がみられればさらに診断精度は高い．また，乳び胸水・腹水，ほかの乳び漏や下肢リンパ浮腫が若年女性に生じることはまれで，LAMを考えるべき所見である．

b. 診　断

特定疾患のLAM認定基準では，LAMに一致する胸部CT所見（後述）とほかの囊胞性肺疾患を除外することが必須で，可能であれば病理学的診断を行うよう推奨されている（図1）[1]．ただし高度に肺機能が障害された進行例では，前述の特徴的な臨床所見をもとに臨床診断が可能としている．

病理診断にはLAM細胞の存在を証明する必要がある．LAMに合併する乳び胸水・腹水中にはLAM細胞の集塊（LAM cell cluster）が高頻度に検出され，侵襲度が低く診断に有用である．

Radiological　どんな画像がみられる？

a. 胸部CT

LAMの肺囊胞の特徴は，境界明瞭な薄壁を有する囊胞（多くは数mm～1cm）が全肺野にランダムに存在していることである（図2）．経時的に増加するが類円形で薄壁であることは変わらない．見落としを防ぐため，囊胞が鮮明に描出されるHRCTが勧められる．

COPDでは囊胞ではなく，肺気腫に相当する不整形の低吸収領域が上肺野に多く認められ，鑑別は容易である．しかし，進行すると癒合して囊胞

157

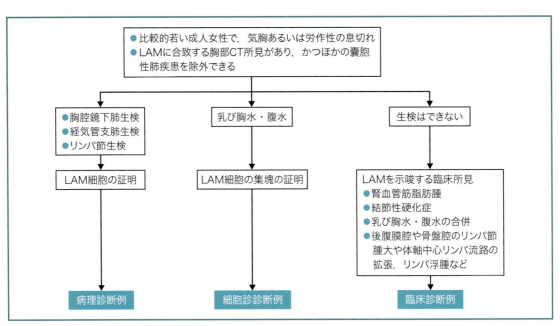

図1　LAMの診断アルゴリズム

Flowchart content:

- 比較的若い成人女性で，気胸あるいは労作性の息切れ
- LAMに合致する胸部CT所見があり，かつほかの囊胞性肺疾患を除外できる

胸腔鏡下肺生検 / 経気管支肺生検 / リンパ節生検	乳び胸水・腹水	生検はできない
LAM細胞の証明	LAM細胞の集塊の証明	LAMを示唆する臨床所見 ●腎血管筋脂肪腫 ●結節性硬化症 ●乳び胸水・腹水の合併 ●後腹膜腔や骨盤腔のリンパ節腫大や体軸中心リンパ流路の拡張，リンパ浮腫など
病理診断例	細胞診診断例	臨床診断例

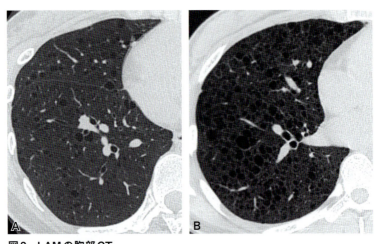

図2　LAMの胸部CT
A：軽症．B：重症．囊胞が多いほど，一般に肺機能障害は強い．

様になるためLAMに類似した所見を示す．LCHは不整なだけでなく囊胞壁の厚さが不均一で上肺野優位にみられ，背景に結節影やすりガラス影を伴うことが多い．BHD症候群では囊胞数が少なく，不整で大小ばらつきのある囊胞が肺底部・縦隔側優位に分布する．囊胞は血管に隣接して存在する．ほかにSjögren症候群に伴う肺病変，アミロイドーシス，リンパ球性間質性肺炎などでも囊胞がみられるが，囊胞以外に結節影や気管支血管

周囲束の肥厚，すりガラス影などを認めることから鑑別可能である．

　乳び胸水は両側・片側いずれもありうる．すりガラス影や小葉間隔壁肥厚もときにみられ，リンパのうっ滞を示していると考えられる．

b. 腎AML

　典型的なAMLは脂肪を含むため超音波で高エコーを呈し，単純CTでは腎実質より低吸収で，造影CTでは造影効果は乏しい（図3）．MRIでは

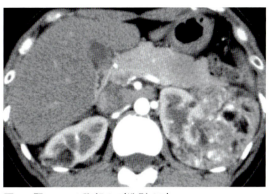

図3　腎AMLの腹部CT（造影CT）
両側の腎臓に脂肪成分を含む腫瘤がある．左は大きく異常血管に富んでいる．

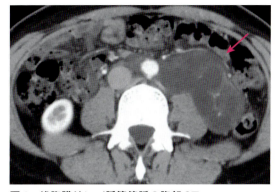

図4　後腹膜リンパ脈管筋腫の腹部CT
陰影のCT濃度はリンパ節腫大様に比較的均一である．内部濃度が低く嚢腫状を呈する場合もある．

T1強調，T2強調画像ともに高信号を呈する．脂肪成分の少ないAMLは腎細胞癌との鑑別が問題になる．

c. 後腹膜腔のリンパ脈管筋腫

後腹膜〜骨盤内にかけて分葉状の比較的大きな腫瘤影を呈する（図4）．壁や腫瘤内部に一部造影効果がみられるが，内部は水と同等の濃度を呈することが多い．

d. その他

乳び腹水やリンパ管・胸管の拡張，まれに肝臓にAMLがみられることもある．

Pathological　病理から何がわかる？

LAM細胞の特徴は，紡錘形〜類上皮様の形態で類円形〜紡錘形の核を有し，核クロマチンは微細で細胞質は好酸性もしくは泡沫状の胞体を有している（図5）．HE染色でLAMを疑った場合は補助診断として免疫染色を行う．抗α-smooth muscle actin（α-SMA）抗体，抗メラノーマ関連抗原抗体（HMB45は核周囲の細胞質に顆粒状に染色）に陽性を示し，核は抗estrogen receptor（ER）抗体，抗progesterone receptor（PR）抗体に陽性を示すが，すべてのLAM細胞に陽性となるわけではない．特に軽症例ではLAM細胞が少なく，LAM細胞の免疫染色の陽性像も弱く，ときに偽陰性となることがあり注意を要する．

乳び胸水・腹水中のリンパ管内皮細胞に覆われたLAM cell cluster検出は有用である．診断基準には含まれないが，リンパ管内皮細胞マーカーの

抗vascular endothelial growth factor receptor-3（VEGFR-3）抗体，抗ポドプラニン抗体（D2-40）で豊富なリンパ管新生を示すことも重要である[2]．またLAMの肺組織ではしばしば出血やヘモジデリン貪食マクロファージがみられる．

CRP　CRPカンファレンス

LAM細胞はマトリックスメタロプロテアーゼ，カテプシンなどのプロテアーゼを産生し，末梢肺実質を破壊して嚢胞を生じる．そのため，病理組織像では嚢胞壁の一部に結節状に増殖する像が認められる．嚢胞形成にはプロテアーゼによる組織破壊以外に，周囲の正常肺胞組織の弾性収縮力，LAM細胞の増殖による末梢気道の狭窄とエアートラッピングなどの要因が関与し，経年的に増大する．

LAM細胞はリンパ管内皮細胞の増殖因子であるVEGF-Dを産生・分泌するため，LAM病巣内にはスリット状あるいは不整形に拡張したリンパ管が豊富に存在し，診断に重要な病理学的特徴の1つとなっている．リンパ管新生が進行し肺組織内のリンパ流が増加すると，リンパのうっ滞・リンパ管の拡張・間質水分量の増加などが生じる．これらの病態は，すりガラス影や小葉間隔壁肥厚などの画像所見，乳び喀痰，酸素化障害による息切れの増強，などの症状として反映される．性腺刺激ホルモン放出ホルモン剤による偽閉経療法，脂肪制限食，利尿薬などの治療で改善・消失する場合もあるが，難治例ではsirolimus投与が必要

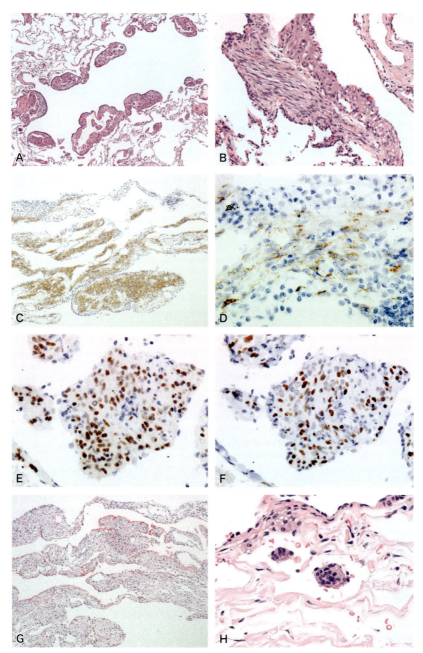

図5　LAM肺の病理像
A：HE染色弱拡大．小結節状のLAM細胞の増殖（中央）を認め，スリット状あるいは拡張
したリンパ管腔が認識できる．B：HE染色強拡大．C：α-SMA染色．D：HMB45染色（細
胞質内に顆粒状に染まる）．E：ER染色．F：PR染色．G：VEGFR-3染色（リンパ管内皮
細胞が赤く染色され，LAM病巣には拡張したリンパ管腔が豊富に存在する）．H：リンパ
管腔内を流れるLAM cell cluster．

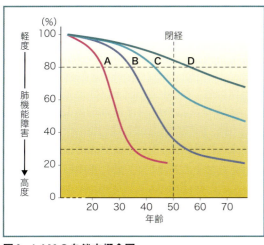

図6　LAMの自然史概念図
A：重症例，B：中等症例，C：軽症例，D：最軽症例．

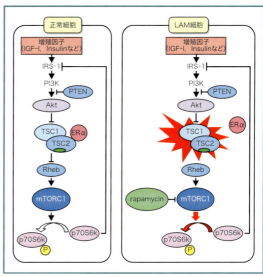

図7　mTORが関与する細胞内シグナル伝達系

になる．

　血清VEGF-D値はほかの嚢胞性肺疾患と比較して有意に高値であり，≧800 pg/mLはLAMの診断的価値があるとされる，臨床利用できるようになれば鑑別診断や治療効果判定の一助になると考えられている．

治療戦略・治療選択の考え方

　LAMによる肺機能障害の進行スピードは多様で，無治療でも緩徐な進行に留まる症例もあれば，各種治療を行っても急速に進行する症例もある．これらを踏まえ，過去の報告や経験から推測される肺機能からみたLAMの自然史は図6のようになる．図6-Dの症例では積極的治療介入は不要と考えられるが，図6-Aでは肺移植を視野に治療にあたることが望ましい．

　LAM細胞の増殖には，細胞内シグナル伝達系のmammalian target of rapamycin（mTOR）が関与している（図7）．mTORに抑制的に作用するTSC遺伝子に変異が生じmTORが恒常的に活性化する．mTOR阻害薬であるsirolimusはmTORとraptorの結合を阻害し，下流へのシグナル伝達を抑制し，LAM細胞増殖を抑制する．MILES試験[3]，MLSTS試験など複数の臨床試験で，sirolimusは投与中の肺機能低下を抑制し安定化することがわかり，

2014年12月に本邦で上市された．口内炎，皮疹，上気道炎などの感染症，下痢，脂質異常症，薬剤性肺障害といった有害事象への対策が必要で，至適内服時期は今後の検討課題であるが，LAMの自然史を大きく変える治療として期待されている．従来は，性腺刺激ホルモン放出ホルモン剤による偽閉経療法，その他のホルモン治療が主体であったが，今後はsirolimusが第一選択薬となる．

　閉塞性換気障害が強く労作性の息切れがある場合には，長時間作用性抗コリン薬あるいはβ_2刺激薬による気管支拡張療法を行う．気胸は再発しやすく，再発予防の観点では全肺胸膜カバリング術が適しているが実施可能施設が限られている．腎AMLは，出血リスクが高い例（動脈瘤径≧5 mm）で動脈塞栓術が検討される．

文　献

1) 林田美江ほか：特定疾患治療研究事業対象疾患 リンパ脈管筋腫症（LAM）認定基準の解説．日呼吸会誌 **49**：67-74，2011
2) Kumasaka T et al：Lymphangiogenesis-mediated shedding of LAM cell clusters as a mechanism for dissemination in lymphangioleiomyomatosis. Am J Surg Pathol **29**：1356-1366, 2005
3) McCormack FX et al：Efficacy and safety of sirolimus in lymphangioleiomyomatosis. N Engl J Med **364**：1595-1606, 2011

その他の間質性肺疾患について

喫煙に関連したものなどがいくつか疾患名としてあるいは，所見として提唱されている．

a. 剥離性間質性肺炎（DIP）

Liebowが提唱したDIPは，重喫煙者に通常みられるが，ときに非喫煙者にも認められる．類似所見は部分的には，DIP reactionとしてNSIP，CVD-IPでも局所的にはしばしば認められる．Idiopathic DIPは，症状はなく，画像ではGGOを示し，組織的には，肺胞内にマクロファージが敷石状に密に接して充塡されているのが典型像であり，肺胞上皮II型の腫大や増殖もみられる．また，しばしば二次濾胞を伴うリンパ濾胞形成を認め，間質に線維化をみることもある．したがって，DIP with fibrosisという診断名も用いられることがある．ところで，これらのマクロファージに関しての詳細な検索はなされていない．DIPやDIP reaction部分をAE1/AE3などの上皮マーカーで染色するとときに少数の上皮が脱落し混在しているものの，CD68陽性のマクロファージが大部分であり，DIPの名称自体が正しくないように思われるがDIPの名称が現在でも便宜上使用されている．alveolar macrophage pneumoniaの方がふさわしいように思われるが将来の課題である．DIPは予後良好な喫煙関連疾患の1つである．

DIP，DIP reaction部分の肺胞マクロファージの分裂能について，MIB-1（Ki-67）染色で検索してみると，マクロファージの核に明らかな陽性所見がさまざまに認められ，DIPパターン以外でもNSIP，CVD-IPなどでも認められる[1]．またHE所見でも明瞭な分裂像が確認できる．すなわち，これらのいくつかのマクロファージはG1期にあり確実に増殖能力がある．MIB-1と同時に行った，topoisomerase IIα，proliferating cell nuclear antigen抗体でも同様に核に陽性所見が確認でき[1]，MIB-1の陽性所見を支持する事実が得られた．治療はステロイドが著効を示すが，再発性の例もみられる．禁煙が最良の治療法と考えられる．

b. 呼吸細気管支炎を伴う間質性肺疾患（RB-ILD, bronchiolitis）[2]

喫煙関連のものとされており，終末細気管支（TB），呼吸細気管支（RB）周囲壁の線維化と内に茶褐色色素を貪食したマクロファージが多数集積性に認められるのが病理組織的所見である（図1-A，B）．内腔にもしばしば同様のマクロファージがみられる．しかし，これのみでは呼吸機能に障害を及ぼすことはなく，特に重喫煙者の背景の所見としてしばしばみられるのみである．機能的には免疫監視機構の脆弱化がむしろ問題であると思われる．喫煙者の肺には，しばしば細気管支や細血管周囲性に塵埃の沈着が高度にみられることが多く，背景病変としてよく認識できる．また，喫煙者では，しばしば肺胞口部に平滑筋の顕著な結節性増生が数珠状にみられ，線維成分も混在して末梢気道の構造改変を生じている．これらの平滑筋は，desmin，caldesmonで陽性に染まる（図1-C，D）．末梢気道の改変の主役は肺胞口（AM）部の平滑筋や膠原線維の増生である．

c. 喫煙関連間質性線維症（smoking-related interstitial fibrosis：SRIF）[3]

喫煙者肺に共通して観察される病理組織所見であり，気腔末梢域で肺胞隔壁が硝子化した膠原線維で置換されさまざまに肥厚した所見であり（図2-A），末梢の肺胞道以降の末梢肺領域で認められ，肺におけるガス交換機能が低下する．Azan染色では，膠原線維が豊富に認められ，均一に青色に染められる（図2-B）．胞隔の浮腫性や疎な線維性肥厚も伴っており，ガス交換機能の低下を示唆している所見であり，これも機能的な障害を肺に及ぼしていると考えられる．

d. 線維化を伴う気腔拡大（airspace enlargement with fibrosis：AEF）

喫煙関連疾患として提唱されており[4]，これは喫煙者の肺癌症例で，背景の肺組織に高率に認められる．胸膜からは少し内側に存在する薄壁性囊胞性変化と周囲の線維化病変を指しており，これらの所見は非喫煙者との間には明瞭な統計学的な差異が認められると報告されている病的な変化である[4]．これもただちに死因となるような病的な所見ではない．

各論
IV
間質性肺疾患

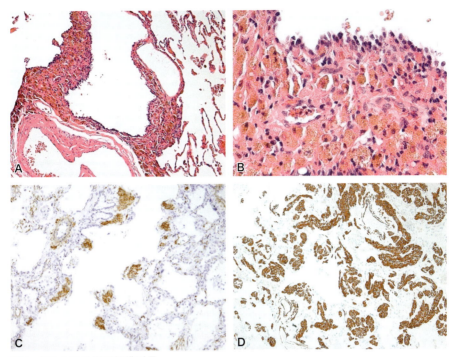

図1　RB-ILDの病理組織所見
A：respiratory bronchiolitis．B：brown-colored macrophages．C：desmin染色によるAM部の平滑筋増生．D：caldesmon染色による不規則な平滑筋増生．

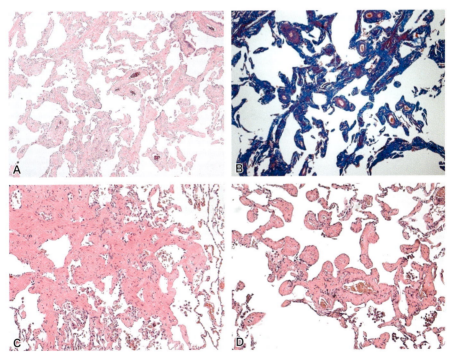

図2　SPIFの病理組織所見
A：肺胞壁の線維化．B：Azan染色によるSRIFの部分像．C，D：線維を混じた平滑筋の不規則ないし結節状増生．

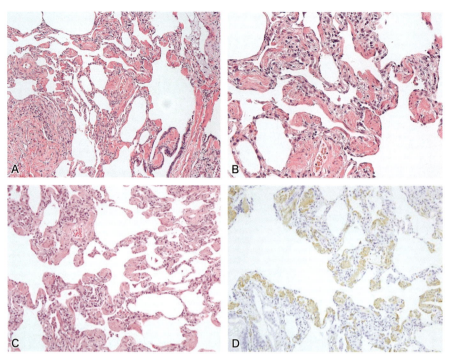

図3　末梢気道での平滑筋増生所見

A，B：末梢気道の不規則ないし結節状線維平滑筋増生．C：末梢気道の不整狭窄変形．D：caldesmon染色による平滑筋増生．

e. 喫煙と末梢気道

　末梢気道，特にRB，ADでのAMにおける平滑筋の増生はしばしば（重）喫煙者に認められ，末梢気道RB，ADの変形や構造破壊の原因となっている．AM部において小結節状に平滑筋が数珠状に存在する所見がしばしば認められる（図2-C，D）．さらにこれらが融合して不整な平滑筋の増殖巣として認められることもある（図2-C）．この平滑筋増生が線維増生とあいまって肺末梢気道の構造破壊・変形の端緒となることは注目すべきである（図3）．しかし，これらの組織変化は，喫煙のみでなく，膠原病で自己抗体高値の症例やANCA陽性患者の肺など自己免疫疾患でも程度は軽いがときに観察できる．この原因や各疾患における所見の確認は将来の課題である．

文　献

1) Sun AP et al : Immunohistochemical determination of expression of markers of proliferating nuclear antigens on clustered alveolar macrophages in interstitial lung diseases. Biomed Res **17** : 17, 2006

2) Yousem SA : Respiratory bronchiolitis-associated interstitial lung disease with fibrosis is a lesion distinct from fibrotic nonspecific interstitial pneumonia : a proposal. Mod Pathol **19** : 1474-1479, 2006

3) Katzenstein AL et al : Clinically occult interstitial fibrosis in smokers : classification and significance of a surprisingly common finding in lobectomy specimens. Hum Pathol **41** : 316-325, 2010

4) Kawabata Y et al : Smoking-related changes in the background lung of specimens resected for lung cancer : a semiquantitative study with correlation to postoperative course. Histopathology **53** : 707-714, 2008

1　サルコイドーシス

Clinical　その疾患の病態は？

a. 病　因

　サルコイドーシス病因論においては，病原体としての起因物質，疾患感受性としての宿主要因，発症をトリガーする環境要因，これら3つの要因を想定する必要がある．仮に微生物が関与していたとしても単純な感染症ではない．これまで数々の感染因子に関して検索がなされてきたが，約8割の症例で病変部からアクネ菌（*Propionibacterium acnes*）が分離培養され，肺やリンパ節病変部の肉芽腫内にも約8割の症例で本菌由来のDNAや菌体成分が検出されることから，現在本邦ではサルコイドーシスをアクネ菌によるアレルギー性内因性感染症として研究が展開されている[1,2]．

b. 病　態

　サルコイドーシスは全身諸臓器に肉芽腫が形成され多彩な臨床症状を呈する．本症は概して良性の経過をたどり，多くは発症後2年以内までには自然寛解するが，残り約3割の患者では慢性化や再発を繰り返す．肺の炎症が長期にわたり繰り返された症例では，間質の線維化が進行して肺線維症を呈し，呼吸不全により死に至ることもある．本邦では特に中年女性患者において心臓サルコイドーシスによる死亡例が多い．炎症後の線維化が生じると不可逆的な伝導系ブロックや不整脈が起こり，突然死の危険性もあることからペースメーカーの装着を余儀なくされる場合も多い．

Clinical　鑑別診断の考え方は？

a. ほかの肉芽腫性疾患との鑑別

　類上皮細胞を形成する疾患がすべて鑑別の対象となる．感染性肉芽腫では結核や非結核性抗酸菌症，腫瘍では悪性リンパ腫や癌に伴うサルコイド反応，化学物質ではベリリウム肺などでときに鑑別に苦渋する．過敏性肺炎は急性型で類上皮細胞肉芽腫形成を伴うことが多い．壊死性サルコイド

肉芽腫症は肉芽腫内にアクネ菌が検出される（後述）ことから現在ではサルコイドーシスの一亜系と考えられている．

b. 診　断

　サルコイドーシスの診断には，本症に合致する臨床像に加えて，組織学的に非乾酪性の類上皮細胞肉芽腫を同定することが原則となる．ただし組織学的な検討が困難な場合でも，典型的な症例では臨床診断群として治療が行われる．サルコイドーシス学会の診断ガイドライン2015年ドラフトで臨床診断群は，類上皮細胞肉芽腫病変は証明されていないが，呼吸器，眼，心臓の3臓器中2臓器以上において本症を強く示唆する臨床所見を認め，① 両側肺門部リンパ節腫大（BHL），② 血清ACE/リゾチーム高値，③ 血清可溶性IL-2R高値，④ Gaシンチグラム/FDG-PETによる著明な集積所見，⑤ 気管支肺胞洗浄検査でCD4/8リンパ球比率が3.5以上，の5項目中2項目以上が陽性のものと定義されている．診断的精査を行う上では，① 可及的に組織学的確認を行うこと，② 臓器病変の広がりとその程度を評価すること，③ 病態が安定しているか進行性かを評価すること，④ 治療が患者に有益か否かを決定することがポイントとなる．

Radiological　どんな画像がみられる？

　BHLは患者の9割以上に認められ本症に特徴的な所見で診断的価値も高い（図1）．本症の特徴的CT所見は，病変がリンパ流路に沿って分布する微細粒状影であり，主として肺門周囲の気管支血管束に沿った多発性の粒状影が認められる（図2）．また，粒状影は小葉中心部，小葉間隔壁，葉間および胸膜周囲に認められることが多い．気管支血管影の不均一な腫大，気管支壁肥厚像，小葉間隔壁肥厚像がよくみられる．また周囲は微細粒状影を伴い辺縁が樹枝状の粗大な結節影を呈することもある．病変の進行例では，線維化が進み

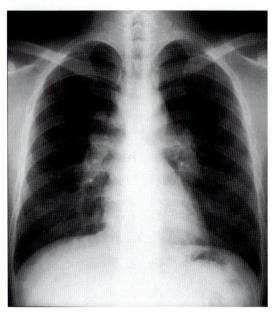

図1　両側肺門部リンパ節腫大

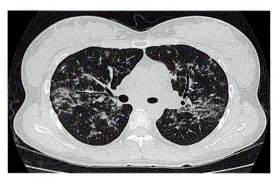

図2　気管支血管束に沿った多発粒状影

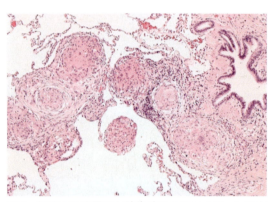

図3　気管支血管周囲と肺胞壁のサルコイドーシス肉芽腫

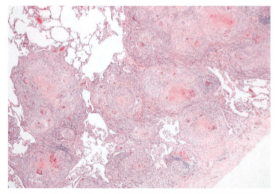

図4　サルコイドーシス肉芽腫中心部の好酸性壊死

網状影が著明となる牽引性気管支拡張や蜂窩肺などが認められる．多発性結節影を呈する例や多数の肉芽腫や胞隔炎のためにすりガラス影を示す例もあるが，嚢胞や空洞形成例はまれである．

Pathological　病理から何がわかる？

　経気管支的肺生検では，胸部単純X線病期分類で肺野に異常を認めない0期やI期からも肺に肉芽腫が検出されることから，本症の初発病変は肺あるいは肺と肺門部リンパ節であると推察される．基本的には直径200μm前後の境界明瞭な非乾酪性類上皮細胞肉芽腫が孤立性あるいは融合性に多発して形成される．肺胞領域では胞隔炎を伴って肉芽腫が形成され，病変はリンパ流路に沿って気管支血管周囲あるいは胸膜下や葉間を主体に認められる（図3）．種々の肉芽腫性疾患は病変の形態像からある程度その鑑別診断が可能である．サルコイドーシス肉芽腫を鑑別診断する上で，壊死性肉芽腫を生じる疾患群を除外することは比較的容易である．ただし宿主の免疫反応性によっては，結核肉芽腫でも乾酪壊死が目立たないこともあり，またサルコイドーシス肉芽腫でも中心部に好酸性壊死を認めることもあるので注意を要する（図4）．

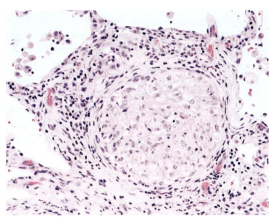

図5　肺サルコイドーシス肉芽腫（HE染色）

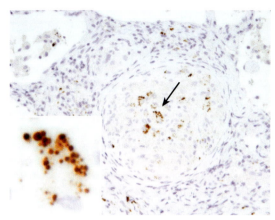

図6　肉芽腫内アクネ菌陽性像（免疫染色）

CRP　CRPカンファレンス

　アクネ菌に対する単クローン抗体（PAB抗体）[3]を用いた免疫染色では，罹患臓器を問わずその74〜100％の症例でサルコイドーシス肉芽腫内にアクネ菌が検出される．多くは類上皮細胞内や巨細胞内にサイズの異なる小型円形小体として同定される（図5〜7）．PAB抗体はサルコイド反応と呼ばれる肉芽腫内には陰性となることから，本症とサルコイド反応を鑑別する上で有用である．また結核性肉芽腫内にPAB抗体陽性像は認められないことから，サルコイドーシスを臨床的に疑う症例で壊死を伴う肉芽腫がみられるような場合，PAB抗体の免疫染色が鑑別診断に役立つ．

　アクネ菌病因説は本症の奇異な病態を理解する上でも役立つ（図8）．アクネ菌は外部環境から経気道的に侵入して不顕性感染することから，本症における初発病変は症状の有無にかかわらず肺や肺門部リンパ節と考えられる．これらの臓器に細胞内潜伏感染するアクネ菌は，何らかの環境要因を契機に内因性に活性化し細胞内増殖する．宿主要因として本菌に対するアレルギー素因を有する患者では，アクネ菌の細胞内増殖を契機に感染臓器局所で過度のTh1型免疫反応が起こり，感染型アクネ菌の拡散防止を目的とした肉芽腫形成が起こる．細胞内増殖のおりに肉芽腫による封じ込めを逃れたいわゆる感染型アクネ菌は，病変部局所において新たな潜伏感染を引き起こす可能性がある．さらにリンパ向性あるいは血行性に広が

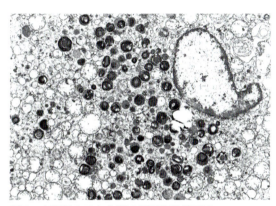

図7　肉芽腫内アクネ菌の電子顕微鏡写真

り，肺やリンパ節以外の全身諸臓器に新たな潜伏感染を起こす可能性もある．全身に拡散した潜伏感染を背景として，同様な環境要因を契機に再び内因性活性化は起こりうる．その場合，新たな潜伏感染局所でも同時多発的にアクネ菌の細胞内増殖が起こり，その結果として全身性肉芽腫形成を特徴とするサルコイドーシスの病態が形成されてくるものと想定される．

　サルコイドーシスにおいて，アクネ菌の細胞内増殖は，肉芽腫形成の原因となるばかりでなく，これを契機に，病変部局所において新たな潜伏感染を引き起こす可能性がある．この潜伏感染が完全に除去されない限り炎症の再燃が起こりうる．再燃を繰り返すたびに，罹患組織は肉芽腫性炎症により破壊されていく．炎症後の線維化に加えて，新たな再燃性の炎症が加わり，病変の範囲は

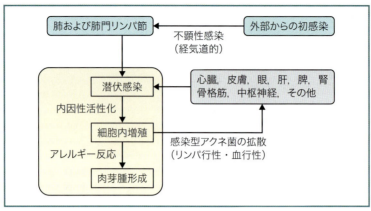

図8　サルコイドーシスのアクネ菌病因説
(江石義信：お茶の水医誌 **61**：259, 2013 より改変して引用)

徐々に広がっていくことになる.

治療戦略・治療選択の考え方

　現在サルコイドーシスの治療に用いられている
ステロイド, methotrexate, infliximab などの生物
学的製剤はいずれも, 過剰な免疫反応による肉芽
腫形成を非特異的に抑制することで治療効果を発
揮する. 肉芽腫形成により感染型アクネ菌の拡散
が封じ込められているとすれば, 肉芽腫性炎症を
抑制するこれらの治療法は, 一方では新たな潜伏
感染を引き起こす危険性もはらんでいる. 疾病素
因として本菌に対するアレルギー素因を有する患
者では, 内因性に本菌が活性化するたびごとに増
菌局所で肉芽腫反応が生じてくるものと想定され,
細胞内細菌に感受性のある抗菌薬の投与は, 細胞
内増殖菌の殺菌作用や内因性活性化の防止効果に

より, 肉芽腫形成の抑制や予防に効果があるかも
しれない. これまでサルコイドーシス患者の抗菌
薬有効症例がいくつか報告されてきているが, 近
年本邦ではステロイド投与開始時点から抗菌薬
[doxycycline（ビブラマイシン）や clarithromycin]
を2剤併用で用いる治療法も検討されつつある.

文　献

1) Eishi Y：*Propionibacterium acnes* as a causative agent of sarcoidosis. Sarcoidosis, Eishi Y (ed), In Tech, Croatia, p3-34, 2013
2) 江石義信：アレルギー性内因性感染症としてのサルコイドーシス. お茶の水医誌 **61**：259, 2013
3) Negi M et al：Localization of *Propionibacterium acnes* in granulomas supports a possible etiologic link between sarcoidosis and the bacterium. Mod Pathol **25**：1284-1297, 2012

2 過敏性肺炎

Clinical その疾患の病態は？

a. 原因

過敏性肺炎は抗原の反復吸入により感作が成立し，細気管支から肺胞壁におけるアレルギー反応により発症する．本邦の過敏性肺炎には夏型過敏性肺炎，住居関連過敏性肺炎，鳥飼病または鳥関連過敏性肺炎，農夫肺，塗装工肺，加湿器肺，きのこ栽培者肺などがあり，種々の抗原が原因となる．

b. 分類

過敏性肺炎は歴史的には急性，亜急性，慢性に分類されるが，急性過敏性肺炎と慢性過敏性肺炎に大別されることが多い[1]．また，慢性過敏性肺炎をさらに再燃症状軽減型と潜在性発症型に亜分類することが提唱されている[2]．

c. 診断基準

本邦の診断基準を表1に示す．診断においては抗原回避による改善と誘発試験による臨床像の再現が重要であり，特徴的な画像所見，気管支肺胞洗浄（BAL）液中のリンパ球増加，経気管支肺生検での肉芽腫などが参考となる．抗原に対する特異抗体やリンパ球増殖反応を確認し，環境から原因抗原を同定することが望ましいが，原因抗原の同定に至らない場合も多い．この基準は1990年代に作成されたために間質性肺炎マーカーの記載がないが，ほぼ全例でKL-6，SP-Dが高値を示す．

Clinical 鑑別診断の考え方は？

a. 薬剤性肺障害

薬剤性肺障害では浸潤影とすりガラス影が混在することが多いが，すりガラス影が主所見の場合は急性過敏性肺炎との鑑別が必要となる．ごくまれに，びまん性の小粒状影を示す薬剤性肺障害があり，画像的に過敏性肺炎パターンと呼称される．

b. 急性好酸球性肺炎

胸部画像ではすりガラス影が主所見であり，急性過敏性肺炎と類似する場合があるが，急性過敏

性肺炎で認めるようなモザイク分布を示さない．また，少量の両側胸水を伴う点が急性過敏性肺炎と異なる．

表1 過敏性肺炎の診断基準

A. 臨床像：臨床症状・所見1）〜4）のうちいずれか2つ以上と，検査所見1）〜4）のうち1）を含む2つ以上の項目を同時に満足するもの
 1. 臨床症状・所見
 1）咳，2）息切れ，3）発熱，4）捻髪音ないし小水泡性ラ音
 2. 検査所見
 1）胸部X線像にてびまん性散布性粒状陰影（またはすりガラス状陰影）
 2）拘束性換気機能障害
 3）血沈値亢進，好中球増多，CRP陽性のいずれか1つ
 4）低酸素血症（安静時あるいは運動後）

B. 発症環境：1）〜6）のうちいずれか1つを満足するもの
 1）夏型過敏性肺炎は夏期（5〜10月）に高温多湿の住宅で起こる
 2）鳥飼病は鳥の飼育や羽毛と関連して起こる
 3）農夫肺はかびた枯れ草の取り扱いと関連して起こる
 4）空調病，加湿器肺はこれらの機器の使用と関連して起こる
 5）有機塵埃抗原に曝露される環境での生活歴
 6）特定の化学物質と関連して起こる
 注：症状は抗原曝露4〜8時間して起こることが多く，環境から離れると自然に軽快する．

C. 免疫学的所見：1）〜3）のうち1つ以上を満足するもの
 1）抗原に対する特異抗体陽性（血清あるいはBAL液中）
 2）特異抗原によるリンパ球増殖反応陽性（末梢血あるいはBALリンパ球）
 3）BAL所見（リンパ球増加，Tリンパ球増加）

D. 吸入誘発：1），2）のうち1つ以上を満足するもの
 1）特異抗原吸入による臨床像の再現
 2）環境曝露による臨床像の再現

E. 病理学的所見：1）〜3）のうちいずれか2つ以上を満足するもの
 1）肉芽腫形成，2）胞隔炎，3）Masson体

【診断基準】
確実：A，B，DまたはA，B，C，Eを満たすもの
強い疑い：Aを含む3項目を満足するもの
疑い：Aを含む2項目を満足するもの

（厚生省特定疾患びまん性肺疾患に関する調査研究班平成2年度報告書より引用）

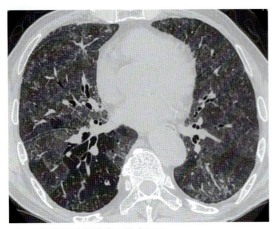

図1　急性過敏性肺炎の胸部CT
モザイク分布のすりガラス影と小葉中心性粒状影.

c. 剝離性間質性肺炎（DIP）

胸部画像ではすりガラス影が主所見であり，急性あるいは慢性過敏性肺炎と類似する場合がある.

d. 非特異性間質性肺炎（NSIP）

胸部画像では牽引性気管支拡張症，すりガラス影が主所見であり，慢性過敏性肺炎と類似する.

e. 特発性肺線維症（IPF）

胸部画像で蜂巣肺，牽引性気管支拡張症が主所見であり，慢性過敏性肺炎と類似する.

Radiological　どんな画像がみられる？

a. 急性過敏性肺炎

胸部単純X線像では，中下肺野優位に粒状影，すりガラス影を認めるが，肺容積減少はまれである. 胸部CTでは，小葉中心性粒状影，モザイク分布の（小葉間隔壁を境界とする）すりガラス影を認める（図1）.

b. 慢性過敏性肺炎

胸部単純X線像では，網状影，容積減少を認め，ときに病変に左右差を示す. 胸部CTでは，牽引性気管支拡張，蜂巣肺，胸膜下に散在する浸潤影，網状影，小葉間隔壁肥厚を認め，急性過敏性肺炎ほど目立たないが一部に粒状影，すりガラス影を伴う（図2）[3]. 進行例では広範な蜂巣肺，牽引性気管支拡張を認め，IPFとの鑑別が困難になる. 気腫を伴うこともあり，一部の症例は気腫合併肺線維症（CPFE）と類似する.

c. その他

慢性過敏性肺炎では経過中にIPFと同様の急性増悪を発症し，胸部CTでは両肺びまん性にすりガラス影を認める[4]. また，比較的高頻度に肺癌を合併する.

Pathological　病理から何がわかる？

a. 急性過敏性肺炎

リンパ球主体の胞隔炎，$100 \sim 150\,\mu$m程度の疎な肉芽腫（図3），肺胞腔内器質化（Masson体），呼吸細気管支を中心とする細気管支を認める.

b. 慢性過敏性肺炎

小葉中心性線維化，架橋線維化が特徴的であり（図4），多くは小葉辺縁性線維化を伴う. さらに，線維芽細胞巣，巨細胞，リンパ濾胞形成，細気管支炎を認めるが，肉芽腫は急性過敏性肺炎と比べて目立たない. また，慢性過敏性肺炎はATS/ERSによる特発性間質性肺炎の分類（2002年）に準拠するとOPパターン，cellular NSIPパターン，fibrotic NSIPパターン，UIPパターン（図5）に分類されるが，後者2パターンは予後不良である[5].

c. その他

慢性過敏性肺炎ではUIPパターンの肺線維化を背景に急性増悪を発症し，病理像ではびまん性肺胞傷害（DAD）を認める.

CRP　CRPカンファレンス

急性過敏性肺炎の7割は家屋のトリコスポロンが原因となる夏型過敏性肺炎である. 小葉中心性粒状影とすりガラス影からなる画像所見が特徴的であり，抗原回避による改善と帰宅誘発試験より比較的容易に診断可能と思われる.

一方，慢性過敏性肺炎の診断は困難であり，特に潜在性発症型はIPFと診断されていることが多い. 画像所見からの鑑別は困難であり，剖検により診断されることもまれではない. 慢性過敏性肺炎の6割は鳥関連過敏性肺炎であり，鳥飼育，野鳥の飛来，羽毛製品の使用などが原因となることを念頭に置く必要がある. 慢性過敏性肺炎では抗原に対する特異抗体の陽性率も低下するが，血清KL-6の季節性変動や入院を含めた環境の変化に伴う症候の改善が診断の手がかりとなる.

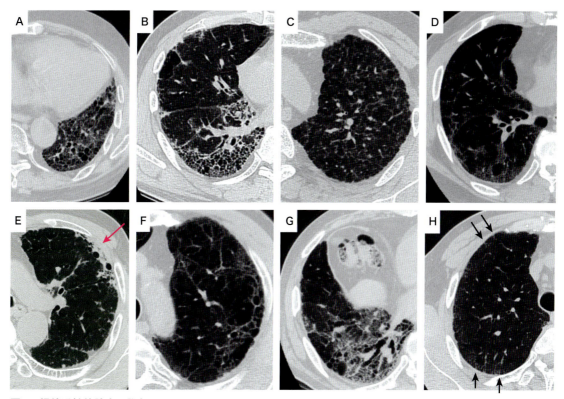

図2　慢性過敏性肺炎の胸部CT
A：網状影．B：蜂巣肺．C：小葉中心性粒状影．D：すりガラス影．E：浸潤影（→）．F：気腫．G：牽引性気管支拡張．
H：小葉間隔壁肥厚（→）． (Chiba S et al：Chest **149**：1473, 2016 より転載)

a. 管理のポイント

　夏型過敏性肺炎では改築を含めた徹底した環境
改善が必要である．気密性や排水の改善により湿
気を防止し，真菌の温床となる腐木，寝具，畳，
カーペットを取り替えるが，環境改善が困難な場
合は転居を考慮する．鳥関連過敏性肺炎では鳥飼
育があれば中止し，家に残った鳥の痕跡を完全に
除去する．旅行中も含めて羽毛布団の使用を禁止
し，鳥の多い公園・神社・駅などには近づかない
ようにする．農夫肺や塗装工肺では防塵マスクを
着用するが，効果が不十分な場合は職場の変更も
考慮する．加湿器肺では機材を清潔に保ち，水の
交換を定期的に行う．

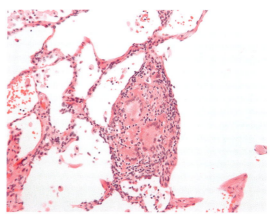

図3　急性過敏性肺炎の病理所見
肺胞隔壁内の肉芽腫が認められる．

治療戦略・治療選択の考え方

　治療の基本は抗原回避であり，急性過敏性肺炎
の軽症例は入院のみで軽快する．中等症以上には
短期的にステロイドを全身投与することが多く，

急性呼吸不全例ではステロイドパルス療法を行う．
慢性過敏性肺炎においても抗原回避が重要である
が，進展期にはステロイドや免疫抑制薬が使用さ
れる．

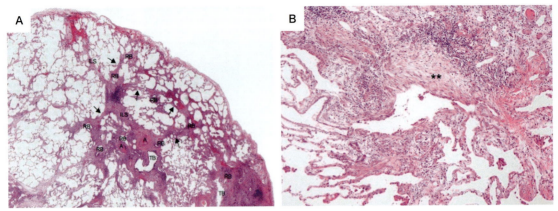

図4　慢性過敏性肺炎の病理所見

A：架橋線維化（矢印），終末細気管支（TB），呼吸細気管支（RB），小葉間隔壁（ILS），肺動脈（A）．B：線維芽細胞巣(**)．

(Chiba S et al : Chest **149** : 1473, 2016 より転載)

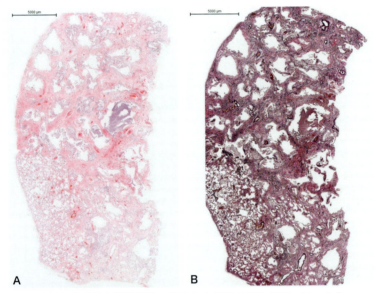

図5　広範な蜂巣肺と肺胞構造の保たれた箇所の混在（UIPパターン）

A：HE染色，B：EVG染色．

文　献

1) Lacasse Y et al : Classification of hypersensitivity pneumonitis : a hypothesis. Int Arch Allergy Immunol **149** : 161–166, 2009

2) Ohtani Y et al : Clinical features of recurrent and insidious chronic bird fancier's lung. Ann Allergy Asthma Immunol **90** : 604-610, 2003

3) Chiba S et al : Chronic hypersensitivity pneumonitis with a usual interstitial pneumonia (UIP)–like pattern : correlation between histopathological and clinical findings. Chest **149** : 1473-1481, 2016

4) Miyazaki Y et al : Clinical predictors and hitologic appearance of acute exacerbation in chronic hypersensitivity pneumonitis. Chest **134** : 1265-1270, 2008

5) Ohtani Y et al : Chronic bird fancier's lung : histopathological and clinical correlation. An application of the 2002 ATS/ERS consensus classification of the idiopathic interstitial pneumonias. Thorax **60** : 665-671, 2005

3 アレルギー性気管支肺アスペルギルス症

Clinical　その疾患の病態は？

a. 概　念

　成人喘息患者に好発し，末梢血好酸球数の増加や高IgE血症，アスペルギルス特異的IgE抗体・沈降抗体陽性，アスペルギルスに対する即時型皮膚反応陽性などがみられ，画像所見では，移動性の浸潤影，中枢性気管支拡張や気管支粘液栓(mucoid impaction)が特徴的である．喘息の悪化をきたし，高用量吸入ステロイド薬でも改善しないため重症喘息と誤診されていることも多い．アレルギー性気管支肺アスペルギルス症(allergic bronchopulmonary aspergillosis：ABPA)の主要な原因真菌はAspergillus属，特にAspergillus fumigatusであるが，スエヒロタケ(Schizophillum commune)などほかの糸状菌によるアレルギー性気管支肺真菌症(allergic bronchopulmonary mycosis：ABPM)も報告されている[1]．カンジダなどの酵母菌で同様の病態をきたしうるかについては疑問視する考えも多い．

b. 危険因子

　ABPA患者では基礎疾患として喘息(欧米では嚢胞線維症)を有することが多いが，2013年に実施された全国調査では喘息を合併していない症例も20％程度存在している(未発表データ)．喘息も嚢胞線維症も気道内での粘液分泌が亢進しており，吸入したアスペルギルスが定着・増殖しやすいのが一因とも考えられるが，通常の気管支拡張症にABPAを合併することはまれである．

　小児期には喘息を合併していてもABPAを発症することはまれであり，ほとんどの場合は15歳以降に発症する．わが国での調査では2/3の症例が50歳以降の中高年発症例であった．

c. 病　態

　アスペルギルスに対する特異的IgE抗体産生を伴うⅠ型アレルギー反応に加えて，気道内に腐生したアスペルギルスに対するIgG抗体産生を伴う

Ⅲ型アレルギー反応が惹起され，喘息の悪化や肺の組織破壊(中枢性気管支拡張，嚢胞性変化)をきたすとされている．

Clinical　鑑別診断の考え方は？

a. 真菌感作重症喘息，慢性肺アスペルギルス症との臨床像の違い

　ABPAと鑑別が必要な疾患には，真菌感作重症喘息と慢性肺アスペルギルス症がある．真菌感作重症喘息は① 高用量吸入ステロイド薬を含む標準治療によっても症状が持続する，あるいは頻回な経口ステロイド薬投与を要する，② 原因真菌に対する即時型皮膚反応または血清特異的IgE抗体が陽性である，③ ABPAが除外される，で定義される[2]．真菌に対するⅢ型アレルギーを示す所見(沈降抗体，抗原特異的IgG)や中枢気道の粘液栓・気管支拡張の所見を欠く点でABPAと鑑別できる．

　慢性肺アスペルギルス症は単純性肺アスペルギローマと慢性進行性肺アスペルギルス症に分類されるが，アスペルギルス沈降抗体が陽性となり，アスペルギルス特異的IgEも陽性になることがある．さらに空洞内菌塊が経気道的に散布され，空洞外の気管支内に好酸球性粘液栓が形成されることがあるために鑑別が難しい．慢性肺アスペルギルス症症例で上記の所見に加えて喘鳴などの気道症状を伴っている場合はABPAの合併と考えるべきであろう．

b. 診　断

　本疾患の診断基準としては，1977年に発表されたRosenbergらによってABPAが疑われた20症例をもとに提案された基準が長年用いられてきた．その後2013年には，International Society for Human Animal Mycology(ISHAM)が新しい診断基準を提案した[3]．本診断基準では，高IgE血症を重視していること，Ⅰ型アレルギーの根拠を皮膚反応ではなくアスペルギルス特異的IgE陽

表1　ABPA 診断基準の比較

	Rosenberg 1977	Patterson 1986	ISHAM 2013
気管支喘息（または嚢胞線維症）	●	●	○
末梢血好酸球増多	●		○
血清総IgE値増加	●	●	●
アスペルギルス即時型皮膚反応陽性	●	●	●
アスペルギルス特異的IgE陽性			
アスペルギルス特異的IgG陽性		●	
アスペルギルス沈降抗体陽性	●		○
肺浸潤影	●		
中枢性気管支拡張	●	●	○
喀痰培養でアスペルギルス検出	△		
褐色の粘液栓の喀出	△		
アスペルギルス遅延型皮内反応陽性	△		

●：必須項目，○：補助項目，△：二次基準

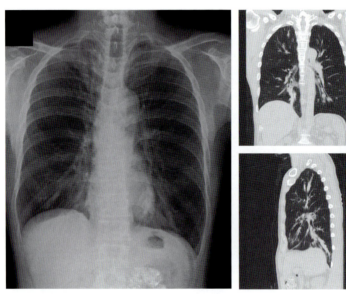

図1　気管支内の粘液栓（胸部単純X線とCT像）

性でも可としていること，アスペルギルスに対する沈降抗体や喘息を必須項目としていないこと，CTの普及に伴い画像所見を重視していることなどの特徴がある．これらの診断基準の比較を表1にまとめた．喘息患者において末梢血好酸球数や血清IgE濃度が高く，アスペルギルス特異的IgEが陽性である場合，あるいは喘息の有無にかかわらず末梢血好酸球数増多を伴い肺野に浸潤影，中枢性気管支拡張，あるいは気管支粘液栓を認める場合などには，ABPAを疑って精査を行う必要がある．

Radiological どんな画像がみられる？

a. 気管支内粘液栓，中枢性気管支拡張

　ABPAに最も特徴的な画像所見は，中枢性気管支拡張(central bronchiectasis)とされ，肺野の内側2/3以内で認められ隣接血管よりも太いものを呼ぶ．粘液栓が喀出された後の中枢性気管支拡張は囊状か静脈瘤状として認められることが多い．まず気管支内に粘液栓(mucoid impaction)が

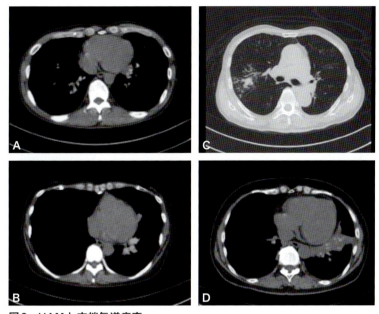

図2　HAMと末梢気道病変

HAMは胸部CTで高吸収を示す気管支内粘液栓（A，B）として認められる．粘液栓の末梢側肺には細気管支病変を反映した撒布性の陰影を認めることがある（C）．ときに無気肺様になった陰影の内部にHAMが認められる（D）．

形成され，それによって気道が外側に圧排されることが必要である．急性発症時や再燃時においての特徴的画像所見は気管支拡張ではなく粘液栓である（図1）．粘液栓は胸部単純X線写真では棍棒状，帯状の陰影としてみられることが多い．胸部CT縦隔条件で高吸収領域を呈する粘液栓（high attenuation mucus：HAM）が認められることもあり（図2-A，B），その場合にはABPAの可能性が高い．

ABPAの病変は中枢気道だけではなく末梢気道に及ぶこともあり，細気管支における病変（粘液栓や気管支中心性肉芽腫）を示す小葉中心性の粒状影（tree-in-bud appearance）が粘液栓の末梢側にみられることもある（図2-C）．

b. 浸潤影

好酸球性肺炎や粘液栓に伴う無気肺により，肺浸潤影やすりガラス影を呈することがある．多発する区域性陰影のことが多く，数週間にわたり陰影が出没し，移動することが特徴である．内部に上述のHAM（図2-D）を伴っていることもしばしばある．

c. 囊胞性陰影

活動性のある罹病期間が長くなると，肺の線維

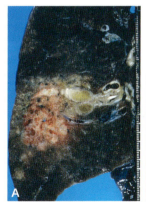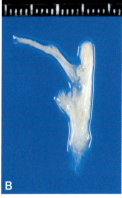

図3　気管支粘液栓の肉眼像

A：手術肺のマクロ像を示し，気管支内に嵌頓した粘液栓が認められる．B：喀痰として喀出された粘液栓である．

化，囊胞性変化が出現し，肺容量は縮小しABPAの終末像を呈する．

Pathological　病理から何がわかる？

Boskenらによって提唱された形態学的な診断基準（1988年）では，①好酸球浸潤を伴う気管支中心性肉芽腫症，②多数の好酸球を含む粘液栓（allergic mucin）が気管支内に嵌頓する像，のど

175

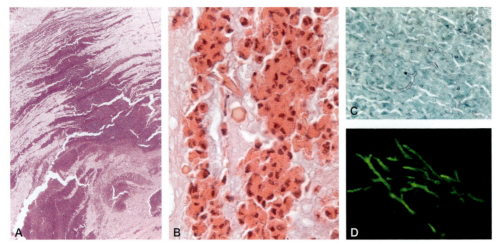

図4　粘液栓の病理像
粘液栓は気管支内に嵌頓し，モミの木様の構造をとることもある（A）．粘液栓の拡大像では好酸球および
Charcot-Leyden結晶がみられ（B），その中に真菌菌糸が孤在性にみられる（C：Grocott染色，D：ファン
ギフローラY染色）．

ちらか一方もしくは両者がみられ，かつ③真菌が組織学的に確認された場合に，ABPA/ABPMと診断できるとしている．

　蛇澤らの5例のABPA/ABPMの肺葉切除標本を対象とした検討[4]から明らかとなったように，病理学的には好酸球およびCharcot-Leyden結晶からなる集塊やフィブリンの滲出を多く認める気管支内に嵌頓した粘液栓が特徴的である（図3，図4-A，B）．真菌はこの粘液栓内にみられるが，慢性肺アスペルギルス症のような密に集簇する菌塊を形成するのではなく，数本もしくは孤在性菌糸の形で存在している（図4-C）．なお，粘液栓内の真菌を確認するために従来はGrocott染色がよく使われてきたが，真菌の細胞膜を蛍光陽性にするファンギフローラY染色の方がより簡便である（図4-D）．また，粘液栓の末梢肺には好酸球浸潤を伴う気管支中心性肉芽腫症が確認されることが多く，好酸球性肺炎，器質化肺炎，肉芽腫などの病変も認められる．

　蛇澤らは以上のような病理学的な観察所見から，中枢性気管支拡張は強い炎症による気管支壁の脆弱化と粘液栓の増大による気管支壁の圧迫とによって引き起こされた二次的病変であろうと考察している．

CRP　CRPカンファレンス

　ABPAの病態の特性は，①気道内で真菌が発芽して菌糸を形成し，②それによって強いアレルギー性免疫応答をきたし，③気道や肺に構造変化を伴うような病変をきたすことである．診断においても上記の3つの現象を確認することが重要である．

　病理学的には，好酸球性粘液栓とその中の真菌菌糸を同定すれば上記①～③のすべてを満たすことになる．一方，臨床的には①の気道内真菌菌糸の存在をアスペルギルス特異的IgGや沈降抗体，最近では菌糸特異的アレルゲンコンポーネントに対するIgEを検出することで代用する[5]．あるいは検出率が低いとされていた喀痰真菌培養も，検体を希釈せずポテトデキストロース寒天培地に撒いて培養すると陽性率を上げることが可能である．②のアレルギー性免疫応答を臨床的に証明するには，アスペルギルス抗原に対する即時型皮膚反応や特異的IgEの存在，血清総IgE値や末梢血好酸球数の増加を指標とする．血清総IgE値のカットオフ値については，従来は417 IU/mLとされていたが，ISHAMのガイドラインでは1,000 IU/mLに上げようという動きもある．しかし，わが国の全国調査ではIgEが比較的低い患者

群の存在も示唆されており，適正なカットオフ値については今後さらに検討が必要である．③の気道や肺の構造変化については画像診断が主体となる．古い診断基準では中枢性気管支拡張や肺浸潤影が重視されていたが，胸部CTを用いた場合には中枢気管支内の粘液栓の検出が重要である．特にHAMはABPAに特異的な所見とされている．

治療戦略・治療選択の考え方

治療としてはステロイド全身投与と抗真菌薬が標準とされている．経口ステロイド薬の投与量・投与期間については最近，高用量（0.75 mg/kg/日を6週間，0.5 mg/kg/日を6週間投与後に漸減）と中等量（プレドニゾロン0.5 mg/kg/日を2週間投与後に漸減）でのステロイド治療プロトコールでは再燃率に差がないことがランダム化比較試験で確認された[6]．減量に際しては血清総IgE値が指標となるとされている．

ステロイド減量で再燃を繰り返す場合には抗真菌薬の併用を考慮するが，導入時期についてはコンセンサスがない．菌耐性化などの問題を回避するためにも，使用期間については16週間を目安とし，漫然と投与しないことが望ましい．現時点でのABPA治療における抗真菌薬のエビデンスは

itraconazoleを使用した臨床研究に基づいているが，例外はアスペルギローマ合併例であり，アスペルギルスに対する抗菌作用が強いvoriconazoleの使用が好ましい．

今後，期待すべき治療としては抗IgE抗体療法（omalizumab）がある．ABPM合併喘息においても少数例での検討ながら，抗IgE抗体が増悪，経口ステロイド薬減量効果を示したとの報告もある．

文　献

1) Chowdhary A et al : Allergic bronchopulmonary mycosis due to fungi other than Aspergillus : a global overview. Crit Rev Microbiol **40** : 30-48, 2014
2) Denning DW et al : The link between fungi and severe asthma : a summary of the evidence. Eur Respir J **27** : 615-626, 2007
3) Agarwal R et al : Allergic bronchopulmonary aspergillosis: review of literature and proposal of new diagnostic and classification criteria. Clin Exp Allergy **43** : 850-873, 2013
4) 蛇沢晶ほか：手術例から見たアレルギー性気管支肺アスペルギルス症・真菌症の病理形態学的研究．日呼吸会誌 **36** : 330-337，1998
5) Tanimoto H et al : Molecular-based allergy diagnosis of allergic bronchopulmonary aspergillosis in Aspergillus fumigatus-sensitized Japanese patients. Clin Exp Allergy **45** : 1790-1800, 2015
6) Agarwal R et al : A randomised trial of glucocorticoids in acute-stage allergic bronchopulmonary aspergillosis complicating asthma. Eur Respir J **47** : 490-498, 2016

V

3

アレルギー性気管支肺アスペルギルス症

177

4 急性好酸球性肺炎

Clinical その疾患の病態は？

a. 概念

　以前はpulmonary infiltration with eosinophilia (PIE)症候群と呼ばれてきた好酸球性肺疾患は，時代とともに疾患概念が変遷してきた．今ではPIE症候群という言葉はあまり使われなくなり，好酸球性肺炎(eosinophilic pneumonia：EP)あるいは好酸球性肺疾患(eosinophilic lung disease)という言葉が用いられる．

　EPは好酸球が肺胞や間質に浸潤し，組織傷害を起こした疾患で，なかでも急性好酸球性肺炎(acute eosinophilic pneumonia：AEP)は1989年にAllenらによって提唱された疾患概念である．AEPは慢性好酸球性肺炎(CEP)とともに原因が不明の特発性好酸球性肺疾患に分類される比較的まれな疾患であるが，本邦では喫煙開始と関連した発症例が多く報告されてきた．AEPは急性に発症し，発熱や呼吸不全を呈し，人工呼吸管理を必要とすることがあるが，自然軽快する症例も存在する．

b. 疫学

　喫煙関連肺疾患に属する疾患であり，20～40歳での発症が多い．かつては本邦特有の疾患であろうとされてきたが，最近では海外での報告が増え，本邦特有の疾患でないことが認知されてきた．喫煙と関連したAEPの70～80%が発症1ヵ月以内に初めての喫煙を経験しており，喫煙本数の増加や既喫煙者での禁煙後の再喫煙による発症例も報告されている．AEPの発症は6～8月が多いとする報告もあるが，結論には至っていない．

c. 病態

　現在では，Allenらが提唱した診断基準よりも表1に示す診断基準が汎用されている[1]．AEPは好酸球の浸潤に伴う血管透過性の亢進による間質浮腫が疾患本体である．多くは1週間以内に発症し，発熱や呼吸不全を呈し，無治療で改善する軽症例から人工呼吸管理を要する重症例まで存在する．

Clinical 鑑別診断の考え方は？

a. 診断

　AEPを診断するにあたって，血液検査で末梢血好酸球数の増加を認めないことから，喫煙に関する病歴聴取が最も大切になる．喫煙開始から1週間以内で，画像所見で両側のびまん性浸潤影・広義間質の肥厚像を認めた場合には本疾患を疑う．AEPでは急速に進行する呼吸不全を呈することがあり，気管支肺胞洗浄(BAL)も施行できない症例や経気管支肺生検(TBLB)が施行できずにBALのみしか施行できない症例も多々遭遇する．AEPの診断にはBALが必須であるが，重症呼吸不全のために施行できない場合には，病歴聴取と画像所見からステロイド治療を開始することもある．

表1　急性好酸球性肺炎の診断基準

1. 急性発症(1ヵ月以内，多くは7日以内)の発熱を伴った呼吸器症状
2. 胸部単純X線写真上の両側びまん性浸潤影
3. 室内気で動脈血酸素分圧(PaO$_2$)60 Torr 未満，もしくはPaO$_2$/吸入気酸素濃度(F$_1$O$_2$)比300以下の低酸素血症
4. 気管支肺胞洗浄(BAL)で好酸球分画が25%以上，もしくは肺生検した組織で著明な好酸球浸潤
5. 好酸球増多を起こしうる疾患(寄生虫・真菌などの感染症や薬剤性好酸球性肺炎)の除外

参考所見：最近の喫煙開始や吸入物質への曝露歴があれば，本疾患を疑う

(Cottin V et al：Allergy **60**：841, 2005より改変して引用)

表2　急性好酸球性肺炎と慢性好酸球性肺炎の比較

	急性好酸球性肺炎（AEP）	慢性好酸球性肺炎（CEP）
発症までの期間	1ヵ月以内，多くは1週間以内	1ヵ月から1年
喫煙との関連性	あり（喫煙開始直後に発症リスク増大）	なし（喫煙者は少ない）
気管支喘息の合併	合併しない	しばしば合併する（25〜50％）
急性呼吸不全	しばしば合併する	少ない
画像所見	上中肺野に末梢優位の浸潤影（photographic negative of pulmonary edema），移動する浸潤影	両側びまん性浸潤影（末梢の優位性なし），小葉間隔壁・気管支血管束の肥厚，Kerley Bライン，胸水貯留
末梢血好酸球	正常，回復期に増加	増加
BAL液中好酸球	著明に増加（25％以上）	著明に増加（25％以上）
病理学的所見	好酸球性膿瘍を認めない　間質浮腫・フィブリン析出　基底膜は保たれる	好酸球性膿瘍を認めることがある　肺胞腔内線維化　基底膜の破壊
ステロイド治療の反応性	良好	良好
再発	まれ	多い（prednisolone 20 mg/日以下で多い）
病態の本質	血管透過性の亢進による間質浮腫	好酸球または好酸球により活性化される化学伝達物質による直接的な組織傷害

b. 慢性好酸球性肺炎との臨床像の違い

AEPとCEPは肺組織への好酸球浸潤を伴った炎症性疾患であることは共通しているが，全く異なる病態である（表2）．AEPの病態は好酸球性炎症に伴う血管透過性の亢進による間質浮腫であるのに対して，CEPでは好酸球による直接的な組織傷害である．これにより，全く異なる画像・病理所見を呈する．

c. 鑑別診断

好酸球性肺疾患には寄生虫・真菌感染症や薬剤性などの原因が特定されているものもあり，これらを否定するために詳細な病歴聴取が最も大切である．重症呼吸不全のために詳細な病歴聴取やBALを行えない場合には，画像所見が重要となる．

Radiological　どんな画像がみられる？

AEPの典型的な胸部単純X線写真（図1-A）は両側びまん性浸潤影と胸水貯留である．浸潤影は濃淡不同で，すりガラス影を伴うこともある．CT所見では気管支血管束に沿わないランダムに分布するすりガラス影・consolidation・小葉中心性の小結節を認め，広義間質である小葉間隔壁・気管支血管束の肥厚や胸水貯留が認められ，また約半数にリンパ節腫大を伴う（図1-B，C）．AEPのCT所見を表3に示すが[2]，CEPが多彩な画像

所見を呈するのに対して，AEPでは典型的な画像所見を呈することが比較的多い．鑑別疾患としては心不全・急性間質性肺炎（AIP）・癌性リンパ管症・急性呼吸促迫症候群（ARDS）・ウイルス性肺炎などが挙げられる．しばしば鑑別に苦慮するAIPやARDSなどでみられるびまん性肺胞傷害（DAD）性パターンの画像所見は，AEPの画像所見と類似しているが，AEPでは組織破壊や線維化をきたさないので，画像所見上は線維化を認めず，肺の容量は減少しないなどの点が鑑別のポイントとなる．またAEPではAIPとは異なり，血清KL-6の上昇は認めない．

Pathological　病理から何がわかる？

持丸らはAEPとCEPの病理学的な差異を詳細に比較検討している[3]．CEPの疾患本態が好酸球または好酸球により活性化された化学伝達物質による直接的な組織傷害であるのに対して，AEPの疾患本態は好酸球性炎症に伴う血管透過性の亢進による間質浮腫である．AEPの病理学的所見（図2）は，好酸球性膿瘍を認めず，間質浮腫・フィブリン析出を認め，基底膜は保たれる．AEPとCEPではどちらも好酸球は過分葉しており活性化状態であるが，これらの病理学的差異が治療経過にも影響を及ぼすと考えられる．すなわち，

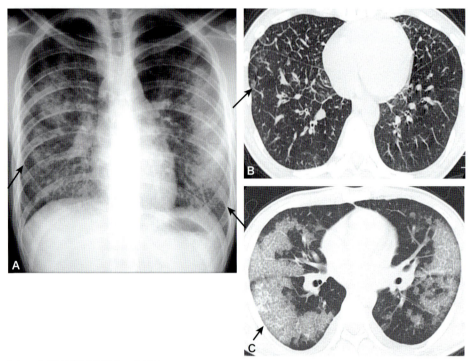

図1　急性好酸球性肺炎の画像
A：19歳男性の胸部単純X写真．喫煙開始後2週間で発熱，呼吸困難を主訴に来院．両側下肺野に
Kerley Bライン（→）を伴う多数の網状～線状影が認められる．B：40歳代女性の胸部単純CT写真．
喫煙歴なく，発熱，呼吸困難を主訴に来院．両側に著明な小葉間隔壁の肥厚（→）や気管支血管束の腫
大が認められる．C：20歳代男性の胸部単純CT写真．喫煙開始後2ヵ月で発熱，乾性咳嗽，呼吸困
難を主訴に来院．両側に地図状に分布する汎小葉性のすりガラス影を認め，小葉間隔壁の肥厚や小葉
内網状影を伴い，crazy-pavingパターン（→）を呈している．両側背側に少量の胸水を伴っている．
（東京慈恵会医科大学放射線医学講座 三角茂樹先生より提供）

表3　急性好酸球性肺炎のCT画像所見

所　見	頻度(%)
すりガラス影	100
air space consolidation	55
小葉中心性の小結節	31
小葉間隔壁の肥厚	90
気管支血管束の肥厚	66
両側胸水	76
片側胸水	3
心拡大	0
リンパ節腫大	45

分　布		頻度(%)
解剖学的	中枢側	7
	末梢側	31
	ランダム	62
優位性	上肺優位	14
	下肺優位	28
	ランダム	58

（Daimon T et al：Eur J Radiol **65**：462, 2008 より改変して引用）

AEPは急速に呼吸不全をきたすが組織破壊をきたさないためにステロイド治療が短期間で終了するのに対して，CEPでは組織破壊をきたすためにステロイド治療が長期間に及ぶと考えられる．

CRPカンファレンス

　AEPは喫煙開始と関連し，比較的若年者に発症する．病態の本質は好酸球性炎症に伴う血管透過性の亢進による間質浮腫であり，ステロイドで著効する．画像・病理所見ともに間質浮腫を反映した所見を認める．CEPは好酸球または好酸球により活性化された化学伝達物質による直接的な組織傷害が病態の本質であり，AEPとは全く異なる疾患概念であり，その比較を表2に示す．治療はステロイド投与が基本であり，重症呼吸不全の合併例ではステロイドパルス治療を行う．

　最近の研究では，AEPの発症に chemokine（C-C motif）ligand（CCL）17の関与が報告されて

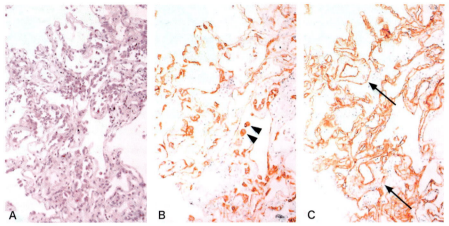

図2　TBLBにより得られたAEP病理写真
HE染色（A）では肺胞隔壁に好酸球やリンパ球の浸潤を伴い，間質浮腫が著明であった．抗ケラチン抗体による免疫染色（B）では過形成性II型上皮細胞は肺胞隔壁から剥離していた（▶）．抗IV型コラーゲン抗体による免疫染色（C）では基底膜の多くは保たれていた（→）．

（船堀内科クリニック　持丸博先生より提供）

いる．AEPの炎症局所では好酸球遊走活性を有するCCL11・16，galectin-9が増加し，好酸球集積に関与し，またCCR4リガンド（CCL17・22）の産生が亢進し，Th2経路が活性化している．BAL液でもTh2細胞やTh2サイトカイン［インターロイキン（IL）-4・5・13］が増加している．CCL-17は樹状細胞から産生され，IL-4や喫煙刺激はその産生を促進させることがわかっている．またCEPは緩徐に発症することが多いが，CEPの中には急性に発症し，AEPのような病態を併せ持つ症例があることも報告されている[4]．

治療戦略・治療選択の考え方

　AEPではステロイド治療は長期間使用することはまれで，一般的には画像所見などから1〜2週ごとに漸減していくことが多いが，ステロイド投与期間は個々の医師の判断にゆだねられているのが現状であり，今後の検討課題である．

文　献

1) Cottin V et al : Eosinophilic pneumonias. Allergy **60** : 841-857, 2005
2) Daimon T et al : Acute eosinophilic pneumonia : thin-section CT findings in 29 patients. Eur J Radiol **65** : 462-467, 2008
3) Mochimaru H et al : Clinicopathological differences between acute and chronic eosinophilic pneumonia. Respirology **10** : 76-85, 2005
4) Kumasawa F et al : Chronic eosinophilic pneumonia presenting with acute onset. Asian Pac J Allergy Immunol **30** : 321-325, 2012

5 ANCA関連肺疾患

Clinical その疾患の病態は？

a. 概 念

　抗好中球細胞質抗体(anti-neutrophil cytoplasmic antibody：ANCA)関連血管炎は，ANCAが陽性となる中小型血管炎の総称であり，顕微鏡的多発血管炎 (microscopic polyangiitis：MPA)，多発血管炎性肉芽腫症 (granulomatosis with polyangiitis：GPA，Wegener肉芽腫症)，好酸球性多発血管炎性肉芽腫症 (eosinophilic granulomatosis with polyangiitis：EGPA，Churg-Strauss症候群)の3疾患が含まれる．これらANCA関連血管炎3疾患は，最も新しい2012年のChapel Hill分類では主に病理学的に区別される．さらに病理学的な所見を反映して臨床像も異なる．

　ANCAは好中球などの細胞質顆粒に対する自己抗体であり，蛍光抗体法での観察にて核周辺に強い染色を認めるperinuclear ANCA(p-ANCA)と細胞質が均質に染色されるcytoplasmic ANCA(c-ANCA)に大別される．p-ANCAの主な対応抗原はmyeloperoxidase(MPO)であり，c-ANCAの主な対応抗原はproteinase-3(PR3)である．

b. 病 態

　血管炎の病態は，好中球や単球においてPR3やMPOが細胞表面に表出することから始まるが，これらは腫瘍壊死因子(TNF)-α，IL-1・8・12などの炎症性サイトカインで促進される．活性化した好中球から放出されたPR3，MPOがANCAと結合することにより，さらに好中球や単球が活性化され，インテグリンなどの接着分子が細胞表面に表出し，血管内皮側のセレクチンなど接着分子高い親和性を持ち血管内皮と接着する．接着した好中球は活性酸素や蛋白分解酵素で直接的に血管内皮細胞傷害を惹起するとともに，蛋白分解酵素とクロマチンから構成されるneutrophil extracellular traps(NETs)とよばれる線維網を細胞外に放出し，間質の傷害を惹起する．

Clinical 鑑別診断の考え方は？

　厚生労働省難治性血管炎に関する調査研究班で行われた他施設共同研究により，わが国のANCA関連血管患者の特徴が明らかとなっている[1]．わが国のANCA関連血管炎患者ではMPO-ANCA陽性が圧倒的に多く，PR3-ANCA陽性患者の約10倍である．MPAでは90％がMPO-ANCA陽性であり，腎症状(急速糸球体腎炎)，肺症状(間質性肺炎や肺胞出血)，神経症状(多発単神経炎)を呈する．GPAではPR3-ANCA陽性が特徴とされてきたが，わが国では50％の患者ではMPO-ANCA陽性となる．GPAでは肉芽腫形成を反映して上気道症状(副鼻腔炎，中耳炎など)，肺症状(結節性病変や空洞性病変)，腎症状(急速進行性腎炎)を認める．EGPAでは気管支喘息を基礎疾患とし，好酸球増多が持続した後，血管炎症状を呈するのが典型的な臨床経過である．症状としては，末梢神経障害，肺症状，皮膚症状の順に多い[2]．

　診断には臨床現場では厚生労働省の認定基準が用いられることが多いが(表1〜3)，欧米の基準と比較した場合，疾患の間で重複する例が多いこと，特異度が低いこと，などの特性を理解して診断を行う必要がある[3]．

　特徴的な臨床症状とANCAの組み合わせで診断はさほど難しくはないが，血管炎以外にもANCAが陽性となる疾患がいくつか知られている．特に潰瘍性大腸炎ではしばしばPR3-ANCAが陽性となる．また感染症の除外診断において感染性心内膜炎でPR3-ANCAが陽性になることが知られており，血液培養検査や心臓エコー検査などにて除外をしておきたい．また特発性間質性肺炎患者において特にMPO-ANCAが陽性となることが知られており，これらの患者において肺胞出血や急速進行性糸球体腎炎などの血管炎が出現することがある．

表1　好酸球性多発血管炎性肉芽腫症（Churg-Strauss症候群）の厚生労働省の診断基準

1. 主要臨床所見
   (1) 気管支喘息あるいはアレルギー性鼻炎
   (2) 好酸球増加
   (3) 血管炎による症状：発熱（38℃以上,2週間以上），体重減少（6ヵ月以内に6kg以上），多発性単神経炎，消化管出血，紫斑，多関節痛（炎），筋肉痛，筋力低下
2. 臨床経過の特徴
   主要所見(1)，(2)が先行し，(3)が発症
3. 主要組織所見
   (1) 周囲組織に著明な好酸球浸潤を伴う細小血管の肉芽腫またはフィブリノイド壊死性血管炎の存在
   (2) 血管外肉芽腫の存在
4. 判定
   (1) 確実（definite）
      (a) 主要臨床所見のうち気管支喘息あるいはアレルギー性鼻炎，好酸球性増加および血管炎による症状のそれぞれ1つ以上を示し同時に，主要組織所見の1項目を満たす場合（アレルギー性肉芽腫性血管炎）
      (b) 主要臨床所見3項目を満たし，臨床経過の特徴を示した場合（Churg-Strauss症候群）
   (2) 疑い（probable）
      (a) 主要臨床所見1項目および主要組織所見の1項目を満たす場合（アレルギー性肉芽腫性血管炎）
      (b) 主要臨床所見3項目を満すが，臨床経過の特徴を示さない場合（Churg-Strauss症候群）

（難病情報センターのホームページより作成）

表2　多発血管炎性肉芽腫症（Wegener肉芽腫症）の厚生労働省の診断基準

1. 主要症状
   (1) 上気道（E）の症状
      E：鼻（膿性鼻漏，出血，鞍鼻），眼（眼痛，視力低下，眼球突出），耳（中耳炎），口腔・咽頭痛（潰瘍，嗄声，気道閉塞）
   (2) 肺（L）の症状
      L：血痰，咳嗽，呼吸困難
   (3) 腎（K）の症状
      血尿，蛋白尿，急速に進行する腎不全，浮腫，高血圧
   (4) 血管炎による症状
      ① 全身症状：発熱（38℃以上，2週間以上），体重減少（6ヵ月以内に6kg以上）
      ② 臓器障害：紫斑，多発関節炎（痛），上強膜炎，多発性神経炎，虚血性心疾患（狭心症，心筋梗塞），消化管出血（吐血，下血），胸膜炎
2. 主要組織所見
   ① E，L，Kの巨細胞を伴う壊死性肉芽腫性炎
   ② 免疫グロブリン沈着を伴わない壊死性半月体形成腎炎
   ③ 小細動脈の壊死性肉芽腫性血管炎
3. 主要検査所見
   PR3-ANCA（蛍光抗体でcytoplasmic pattern，c-ANCA）が高率に陽性を示す.
4. 判定
   (1) 確実（definite）
      (a) 上気道（E），肺（L），腎（K），のそれぞれ1臓器症状を含め主要症状の3項目以上を示す例
      (b) 上気道（E），肺（L），腎（K），血管炎による主要症状の2項目以上および，組織所見①，②，③の1項目以上を示す例
      (c) 上気道（E），肺（L），腎（K），血管炎による主要症状の1項目以上と組織所見①，②，③の1項目以上およびc（PR3）-ANCA陽性を示す例
   (2) 疑い（probable）
      (a) 上気道（E），肺（L），腎（K），血管炎による主要症状の2項目以上の症状を示す例
      (b) 上気道（E），肺（L），腎（K），血管炎による主要症状のいずれか1項目および，組織所見①，②，③の1項目を示す例
      (c) 上気道（E），肺（L），腎（K），血管炎による主要症状の1項目とc（PR3）-ANCA陽性を示す例

（難病情報センターのホームページより作成）

表3　顕微鏡的多発血管炎の厚生労働省の診断基準

1. 主要症候
   ①急速進行性糸球体腎炎
   ②肺出血もしくは間質性肺炎
   ③腎・肺以外の臓器症状：紫斑，皮下出血，消化管出血，多発単神経炎など
2. 主要組織所見
   細動脈・毛細血管・後毛細血管細静脈の壊死，血管周囲の炎症細胞浸潤
3. 主要検査所見
   ①MPO-ANCA陽性
   ②CRP陽性
   ③蛋白尿・血尿・BUN，血清Crの上昇
   ④胸部単純X線所見：浸潤影（肺胞出血），間質性肺炎
4. 判定
   ①確実（definite）
   (a)主要症候の2項目以上を満たし，組織所見が陽性の例
   (b)主要症候の①および②を含め2項目以上を満たし，MPO-ANCAが陽性の例
   ②疑い（probable）
   (a)主要項目の3項目を満たす例
   (b)主要項目の1項目とMPO-ANCA陽性の例

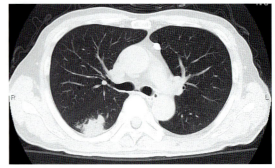

図1　多発血管炎性肉芽腫症に伴った結節性病変

Radiological　どんな画像がみられる？

　ANCA関連血管炎のそれぞれの疾患で肺病変が異なるため画像所見も異なってくる．EGPAでは好酸球性肺炎の頻度が最も高く画像上は浸潤影が中心となる．EGPAでも特にANCA陽性例では肺胞出血の頻度が上昇する．

　GPAでは肉芽腫性炎症を反映して結節性病変や空洞性病変を形成する（図1）．わが国のANCA関連血管炎患者に多いMPO-ANCA陽性のGPA患者では，結節・空洞性病変に加えて間質性肺炎を合併することもある．

　欧米のMPA患者と比較した際，大きく異なるわが国のMPA患者の特徴は間質性肺炎を認める点であり，欧米の患者では合併頻度は数％であるのに対しわが国のMPA患者では40％を超える（図2）．間質性肺炎を血管炎の一症状として捉えるべきか，併存症と捉えるべきかについて一定の結論は得られていないが，わが国のANCA関連血管炎の診断の際には有用な所見となる．MPA患者の10％程度は肺胞出血を合併し，広範なすりガラス影や浸潤影の内部に網状影（crazy-pav-

ing appearance）を認めるが画像所見は非特異的である（図3）．

Pathological　病理から何がわかる？

　ANCA関連血管炎の分類は病理学的な考え方をもとに行われているが，免疫複合体の沈着を伴わない，伴ってもわずかである（pauci-immune）ことが共通する特徴である．EGPAでは組織学的には好酸球浸潤を伴う中〜小型の壊死性血管炎で，ときに肉芽腫性の炎症を伴うのが特徴とされる．GPAでは主に上気道，下気道の中〜小型血管での肉芽腫性の炎症や血管炎を認める（図4）．腎では半月体形成など壊死性の血管炎の所見を伴う．MPAは肉芽腫形成を伴わない壊死性の血管炎で，腎における中〜小型血管の壊死性血管炎（図5）を反映して半月体形成を認める．肺でも生検にて毛細血管炎を認めることがある．

CRP　CRPカンファレンス

　ANCA関連血管炎は，ANCAが陽性となり，全身のあらゆる小型〜中型の血管に炎症を起こし臓器障害を呈する疾患である．肺においても毛細血管レベルの炎症から肉芽腫の形成や肺胞出血などを引き起こすが，分類される病態によって病変が異なる．

　画像的にはEGPAでは浸潤影が中心に，GPAでは結節影や空洞影，MPAでは間質性肺障害が中心となる．重症例では肺胞出血を呈し広範なすりガラス影を認めることもある．

　診断の確定には病理学的評価が最も重要であり，免疫複合体の沈着がわずかな中〜小型血管の

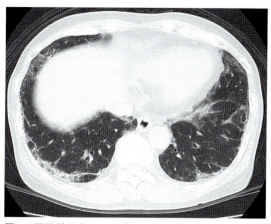

図2　顕微鏡的多発血管炎に伴った間質性肺炎

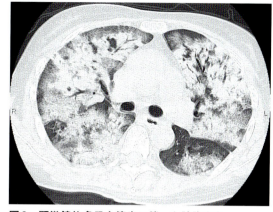

図3　顕微鏡的多発血管炎に伴った肺胞出血

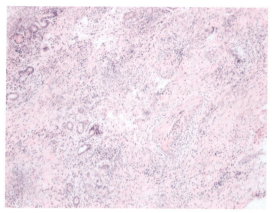

図4　多発血管炎性肉芽腫症の副鼻腔生検所見

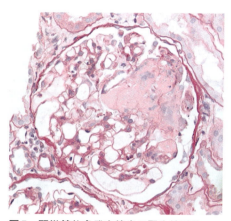

図5　顕微鏡的多発血管炎の腎生検所見

壊死性血管炎を共通として，GPAでは肉芽腫形成，EGPAでは好酸球浸潤を伴う．

はcyclophosphamideの代わりにrituximabの併用も考慮する．

治療戦略・治療選択の考え方

　自己免疫機序を基盤として炎症が引きこされるため，治療の基本は免疫抑制作用と抗炎症作用を併せ持つ副腎皮質ステロイドと免疫抑制薬の併用となる．標準的には1 mg/kg/日のprednisoloneと15 mg/kgのcyclophosphamide静注（2〜4週間隔，年齢・腎機能に応じて投与量を減量）で治療を開始し1週ごとにprednisoloneは速やかに減量する．肺胞出血により呼吸不全を呈する例や高度の腎機能障害を呈する例など重症例ではこれに加えて血漿交換療法を併用する．再燃例や難治例で

文　献

1) Sada KE et al : Classification and characteristics of Japanese patients with antineutrophil cytoplasmic antibody-associated vasculitis in a nationwide, prospective, inception cohort study. Arthritis Res Ther **16** : R101, 2014
2) Sada KE et al : A nationwide survey on the epidemiology and clinical features of eosinophilic granulomatosis with polyangiitis(Churg-Strauss) in Japan. Mod Rheumatol **24** : 640-644, 2014
3) Sada KE et al : Issues associated with the Ministry of Health, Labour and Welfare diagnostic criteria for antineutrophil cytoplasmic antibody-associated vasculitides : Reclassification of patients in the prospective cohort study of Remission Induction Therapy in Japanese patients with ANCA-associated vasculitides according to the MHLW criteria. Mod Rheumatol **25** : 657-659, 2015

6　多発血管炎性肉芽腫症（Wegener肉芽腫症）

Clinical　その疾患の病態は？

a. 概　念

1939年にドイツの病理学者Wegenerにより初めて提唱された疾患概念で，病理組織学的に①上気道（E）と肺（L）を主とする壊死性肉芽腫性血管炎，②腎（K）の巣状分節性壊死性半月体形成腎炎，③全身の中・小型動脈の壊死性血管炎を特徴とする難治性血管炎である[1]．高率に抗好中球細胞質抗体（ANCA）の1つであるproteinase-3（PR3）に対する抗体，PR3-ANCA（c-ANCA）を認める．元来Wegener肉芽腫症（Wegener's granulomatosis：WG）と呼ばれていたが，2012年Chapel Hill会議で多発血管炎性肉芽腫症（granulomatosis with polyangitis：GPA）に名称変更された[2]．

病態形成の機序として，黄色ブドウ球菌感染による炎症性サイトカイン（TNF-αなど）が活性化した好中球に作用してPR3などのプロテアーゼを放出し組織傷害に働き，PR3-ANCA結合により制御性T細胞や制御性B細胞が活性化され，エフェクターT細胞に影響を及ぼし免疫異常を発現させることが明らかとなってきた[3]．

b. 病　態

発症年齢は男性30〜60歳代，女性50〜60歳代が多い．国内では厚生省調査研究班による診断基準（1998年）が現在でも使用されている（前項「各論Ⅴ-5．ANCA関連肺疾患」表2参照）．初発時の症状は①上気道の症状（膿性鼻漏，鼻出血，鞍鼻，中耳炎，視力低下，咽喉頭潰瘍など）が80％と多く，次に②肺症状（血痰，呼吸困難，肺など）を50％に認める．③腎症状（血尿，乏尿，急速進行性腎炎など）は初診時には20％と比較的少数に認めるのみだが，全経過を通じて80％が糸球体腎炎を発症する[4]．早期に診断し，治療を開始することが必須であり，初発症状を見逃さないことが大切である．通常は①→②→③の順で起こること

が多く，①，②，③のすべての症状が揃う場合を全身型GPA，①か②の単数のみまたは2つの症状を示す場合を限局型GPAと呼ぶ．

c. 血液検査所見

白血球増加，血小板増加，CRP陽性，赤沈亢進などの炎症反応，尿検査異常（蛋白尿，血尿）などが半数以上に認められる．リウマトイド因子陽性，血清IgGやIgAの高値をときに認める．GPAでは70〜80％がPR3に対するANCAが陽性で約10％の症例でmyeloperoxidase（MPO）に対するANCAが陽性である[4]．

Clinical　鑑別診断の考え方は？

感染症（細菌・真菌・結核），悪性リンパ腫，癌の転移，サルコイドーシスなどの肉芽腫性疾患，顕微鏡的多発血管炎（MPA）や好酸球性多発血管炎性肉芽腫症（EGPA），ほかの膠原病などによる血管炎などが鑑別に挙げられる[4〜6]．

診断基準（前項「各論Ⅴ-5．ANCA関連肺疾患」表2参照）に示したE・L・Kの臓器障害とANCA陽性が満たされれば，診断確定は難しくない．限局型GPAでは鑑別が困難になる場合もあり，病変部位から比較的大きな生検組織を採取し，組織診断や培養による除外診断を行うことが重要である．

サルコイドーシスも多彩な画像所見を呈するが，診断基準に照らし合わせて血清ACEや気管支肺胞洗浄液中のCD4/8比，PET-CTによる病変分布の評価により鑑別しうる．

MPAはGPAと異なり，肉芽腫を伴わない壊死性糸球体腎炎の頻度が高い．障害臓器も肺，腎のほかに消化管，神経，骨格筋系など多彩である．EGPAは末梢血好酸球増多や組織の好酸球浸潤が多くみられる．

Radiological　どんな画像がみられる？

a. 胸部単純X線

胸部単純X線の典型的な所見は両側の空洞を伴

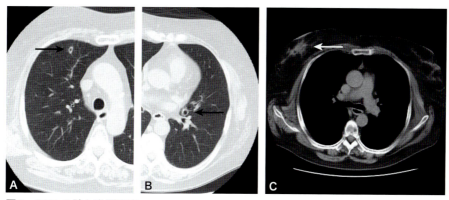

図1　GPAの肺と乳房病変
右上葉(A)，左舌区(B)に空洞を伴う結節影を認める．右乳房に不整形腫瘤影を認めている(C)．

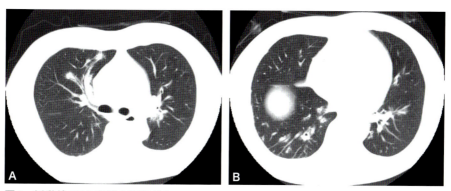

図2　活動性GPA症例の胸部CT
気管支血管束に沿った軟部影を両肺に認め(A)，下葉気管支壁の肥厚を認める(B)．

う多発結節影といわれるが，さまざまな陰影を呈する．

b. 胸部CT

　胸部CT所見の報告では両側びまん性に大小不同の多発結節影，浸潤影が分布する[4]．結節の数は10個以下のことが多く，比較的大きな病変が多発性に認められることが多い．空洞は2cm以上の結節の約25％に認められる．通常空洞壁は厚く，不整である．急激に広がるびまん性の浸潤影，すりガラス状陰影の出現は肺胞出血を疑う必要がある．胸水や肺門のリンパ節腫大を5～10％に認める．気管支壁の肥厚も約半数に認め，約20％に気管支拡張症の所見を認める．当科で経験した症例について図1，2で画像を提示する．

Pathological 病理から何がわかる？

　病理組織像の特徴は，巨細胞を伴う壊死性肉芽

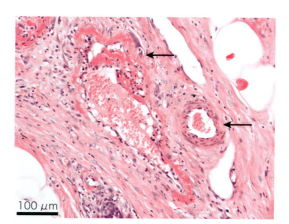

図3　右乳腺組織
小静脈に類線維素様壊死(fibrinoid necrosis)を認める．その右に伴走する小動脈はほぼ正常の所見である．

腫性血管炎で，小動脈，細動脈を中心に巨細胞を交えた類上皮細胞，好中球を中心とする炎症性細

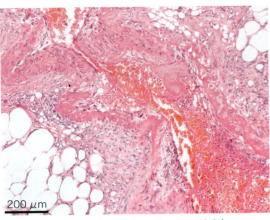 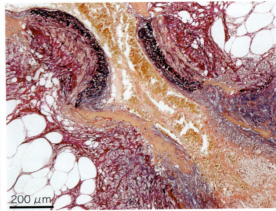

200 μm   200 μm

図4　乳腺組織（左：HE染色，右：EVG染色）
大型の動脈に壊死性血管炎が認められる（左）．EVG染色像をみると内弾性板が断絶しており血管壁が破壊されている（右）．

胞からなる肉芽腫が認められ，不規則に分布する壊死巣を伴う．壊死巣は融合し空洞形成へと進展する．大きな材料では壊死性の血管炎（**図3，4**）がみられる．柵状に並ぶ組織球と巨細胞によって取り囲まれたものからなるpalisading granulomaはGPAに特異性の高い病変と考えられる[7]．肺の組織では特に経気管支鏡肺生検（TBLB）では検体に特異的所見が含まれていないこともあり，偽陰性に注意が必要である．

CRP　CRPカンファレンス

　診断基準に示されているとおり，臨床像は上気道症状→肺症状→腎症状の順に出ることが多い．上気道症状が先行して胸部の画像所見で多発する結節影や浸潤影を認める場合に本疾患を疑い精査する．また，鞍鼻やGPAを疑う所見を認める場合にはPR3-ANCA，MPO-ANCAを調べ，胸部CTなど多臓器病変の精査を行う．初期には呼吸器症状が出ないことも多い．

　黄色ブドウ球菌の鼻腔内保菌が本疾患に関連しており，ANCA自己抗体の存在による活性化好中球が血管内皮を傷害し，繰り返す炎症により肉芽腫形成と壊死性血管炎をもたらす[3]．黄色ブドウ球菌が傷害しやすい部位として耳鼻科領域においてはじめに病変が形成されると考えられる．

　本疾患に特徴的とされる多発する空洞陰影は病理で壊死像を反映するものであり，病初期には空洞を認めないこともしばしばある．

　早期に本症を診断し，速やかに免疫抑制療法を導入することにより高率に寛解を得ることが可能である．

治療戦略・治療選択の考え方

　標準的寛解導入療法はステロイド＋cyclophosphamide（CY，エンドキサン）の併用療法である．一般には静注CY（15 mg/kgを2週ごと3コース，その後3週ごと）とステロイド［methyl-prednisolone（ソル・メドロール）1 gを3日間の後経口prednisolone（PSL，プレドニン）1 mg/kg］を行う[3]．CYの長期大量投与は感染症，造血抑制，膀胱出血，悪性腫瘍などの種々の副作用の出現を招くことがあり注意を要する．CYが使用できない患者への代替薬としてはmethotrexate（MTX，メソトレキセート），mychphenolate mofetil（MMF，セルセプト）などが使用されている．免疫抑制療法の合併症として重症感染症，なかでも肺炎を40％と高率に合併し，特に，緑膿菌，MRSA，アスペルギルス，ニューモシスチス，抗酸菌などによる日和見感染が多いので，感染症対策を十分に行う．ST合剤の併用が有用である．

　寛解維持療法としてはazathioprine（AZA，イムラン）2 mg/kg/日を用いるが，代替薬としてはMTX（20〜25 mg/週）が使用される．

　2013年2月にGPAに対して抗CD20モノクローナル抗体であるrituximabが保険範囲内で使用で

きるようになり治療の可能性が広がった．重症の
GPAに対してはrituximab（リツキサン，375 mg/
m²/週×4週）を併用することでステロイドを大き
く減量できる可能性がある[8]．また，再発例に対
してもrituximabは有用である．

謝辞
病理学的所見について助言をいただきました札幌医科大学医学
部附属フロンティア医学研究所分子医学部門 佐久間裕司先生に
深く感謝の意を表します．

文　献

1) Seo P et al : The antineutrophil cytoplasmic antibody-associated vasculitides. Am J Med **177** : 39-50, 2004

2) Jennette JC et al : 2012 revised International Chapel Hill Consensus Conference Nomenclature of Vasculitides. Arthritis Rheum **65** : 1-11, 2013

3) Kallenberg CG : Pathogenesis and treatment of ANCA-associated vasculitides.Clin Exp Rheumatol **33** : S11-14, 2015

4) Ananthakrishnan L et al : Wegener's granulomatosis in the chest : High-resolution CT findings. Am J Radiol **192** : 676-682, 2009

5) 山下裕之ほか：ウェゲナー肉芽腫症（多発肉芽腫性血管炎）：病態と治療．呼吸器内科 **25** : 303-311，2014

6) 山中龍太郎ほか：ANCA関連血管炎の診療ガイドライン．綜合臨床 **60** : 1301，2011

7) 松原修：Wegener肉芽腫症とその周縁疾患の病理像．病理と臨床 **24** : 52-59，2006

8) Stone JH et al : Rituximab versus cyclophosphamide for ANCA-associated vasculitis. N Engl J Med **363** : 221-232, 2010

V

6

多発血管炎性肉芽腫症（Wegener 肉芽腫症）

189

7 Goodpasture症候群（肺胞出血）

Clinical その疾患の病態は？

a. 概　念

　Goodpasture症候群は，腎臓の糸球体基底膜に対する自己抗体である抗glomerular basement membrane（GBM）抗体が何らかの原因で産生され，その抗体が肺や腎臓に沈着し組織を傷害し，肺胞出血や急速進行性糸球体腎炎（rapidly progressive glomerulonephritis：RPGN）を引き起こす疾患である．

　現在，抗GBM抗体陽性疾患を抗GBM抗体病と呼び，抗GBM抗体陽性で，肺胞出血とRPGNを呈する場合をGoodpasture症候群と呼ぶのが一般的である．抗GMB抗体を有するRPGNのうち，肺胞出血を伴うのは，50～60％であり，RPGNだけの場合もある．肺胞出血のみで腎病変を伴わないものもまれに認める．

b. 疫　学

　Goodpasture症候群は，発症頻度は，100万人に1人以下とされ，極めてまれな疾患である．「急速進行性糸球体腎炎の診療指針（第2版）」（2011年）に掲載された報告では，RPGN全患者数1,772人のうち，抗GBM抗体型RPGN患者数は81人（4.6％）程度，Goodpasture症候群患者は27人（1.5％）と，RPGNの中でも少ない[1]．

c. 病　因

　Goodpasture症候群の病因は，抗GBM抗体の産生である．糸球体の基底膜は，Ⅳ型コラーゲンとラミニンで形成されており，抗GBM抗体の対応抗原は，Ⅳ型コラーゲンα3鎖の非コラーゲン部分（non-collagenous 1 domain：NC-1 domain）である．通常NC-1 domainは露出していないが，ウイルス感染症，有機溶媒，化学物質（炭化水素，塩素）への曝露などによって，抗原が提示され，抗GBM抗体産生が生じると考えられている．α3鎖は，腎基底膜上皮細胞側，肺胞基底膜，一部の尿細管基底膜のみに特異的に存在するため，抗GBM抗体により糸球体腎炎や肺胞出血が引き起こされる．

d. 臨床症状と検査所見

　先行する上気道炎症状が30％に認められる[2]．その後，肺胞出血による症状（咳，喀痰，血痰，労作性呼吸困難）やRPGNによる症状（乏尿，無尿，血尿，浮腫）が出現する．血液検査では，貧血，白血球増加，CRP上昇，赤沈亢進，Cr上昇などが認められ，尿検査では血尿や尿蛋白を認める．

　臨床症状から肺胞出血とRPGNが疑われたら，Goodpasture症候群を鑑別に挙げ，診断確定のために，胸部画像検査や気管支肺胞洗浄（BAL），血清抗GBM抗体の測定，腎生検を考慮する．

Clinical 鑑別診断の考え方は？

a. Goodpasture症候群の診断

　Goodpasture症候群の特徴である肺胞出血とRPGNを同定すること，そして抗GBM抗体陽性を確認することが診断確定へのステップである．

1）肺胞出血の診断

　肺胞出血は，肺胞毛細血管や細動静脈などの小型血管に傷害をきたすことによって，肺胞腔内に血液が充満する病態を呈する臨床的な症候群である．患者が血痰や呼吸困難を認め，胸部画像検査上，両側のすりガラス影や浸潤影を認める場合に肺胞出血を疑う．

　画像上肺胞出血を疑う陰影のある肺葉で，BALを行い，BAL液（BALF）の色が，1回目から3回目にかけて，出血による赤色が濃くなることで肺胞出血と診断することができる．BALFの細胞診で，ヘモジデリン貪食マクロファージを認めることも，肺胞出血の特徴である．

2）RPGNの診断

　急速進行性に，乏尿や浮腫などの症状，血清Cr値上昇，尿検査における血尿や尿蛋白を認めたら，RPGNを疑う．特に禁忌がなければ腎生検を行うべきである．

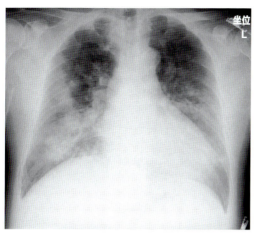

図1 （60歳代，男性）抗GBM抗体陽性の肺胞出血の胸部単純X線
右下肺野を主体に両肺に浸潤影を認める.
（中島啓：内科 **119**：689，2017 より引用）

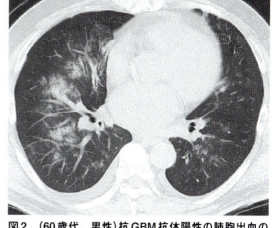

図2 （60歳代，男性）抗GBM抗体陽性の肺胞出血の胸部CT
右肺優位に肺門より両肺に広がる斑状，結節状のすりガラス影，浸潤影を認める.
（中島啓：内科 **119**：689，2017 より引用）

3）抗GBM抗体の確認

Goodpasture 症候群の確定診断には，抗GBM抗体の証明が必要である．血清の抗GBM抗体は感度95〜100％，特異度91〜100％と報告されており[3]，信頼性の高い検査である.

b. 肺胞出血と急性腎障害を呈する他疾患との鑑別

肺胞出血と急性腎障害を呈する病態としては，Goodpasture 症候群のほかに ANCA 関連血管炎や全身性エリテマトーデス（SLE）などがある.

抗GBM抗体陽性で，RPGN を併発せず，肺胞出血単独で発症する症例もある．肺胞出血を呈する疾患の鑑別診断としては，上記の ANCA 関連血管炎，SLEや，その他の血管炎症候群以外に加え，薬剤（amiodarone，propylthiouracil，抗凝固薬）への曝露，ARDSを起こす病態や，僧帽弁疾患などが存在する.

c. MPO-ANCA 陽性の Goodpasture 症候群

抗GBM抗体病の患者の 10〜38％は，MPO-ANCA 陽性であると報告されている[3]．よって，MPO-ANCA のみの測定では Goodpasture 症候群を見逃すことが懸念され注意が必要である．抗GBM抗体と MPO-ANCA の両者が陽性である場合は，再発をきたしたり，血管炎に進展する場合が多いと考えられている[4].

Radiological どんな画像がみられる？

a. 胸部単純X線

血痰や呼吸困難など肺胞出血を疑う症状を認めたら，まず胸部単純X線写真を撮影する．肺胞出血は，胸部単純X線上，肺門より広がる両側の浸潤影を呈する（図1）.

b. 胸部CT

肺胞出血の胸部CT所見は，肺門から両肺に広がる斑状，ないし微細粒状，結節状のすりガラス影，浸潤影を呈する（図2）．胸膜直下がスペアされることが多い．内部に網状影（crazy-paving appearance）が認められる場合もある.

c. まれな画像パターン

図3は，図1，2と同一症例の再発時胸部CT所見であるが，右上葉主体に片側性に，斑状のすりガラス影，浸潤影を認めた．肺胞出血は通常両側性に異常陰影を呈することがほとんどであるが，図3のように片側性の陰影を示す場合もあり注意を要する.

Pathological 病理から何がわかる？

a. 肺病理

Goodpasture 症候群は初診時から，急性呼吸不全や急性腎障害で重篤な全身状態を呈していることも多く，肺生検を行うのは困難な場合が多い.

191

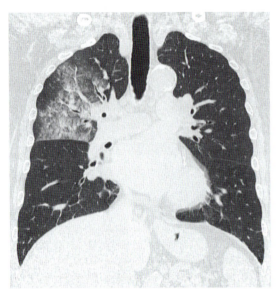

図3　抗GBM抗体陽性肺胞出血の再発（60歳代，男性）胸部CT
右上葉主体に片側性のすりガラス影，浸潤影を認める．

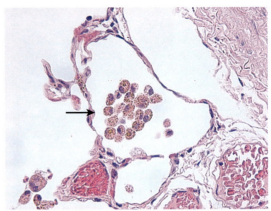

図4　特発性肺ヘモジデローシスにおける肺胞出血の病理組織所見（×400，HE染色）
肺胞腔内にヘモジデリンを貪食したマクロファージの集簇を認める．

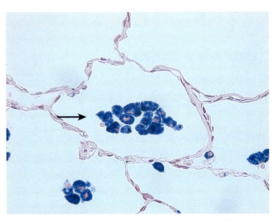

図5　特発性肺ヘモジデローシスにおける肺胞出血の病理組織所見（×400，銀染色）
肺胞腔内のマクロファージは鉄染色陽性である．

しかし，そのような状況においても，肺胞出血の診断や感染性肺炎の精査も含めて，禁忌でなければBALは検討すべきと考えられる．BALFでは，ヘモジデリン貪食マクロファージ（担鉄細胞）を認める．肺生検が施行できた場合，蛍光抗体法により肺胞隔壁へのIgG・C3の線状沈着を認めることもあるが，腎臓ほど多くない．

Goodpasture症候群と同様に肺胞出血を呈し，抗GBM抗体が証明されない，腎病変を伴わないなどの特徴を示す疾患に特発性肺ヘモジデローシスがある．特発性肺ヘモジデローシスの自験例の胸腔鏡下肺生検による病理組織所見を提示する（図4，5）．肺胞腔内にヘモジデリンを貪食したマクロファージの集簇を認める（図4，矢印）．マクロファージは鉄染色陽性である（図5，矢印）．

b. 腎病理

腎生検ではさまざまな程度の半月体形成腎炎を認める．光学顕微鏡では，半月体形成が主体の糸球体腎炎を呈する．メサンギウム増殖も認められるが，壊死性病変や好中球浸潤を伴う急性病変が特徴的とされる．蛍光抗体法では，GBMに沿ってIgGが線状に沈着する（linear pattern）．まれにIgA抗体のこともある．C3はしばしば共存するが，IgM，C1qが沈着する場合もある．

CRP　CRPカンファレンス

Goodpasture症候群は，糸球体の基底膜のⅣ型コラーゲンα3鎖のNC1 domainに対する抗GBM抗体の産生によって発症する．α3鎖は，腎基底膜上皮細胞側，肺胞基底膜，一部の尿細管基底膜のみに特異的に存在するため，抗GBM抗体により糸球体腎炎や肺胞出血が引き起こされる．臨床上は，肺胞出血やRPGNを示唆する所見を認めたらGoodpasture症候群を鑑別に挙げ，血清抗GBM抗体を測定し，BALや腎生検を検討する．胸部CT上は，肺胞出血を反映し，肺門より広がる両側のすりガラス影，浸潤影を呈する．病理で

表1　血漿交換療法と prednisolone，cyclophosphamide による免疫抑制治療が行われた71例の治療成績

診断時の腎機能	1年後		最終フォロー時（追跡期間中央値 90ヵ月）	
	生存率	透析回避率	生存率	透析回避率
Cr 5.7 mg/dL 未満	100%	95%	84%	74%
Cr 5.7 mg/dL 以上 72時間以内の透析不要	83%	82%	62%	69%
72時時間以内に透析必要	65%	8%	37%	5%

（Levy JB et al : Ann Intern Med **134** : 1033-1042, 2001 より改変して引用）

は，糸球体基底膜へのIgGの線状沈着と半月体形成性腎炎および激しい腎炎を認める．肺胞出血のBALF所見として，ヘモジデリン貪食マクロファージを認める．

治療がなされない場合のGoodpasture症候群の死亡率は75〜90％と高率である．治療開始時の腎生検における半月体形成の割合と血清Crが予後に関連する．初期治療で透析が施行された症例では，腎機能の回復はほとんど期待できない．したがって，Goodpasture症候群では早期治療が重要である．

Goodpasture症候群では再発はまれとされている．しかし，喫煙者や炭化水素への曝露がある患者では再発が多いといわれており，筆者らも再発を経験している．禁煙や環境の改善が推奨される．

治療戦略・治療選択の考え方

Goodpasture症候群の治療は，血漿交換療法による抗GBM抗体の除去，免疫抑制治療による抗体産生の抑制である．血漿交換療法は，1日4Lまでを連日もしくは隔日で，2週間ないしは血清抗GBM抗体価が正常化するまで施行する．ステロイド治療はパルス療法で導入し，prednisolone（プレドニン）換算1mg/kgの後療法を行う．免疫抑制

薬としてcyclophosphamide 1〜2 mg/kgの併用も考慮する．治療経過中は，抗GBM抗体を，陰性化が確認されるまでは2週間に1回行う．免疫抑制治療は，抗GBM抗体の消失や臨床症状の再燃がないことを確認しながら，半年から1年間継続する．

血漿交換療法と prednisolone，cyclophosphamide による治療が行われた71例の治療成績を表1に示す[5]．診断時の腎機能が不良なほど，予後が不良である．

文　献

1) 急速進行性腎炎症候群の診療指針第2版．日腎会誌 **53** : 509-555，2011
2) 日本呼吸器学会（編）：Goodpasture症候群．新呼吸器専門医テキスト．南江堂，東京，p489-490，2015
3) Sinico RA et al : Anti-glomerular basement membrane antibodies in the diagnosis of Goodpasture syndrome : a comparison of different assays. Nephrol Dial Transplant **21** : 397-401, 2006
4) Kalluri R et al : Goodpasture syndrome involving overlap with Wegener's granulomatosis and anti-glomerular basement membrane disease. J Am Soc Nephrol **8** : 1795-1800, 1997
5) Levy JB et al : Long-term outcome of anti-glomerular basement membrane antibody disease treated with plasma exchange and immunosuppression. Ann Intern Med **134** : 1033-1042, 2001

1　慢性血栓塞栓性肺高血圧症

Clinical　その疾患の病態は？

a. 概　念[1]

慢性血栓塞栓性肺高血圧症(chronic thromboembolic pulmonary hypertension：CTEPH)は，器質化した血栓(図1)により肺動脈が慢性的に閉塞し，肺高血圧症さらには右心不全をきたす疾患である．急性肺血栓塞栓症(acute pulmonary thromboembolism：APTE)で形成された肺動脈内血栓が完全には溶解せず慢性化する機序が想定されている．

b. 背景因子

問診・診断の手がかりとなる背景因子について挙げる．

1) 年齢・性差

CTEPHは50～70歳代の中高年に発症する頻度が高い．本邦におけるCTEPHの男女比はおよそ1：3であり女性に多い[1]．

2) 危険因子

CTEPHはAPTEが慢性化する機序が想定されているが，本邦CTEPH症例ではAPTEの既往を有する症例は37％程度に留まる[1]．したがってAPTEの既往が明確でない症例でもCTEPHを否定できないことに注意すべきである．抗リン脂質抗体症候群，脾摘，炎症性腸疾患，水頭症に対するシャント留置，慢性骨髄炎や悪性疾患の合併などがCTEPH発症の危険因子として知られている[1,2]．

c. 病　態

APTEにより肺動脈に形成された血栓が不溶化し，線維化を伴う器質化血栓となりCTEPHへと進展していく過程は不明な点が多い．危険因子に免疫不全ないし慢性炎症性疾患が含まれることから，血栓の残存や器質化過程に炎症機序の関与が指摘されている．欧米ではまれであるが，高安動脈炎とも関連するHLAタイプであるHLA-B*5201が本邦CTEPH症例で比較的高頻度に認められており[1]，遺伝子的背景が炎症機序に関与して

いる可能性がある．器質化血栓を構成する筋線維芽細胞は，増殖能，浸潤能，アポトーシス抵抗性を示すなど前腫瘍的性質を持ち，内皮細胞に対する内皮間葉転換を促すなど器質化血栓の成立に重要な役割を持っていると考えられる[3]．

d. 臨床所見

1) 自覚症状

労作時呼吸困難はほとんどの症例で認められ，受診時の主訴として頻度が高い．中高年女性が数ヵ月以上持続する労作時呼吸困難を呈した場合，CTEPHを含めた肺高血圧症を想起することが重要である．

2) 身体所見

胸部聴診で肺高血圧症を示唆する聴診所見(Ⅱp音の亢進，Ⅲ/Ⅳ音，肺動脈弁逆流雑音，三尖弁逆流雑音など)が認められる．

3) 血液検査所見

右心負荷に伴いBNP高値を示すことが多い．血栓マーカー(D-dimer)は陰性な場合もある．なお，CTEPH症例でD-dimer高値を示した場合，APTEを合併する「acute on chronic」を疑う必要がある．

4) 心電図

肺高血圧症に伴う右心負荷を反映した以下の所見が認められるが，正常でも否定できない．
① 右軸偏位および右房負荷．
② V_1でのR≧5 mm またはR/S＞1，V_5でのS≧7 mm またはR/S≦1.

5) 右心カテーテル検査

右心カテーテル検査による肺動脈圧計測が診断に必須であり，下記の2項目を満たすことが診断に必要となる．
① 肺動脈圧の上昇(安静時の平均肺動脈圧が25 mmHg以上)．
② 肺動脈楔入圧が正常(15 mmHg以下)．

e. 診　断

CTEPHは「難病の患者に対する医療等に関す

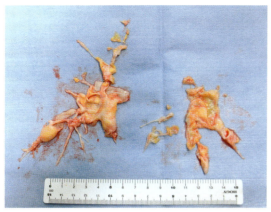

図1 血栓内膜摘除術で摘出されたCTEPH器質化血栓

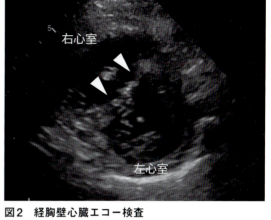

図2 経胸壁心臓エコー検査
右心室の内圧上昇により心室中隔が左室側へ偏位している（▷）. 三尖弁圧較差は81 mmHgであった.

る法律」に基づく指定難病であり, その診断基準に従う. 右心カテーテル検査による「肺高血圧症」の証明とともに, 画像検査により「肺動脈内血栓の存在」の証明が診断のポイントとなる.

Clinical 鑑別診断の考え方は？

a. ほかの肺高血圧症との鑑別

肺換気／血流スキャンが肺動脈性肺高血圧症（PAH）との鑑別に有用で, 本症では, 換気に異常を認めず, 区域性血流欠損を認めるが, PAHでは正常あるいはmottled like血流欠損を呈する. 換気障害を伴う肺高血圧症では, 換気, 血流ともに欠損像を認める.

b. ほかの肺血管閉塞疾患との鑑別（group Ⅳ内での鑑別）

肺動脈肉腫, 肺動脈炎, 肺動脈分枝狭窄症などは肺動脈閉塞と肺高血圧症を合併し, CTEPHと類似した画像所見を認めることがあり, 鑑別が困難な場合が少なくない.

Radiological どんな画像がみられる？

60歳代, 女性のCTEPH患者の画像所見を提示する. 右心カテーテル検査で平均肺動脈圧50 mmHg, 心係数2.54 L/分/m², 肺血管抵抗値818 dyne・sec・cm⁻⁵でありPEAが施行された. なお, 本項で示した標本写真・画像, 病理写真はいずれも同一症例である.

a. 胸部単純X線

肺高血圧症に伴う心陰影および肺動脈の拡大が認められるが, 正常でも否定できない.
① 肺門部肺動脈陰影の拡大：左第2弓の突出, または右肺動脈下行枝の拡大（最大径18 mm以上）.
② 心陰影の拡大：CTR≧50％.
③ 肺野血管陰影の局所的な差：左右または上下肺野.

b. 心臓エコー検査（図2）

肺高血圧症を強く疑う契機となる検査であり, 治療後のフォローアップ検査としても重要である.
① 右室拡大, 中隔の扁平化.
② 心ドプラ法にて肺高血圧に特徴的なパターンまたは高い右室収縮期圧の所見（三尖弁収縮期圧較差40 mmHg以上）.
③ 三尖弁輪収縮期偏位（tricuspid annual plane systolic excursion：TAPSE）の低下.

c. 胸部造影CT（図3）

血栓の分布の情報が得られる重要な検査であり, 以下の5つの特徴的所見のうち少なくとも1つの証明が診断に必要となる. 慢性血栓検出の特異度は99％と高い一方, 感度は51％程度と低く[1], CT所見のみでCTEPHを否定することはできない.
① mural defects：肺動脈内腔の造影欠損.
② webs and bands：ふるい状の欠損（web）ないし線状の欠損（band）, ringlike stenosis（輪状狭窄）.
③ intimal irregularities：近位部肺動脈壁の不整.

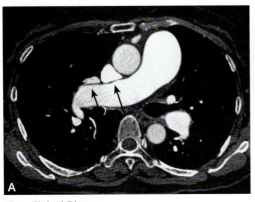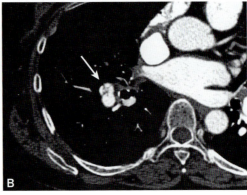

図3　胸部造影CT
A：肺動脈主幹部に認められるintimal irregularity（→）．B：右下肺動脈に認められるweb（→）．

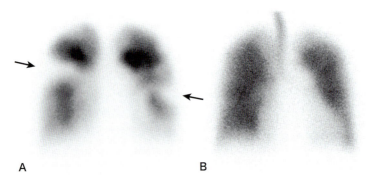

図4　肺血流・換気シンチグラフィ
A：肺血流シンチグラフィ．楔形の血流欠損を認める（→）．B：肺換気シンチグラフィ．血流欠損部位を含め明らかな換気欠損を認めない．

④ abrupt narrowing：区域〜亜区域肺動脈の狭小化．

⑤ complete obstruction：区域〜亜区域肺動脈の途絶．

d. 肺換気／血流スキャン（図4）

換気分布に異常のない区域性血流分布欠損が認められる．可能な限り換気・血流シンチグラフィは同時に行うことが必要である．肺換気血流シンチグラフィによる検出力は感度96〜97.4％，特異度90〜95％と高く[1]，本症における血栓の存在証明および除外診断に必須である．

e. 肺動脈造影所見（図5）

5つの特徴的所見のうち，少なくとも1つの証明が診断に必要となる．

① pouch defects：近位部肺動脈の途絶．

②〜⑤は前述c.と同様．

Pathological 病理から何がわかる？

CTEPHでは近位部肺動脈から末梢の遠位部肺動脈に至るまで細胞増殖や線維化を伴うリモデリング所見が認められる．図1に示した摘出標本の病理所見を提示する．

近位部肺動脈には内弾性板より内層に線維化新生内膜が認められる（図6-A）．webやbandが好発する区域肺動脈では，線維性組織で閉塞した内腔部分を再疎通血管が複雑に錯綜しながら貫通する構造となっている（図6-B，C）．さらに遠位部肺胞領域では血管径300 μm以下の筋性肺動脈に内膜肥厚や中膜肥厚を伴うリモデリング所見が認められ，内腔の狭窄を伴っている（図7）．

CRP CRPカンファレンス

肺動脈内血栓の証明がCTEPH診断に重要であ

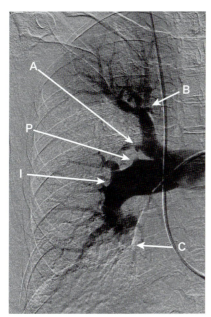

図5　右肺動脈に対する肺動脈造影
A：abrupt narrowing, B：bands, C：complete obstruction, I：intimal irregularities, P：pouch defects.

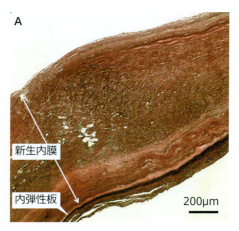

新生内膜

内弾性板

200μm

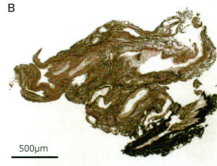

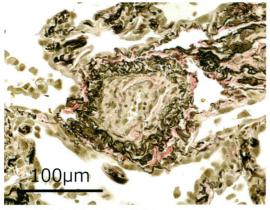

図7　遠位部肺動脈（EVG染色）
細胞性内膜内膜肥厚および中膜肥厚をきたし，内腔は著しく狭窄している.

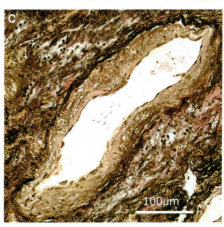

図6　CTEPH器質化血栓病理所見（EVG染色）
A：器質化血栓近位部. B：器質化血栓遠位部弱拡大像. 内部を再疎通血管が多数通過し，ふるい状を呈する. C：再疎通血管強拡大像.

ると述べてきたが，CTや肺血流シンチグラフィなどで捉えられる数mm以上の肺動脈の閉塞度と肺血行動態との関連はそれほど密接ではないことが知られている. 一方，肺胞領域に存在する血管径300μm以下の筋性肺動脈にはリモデリングが認められ，血栓内膜摘除術後に肺高血圧状態が持続する遺残肺高血圧症の発症に関与することを報告している（図8）[4]. CTEPHにおける肺高血圧症の本態は器質化血栓による近位部肺動脈を閉塞よりも，遠位部に位置する筋性肺動脈のリモデリングとそれに伴う肺の微小循環の変容（small vessel disease）であると考えられる.

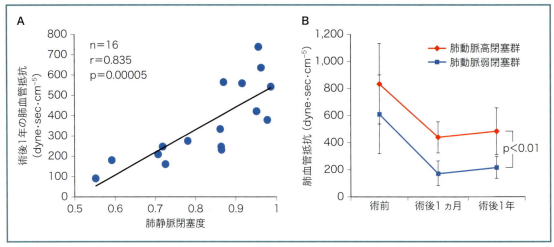

図8　肺動脈リモデリングと遺残肺高血圧の関連

A：リモデリングに伴う筋性肺動脈の閉塞度と血栓内膜摘除術1年後の肺血管抵抗（PVR）の間に正の相関が存在する．B：リモデリングによる筋性肺動脈の閉塞が強い症例群では術前後にわたりPVR高値を示す．

（Jujo T et al：PLoS One **10**：e0133167, 2015より改変して引用）

治療戦略・治療選択の考え方

　CTEPHの根治術として確立した治療である血栓内膜摘除術（pulmonary endarterectmy：PEA），閉塞した肺血管をカテーテルで拡張するバルーン肺動脈形成術，さらに手術非適応例／遺残肺高血圧症例に対する薬物治療として可溶性グアニル酸シクラーゼ刺激薬などが登場し，近年治療の選択肢が大きく広がってきている．適切な診断を行い治療に結びつけることが重要な疾患である．

文　献

1) Tanabe N et al：Recent progress in the diagnosis and management of chronic thromboembolic pulmonary hypertension. Respir Investig **51**：134-146, 2013
2) Lang IM et al：Risk factors and basic mechanisms of chronic thromboembolic pulmonary hypertension：a current understanding. Eur Respir J **41**：462-468, 2013
3) 重城喬行：慢性血栓塞栓性肺高血圧症（CTEPH）の病態と薬物治療．医学のあゆみ **255**：101，2015
4) Jujo T et al：Evaluation of the microcirculation in chronic thromboembolic pulmonary hypertension patients：the impact of pulmonary arterial remodeling on postoperative and follow-up pulmonary arterial pressure and vascular resistance. PLoS One **10**：e0133167, 2015

2 肺高血圧症

Clinical その疾患の病態は？

a. 概　念[1]

　肺高血圧症（pulmonary hypertension：PH）は持続的に肺動脈圧の上昇を認める病態の総称である．安静時の右心カテーテル検査を用いて実測した肺動脈平均圧が25 mmHg以上の場合，肺高血圧と定義される．

　PHの原因にはさまざまな病態が関与しており，現在，肺高血圧症は以下の5群，第1群：肺動脈性肺高血圧（pulmonary arterial hypertension：PAH），第2群：左心疾患によるPH，第3群：肺疾患および／または低酸素血症によるPH，第4群：慢性血栓塞栓性肺高血圧症（CTEPH），第5群：原因不明あるいは複合的な要因によるPHに分類されている．最も典型的なPHの臨床像を呈するPAHはさらに特発性PAH，遺伝性PAH，薬剤・毒物関連PAH，膠原病やHIV感染などの各種疾患に伴うPAHに細分類される．また第1群の亜型として肺静脈閉塞性疾患／肺毛細血管腫症および新生児遷延性肺高血圧症がある[1]．

b. 病　態

　右心室から肺動脈，肺毛細血管，肺静脈，左心房に至る肺循環のいずれかの部位に血流障害が起きることにより，肺動脈圧の上昇と肺血管抵抗の上昇をきたし，右心不全症状を呈する．前述のようにさまざまな病態や疾患により発症するため，原疾患や循環障害が発症する部位や機序によりその発症様式と臨床症状は異なる．最も典型的なPHの臨床症状とされる第1群のPAHでは，肺細小動脈の血管内皮障害などにより肺血管リモデリングとよばれる肺動脈の構造改築をきたし肺小動脈の狭窄による後負荷から右心不全を発症する．

c. 臨床症状，身体所見，血液検査所見

　PHの中心であるPAHの臨床症状としては労作時呼吸困難，易疲労感，動悸，胸痛，失神などがあるが，いずれも初期には出現しにくく，症状出現時にはすでに高度のPHを発症していることが多い．身体所見としては，PHによる肺動脈弁閉鎖音（Ⅱ音）の亢進，相対的な肺動脈弁閉鎖不全によるGraham Steell雑音と呼ばれる第Ⅱ肋間胸骨左縁での拡張早期雑音，三尖弁閉鎖不全によるRivero-Carvallo徴候と呼ばれる胸骨左縁下部での汎収縮期雑音を聴取することがある．さらに右心不全の進行例では外頸静脈怒張，肝腫大，下腿浮腫，腹水などが出現する．血液検査では右心負荷の所見としてBNP，pro-BNPの上昇が比較的早期から認められる．

d. 重症度分類

　PHの臨床症状に基づく重症度分類として，NYHA機能分類とWHO肺高血圧症機能分類の両者が用いられるが，それぞれの分類で各重症度レベルの内容はほぼ同じである．

Clinical 鑑別診断の考え方は？

　PHは初期では臨床症状に乏しく，また第3群のPHでは既存の肺疾患により肺高血圧の臨床症状が認識されにくいため，鑑別疾患として挙がりにくい．したがってPHを診断するには，まずその存在を疑うことが重要である．

a. PHの原因疾患の鑑別診断

　胸部単純X線，CT写真，呼吸機能検査，心エコーを用いて第2群の左心疾患によるPHと第3群の肺疾患によるPHの鑑別診断を行う．残りの第1群のPAHと第4群のCTEPHの鑑別には胸部造影CT，肺血流シンチグラフィが有用である．

b. PAHの詳細な鑑別診断

　PAHと診断した症例ではさらに血液検査・免疫学的検査などから結合組織病，HIV感染症によるPAH，エコー画像検査などから先天性心疾患や門脈圧亢進症によるPAHを鑑別する．また家族歴から遺伝性PAHが疑われる場合にはBMPR2，ENG，ALK1などの遺伝子検査が行われることがある．PAHの亜型である肺静脈閉塞

199

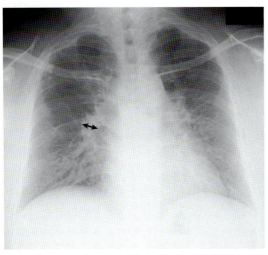

図1　症例1（30歳代，女性）の胸部単純X線写真
右肺動脈下行枝の拡張が認められる（↔）.

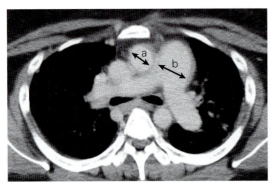

図2　症例2（50歳代，女性）の胸部造影CT
a：大動脈径，b：肺動脈主幹分岐部径.

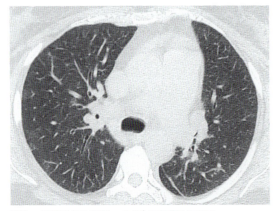

図3　症例3（40歳代，女性）の胸部HRCT
肺野にすりガラス影を伴うモザイクパターンを認める.

性疾患／肺毛細血管腫症ではPAH治療薬である肺血管拡張薬により肺水腫が発症し病態が悪化することがあり，本疾患の鑑別として重要である.

Radiological　どんな画像がみられる？

a. 胸部単純X線

　胸部単純X線写真では肺動脈圧上昇や右心負荷の所見を示す右第2号の突出や右肺動脈の下行枝径の拡大（最大径18mm以上），心拡大がみられる（図1）.

b. 胸部CT，HRCT

　胸部CTでは両側の肺動脈の拡張がさらに詳細に判別できる．慢性閉塞性肺疾患（COPD）患者では肺動脈主幹分岐部の直径と大動脈の直径の比をとり，1を超える場合PHの存在が疑われる（図2）[2]．HRCTでは肺野にモザイクパターンを呈することがあり，CTEPHとの鑑別が必要となる．すりガラス影や小葉間隔壁の肥厚などを呈した場合には左心不全の合併（図3），小葉中心性のすりガラス影を呈した場合にはPAHの亜型である肺静脈閉塞症の存在を疑う．その他，胸部HRCTは第3群に属する肺高血圧をきたす既存疾患であるCOPDの気腫性病変の評価や結合組織病に合併した間質性肺炎などの診断に重要である.

Pathological　病理から何がわかる？

　PAHの病理学的な分類として1958年に提唱されたHeath-Edwards分類があり，現在でもPH患者における肺血管の病理学的評価に用いられている．Heath-Edwards分類は1〜6の重症度に分類され，1度では肺小血管中膜の肥厚（図4-A），2度では肺動脈内膜細胞増殖による内腔狭窄（図4-B），3度では内膜増殖に加えて線維性内膜肥厚による狭窄（図5-A），4度では上記に加えて末梢肺組織に認められる瘤状の血管腫様病変である蔓状変化（図5-B），5度は肺鉄血症，6度では壊死性血管炎が出現するとされ，4度以降は不可逆的な組織学的変化であると考えられている[3]．PAHの亜系である肺静脈閉塞症では，肺胞中隔から区間静脈の線維化を認め（図6-A），中膜が発達し筋性動脈と類似する肺静脈が認められる（図6-B）．周囲のうっ血や毛細血管の破綻による出血を認め，胸部CTの陰影を反映している.

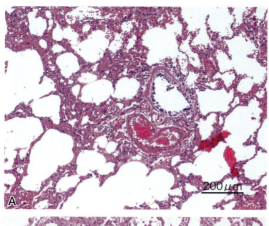

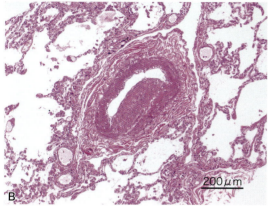

図4 高地居住PH患者の剖検肺組織
（キルギス国立分子生物医学センター Almaz Aldashev 博士より
提供）

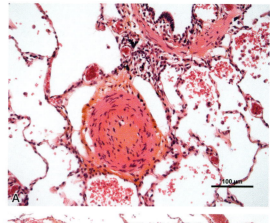

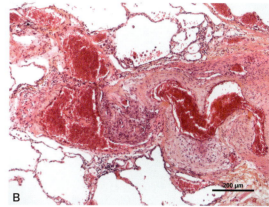

図5 PAH患者の剖検肺組織
（アムステルダム自由大学呼吸器内科 Esther Nossent 博士より
提供）

VI

2

肺高血圧症

CRP　CRPカンファレンス

　肺高血圧では何らかの病因により肺血管抵抗が
上昇し，右心室の適応破綻により右心不全症状を
発症する予後不良の難治性疾患として知られてい
る．PHは画像的には肺動脈の拡張と右心室の拡
張所見がその主たる所見であるが，胸部単純X線
やCT検査のみで肺高血圧の存在を早期に発見す
ることは困難である．PHを疑う症例では胸部単
純X線写真で異常がなくとも，心臓エコー検査や
胸部HRCTによる肺気腫性病変や，結合組織病
の存在を疑う間質性陰影の精査が望ましい．

　低酸素曝露動物を用いた肺高血圧モデルの検討
では中膜肥厚を主体とする肺微細動脈の構造変化
が主である．また中央アジアなどの高地居住者で
は重要な疾患である高地性肺高血圧では
Heath-Edwards分類1～3度の組織学的変化が出
現する[4]．第3群に属する呼吸器疾患や低酸素曝

露に合併するPHでは蔓状病変などの不可逆的な
病理変化を認めないことが多く，PAHのように
高度のPHを呈することはまれである．

　PAH患者では病理検討症例が肺移植や剖検症
例などの進行期患者であることが多く，病初期～
中期の病理学的知見に乏しいが，血管内皮増殖因
子受容体拮抗薬と低酸素環境による肺高血圧ラッ
トモデルではPAHと類似の病理学的所見を認め
（図7），肺血管リモデリングの進展とPHとの関
連に関して詳細な検討が行われている．同モデル
において蔓状病変は肺血管圧上昇がプラトーに達
した後に出現することが知られており，PH患者
における臨床病態は前述のHeath-Edwards分類
1～3度における病理組織変化に準じて進行する
と考えられる[5]．4度以降で出現する蔓状病変は
特発性PAHのみならず，門脈圧亢進症や結合組
織病，HIV感染など基礎疾患の異なるさまざまな
PHでも出現することから，同病変はPAHに特異

201

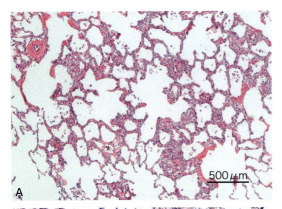

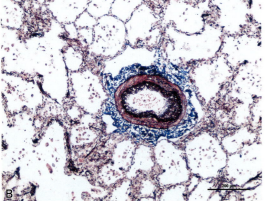

図6　肺静脈閉塞症患者の剖検肺組織
（Esther Nossent博士より提供）

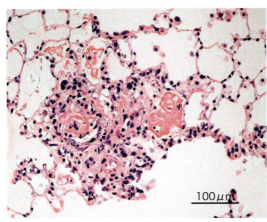

図7　血管内皮増殖因子受容体拮抗薬投与と低酸素曝露ラット肺組織

的な病理組織ではなく，末梢肺動脈閉塞による二次的な反応性血管の組織学的変化であり，肺動脈の不可逆的病理組織変化と考えられる．

治療戦略・治療選択の考え方

　PHの治療は前述の背景，分類によって異なるが，在宅酸素療法を含む長期酸素療法は平均肺動脈圧と肺血管抵抗を低下させる効果が期待され，右心不全の治療とともに重要である．さらに近年血管拡張薬を用いたPAHに対する内科的治療法が飛躍的に発展しており，プロスタサイクリン経路に属するプロスタサイクリンとその誘導体，エンドセリン経路に属するエンドセリン受容体拮抗薬，および一酸化窒素経路に属するホスホジエステラーゼ5阻害薬や可溶性グアニル酸シクラーゼ刺激薬の3系統の血管拡張薬が存在し，NYHA/WHOの機能分類から上記薬剤のいずれか，もしくは2剤以上を組み合わせて使用することが推奨されている．しかしながら，呼吸器疾患に合併するPHに関する血管拡張薬の使用は，換気血流不均等を助長し低酸素血症を悪化させる可能性があり，使用には注意を要する．

文　献

1) Simonneau G et al : Updated clinical classification of pulmonary hypertension. J Am Coll Cardiol **62** : D34-41, 2013
2) Iyer AS et al : CT scan-measured pulmonary artery to aorta ratio and echocardiography for detecting pulmonary hypertension in severe COPD. Chest **145** : 824-832, 2014
3) Heath D et al : The pathology of hypertensive pulmonary vascular disease ; a description of six grades of structural changes in the pulmonary arteries with special reference to congenital cardiac septal defects. Circulation **18** : 533-547, 1958
4) Wilkins MR et al : Pathophysiology and treatment of high-altitude pulmonary vascular disease. Circulation **131** : 582-590, 2015
5) Toba M et al : Temporal hemodynamic and histological progression in Sugen5416/hypoxia/normoxia-exposed pulmonary arterial hypertensive rats. Am J Physiol Heart Circ Physiol **306** : H243-250, 2014

1 膠原病の肺病変

Clinical その疾患の病態は？

a. 概 念

　膠原病の肺病変は非常に多彩であり，原疾患自体や薬剤・感染症などその原因もさまざまである．膠原病における肺病変の診断で重要な点は，肺病変が原疾患である膠原病と関連するか否かの判断である．また，膠原病における肺病変は，肺を構成するすべての部位が病変となりうる．つまり肺実質や間質・気管支・胸膜・血管などさまざまな部位が侵されるため，肺病変を正確に診断する必要がある．膠原病合併肺病変の診断のため，原疾患により肺病変の好発部位は異なることを理解する必要がある．表1に膠原病合併肺病変の発生頻度を示す[1]．

b. 病 態

　膠原病における肺病変の臨床症状は主に咳嗽や呼吸困難であり，特徴的な症状はない．さらに，肺病変が多彩であるため，無症状のものから徐々に進行するもの，急速に増悪するものまでその臨床経過もさまざまである．なかでも，筋症状の乏しい皮膚筋炎（amyopathic dermatomyositis：ADM）に合併する間質性肺炎は急速に進行し，生命予後の非常に悪い病態であるため注意が必要である．

　膠原病における肺病変の病態を把握する上で

は，間質性肺炎や薬剤性肺炎など肺病変や気道病変のみならず，肺高血圧症など血管病変も存在するため，呼吸音や心音など聴診所見にも注意が必要である．さらに，肺病変を含めた原疾患の診断のために手指や爪郭を含めた全身の身体診察が重要となる．

Clinical 鑑別診断の考え方は？

　膠原病の肺病変は上述のようにさまざまな原因が考えられるため，その鑑別が重要となる．薬剤性肺炎や治療に伴う日和見感染症との鑑別は困難なことが多い．日本リウマチ学会から刊行された「関節リウマチ治療におけるメトトレキサート（MTX）診療ガイドライン2011年版」[2]ではMTX服用中に発現する呼吸器症状に対する対処法のアルゴリズムが示されており，鑑別の一助になる（図1）．また，膠原病における肺病変を鑑別する上では，身体所見や血液検査が重要となる．表2に肺病変を鑑別するためのアプローチを示す[3]．さらに，心臓エコー検査などの画像所見や皮膚筋炎の疾患特異自己抗体である抗ARS抗体，抗MDA5抗体の測定を行うことは診断的意義を有する．しかし，肺病変が膠原病に先行して発症することがあり，肺病変発症時には確定診断に至らない症例もある．そのため，肺病変の経過とともに，表2を参考にモニタリングする必要がある．

表1 膠原病と肺病変

	間質性肺病変	気道病変	胸膜病変	血管病変	びまん性肺胞出血
全身性硬化症	+++	-	-	+++	
関節リウマチ	++	++	++	+	
原発性Sjögren症候群	++	+	+	+++	
混合性結合組織病	++	-	-	+	
多発性筋炎/皮膚筋炎	+++	-	-	+	
全身性エリテマトーデス	+	+	+++	+	++

（Vij R et al：Chest **143**：814, 2013 より改変して引用）

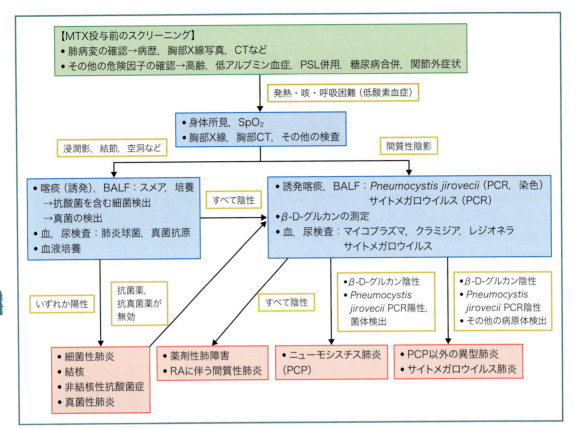

図1　MTX 投与中の発熱・呼吸器症状発現時の対処

[日本リウマチ学会(編)：関節リウマチ治療におけるメトトレキサート(MTX)診療ガイドライン，2016年版，羊土社，東京，2016 より引用]

表2　CTD-ILD 患者への臨床的アプローチ

臨床評価	アプローチ
病　歴	以下の存在を確認 発疹，Raynaud 現象，全身症状，関節痛，乾燥症状，嚥下困難，近位筋力低下
身体所見	以下の評価を行う 発疹，mechanic's hands，Gottron 丘疹，sclerodactyly(肢端硬化)，手指潰瘍，滑膜炎，口腔内潰瘍，近位筋力低下
血液検査	抗核抗体，抗 ds-DNA 抗体，抗 UI-RNP 抗体，抗 Sm 抗体，抗 Scl-70 抗体，抗 Ro 抗体(抗 SS-A 抗体)，抗 La 抗体(抗 SS-B 抗体)，リウマチ因子，抗 CCP 抗体，抗 Jo-1 抗体，creatine kinase(CK)，aldolase，血沈，CRP
呼吸機能	診断時・定期的に実施，TLC，FVC，DLco
6分間歩行試験	歩行機能，SpO2
画　像	胸部 HRCT は必須，NSIP パターンを呈する頻度が高い
病　理	OP パターン / cellular NSIP パターンはステロイド反応性を示唆

(Vij R et al：Chest **143**：814, 2013 より改変して引用)

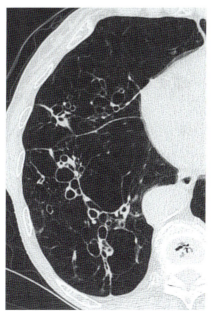

図2 閉塞性細気管支炎と気管支拡張症が合併した全身性エリテマトーデス
中枢気管支の拡張，モザイクパターン，過膨張を呈している．

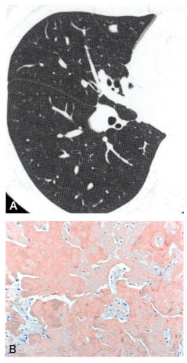

図3 肺アミロイドーシスを伴ったSjögren症候群
A：末梢，胸膜下に境界明瞭な円形の結節を認める．B：
congo-red染色．結節は好酸性の均一無構造な物質から
なり，congo-red染色で染まる（×200）．

Radiological どんな画像がみられる？

　膠原病に合併する肺疾患は間質性肺炎の頻度が最も多い．膠原病関連間質性肺疾患（connective tissue disease associated interstitial lung disease：CTD-ILD）の分類は，特発性間質性肺炎（IIPs）の分類に準じて議論されるが，そのパターンはしばしば混在して出現することもある．一般的にCTD-ILDではNSIPパターンが多い．以前では，関節リウマチにUIPパターンが多いとする報告が多かったが，近年では両パターンに差がないとの報告[4]もある．さらに，UIPパターンやNSIPパターンよりも頻度は低いが，特発性器質化肺炎（COP），リンパ球性間質性肺炎（LIP），びまん性肺胞傷害（DAD）などのパターンを認めることがある．免疫抑制療法中に出現する肺病変では，サイトメガロウイルス肺炎やニューモシスチス肺炎などの日和見感染症との鑑別が必要である．関節リウマチやSjögren症候群ではしばしば気道病変を認め，中枢性の気管支拡張，末梢性の

濾胞性細気管支炎・閉塞性細気管支炎（図2）・びまん性汎細気管支炎などが認められる．そのほかにも肺MALTリンパ腫，肺アミロイドーシス（図3-A），肺高血圧症や肺胞出血など膠原病診療で出現する肺病変は多彩な画像所見を認める．

Pathological 病理から何がわかる？

　膠原病における肺病変は，上述のように多彩な画像所見を呈するためその病態を正確に把握するためには病理所見が重要である．CTD-ILDにおける病理像はIIPsのそれに類似する．CTD-ILDで認められるUIPでは細胞浸潤やリンパ濾胞が目立つこと，NSIPパターンと混在する点がIIPsと異なる．また，間質病変以外にも肺胞や気道・血管など多岐にわたる病変を同時に認めることがある．一方，LIPパターン，肺アミロイドーシス（図3-B），COPパターンなど非常にまれな病変から膠原病の診断につながる場合もある．ただし，旧来いわれていたLIPパターンの多くは，リンパ増殖性疾患に分類されることが多く，鑑別に

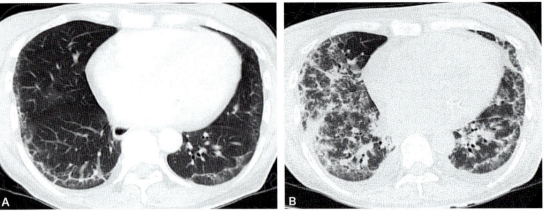

図4　症例1（40歳代，女性）の入院時（A）と第9病日（B）の胸部CT

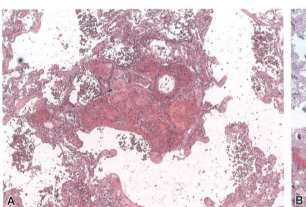
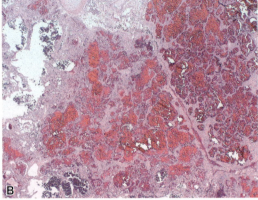

図5　剖検時組織所見
A：肺小動脈の線維性内膜肥厚と肺静脈血栓を認める．B：肺出血と肺うっ血像を認める（×50，HE染色）．

は病理が必要となる．

　CRPカンファレンス

　膠原病の肺病変は間質性病変や肺実質病変，血管病変などさまざまな病態を呈する．膠原病合併肺病変診療では，原疾患を念頭に置きながら，臨床症状，画像所見，バイオマーカーや自己抗体を含む血液検査，病理所見を総合的に検討し治療を行う必要がある．

　本項では，筆者らが診断に苦慮した膠原病合併肺病変の1例を提示する[5]．

　症例

　40歳代の女性．混合性結合組織病（MCTD）にて加療中に抗カルジオリピン抗体を認めていたが，抗リン脂質抗体症候群（APS）の診断には至っていなかった．MCTD発症から24年後，発熱と背部痛で入院．胸部CTでは両側下葉に淡いすりガラス影を認めたが以前と変化はなかった．入院9病日，呼吸状態が増悪し胸部CT上両側のすりガラス影が増強していた（図4）．画像的に急性間質性肺炎（AIP）と診断し，ステロイドパルス療法を行ったが，入院28日後に永眠された．剖検所見では肺小動脈の線維性内膜肥厚と肺静脈血栓を認めた（図5）．本症例は，急速に進行するすりガラス影からAIPと診断し治療を行ったが救命できず，病理解剖の結果，肺病変が劇症型APSによる血管病変であると判明した．膠原病における肺病変の多彩性を再認識させられた1例であった．

　この症例のように，膠原病の肺病変は原疾患の

病態を十分に把握した上で，血液検査所見・画像所見・組織所見などさまざまな情報を慎重に検討し正確に診断することが重要である．

治療戦略・治療選択の考え方

　膠原病の間質性肺病変は多彩である．原疾患に伴う間質性肺炎も多彩である上に，治療合併症として生じる感染症も多彩でかつ重要である．まずは感染症の除外が治療戦略を検討する上で最も重要である．次いで治療のタイミングと強度，つまり急いで治療を必要とする病変か否かの判断が重要となる．clinically ADM（cADM）のように緊急かつ濃厚な免疫抑制療法が必須となる病変から，しばしば Sjögren 症候群などに認められる年余にわたり進行が乏しく，治療介入の必要性がない病変まで幅広く存在するため，免疫抑制療法の必要性

について個々の症例の臨床所見や経過，画像所見，血中バイオマーカー，呼吸機能検査そしてこれらの推移などより総合的に判断する必要がある．

文　献

1) Fischer A et al : Interstitial lung disease in connective tissue disorders. Lancet **380** : 689-698, 2012
2) 日本リウマチ学会（編）：関節リウマチ治療におけるメトトレキサート（MTX）診療ガイドライン 2016 年改訂版，羊土社，東京，2016
3) Vij R et al : Diagnosis and treatment of connective tissue disease-associated interstitial lung disease. Chest **143** : 814-824, 2013
4) Kim EJ et al : Usual interstitial pneumonia in rheumatoid arthritis-associated interstitial lung disease. Eur Respir **35** : 1322-1328, 2010
5) Kameda T et al : A case of catastrophic antiphospholipid syndrome, which presented an acute interstitial pneumonia-like image on chest CT scan. Mod Rheumatol **25** : 150-153, 2015

VII

1

膠原病の肺病変

2　HIV/AIDSの肺病変

Clinical　その疾患の病態は？

a. 疫　学

厚生労働省・エイズ動向委員会報告[1]によれば，1985年～2014年12月31日までの累積報告件数（凝固因子製剤による感染例を除く）は，HIV感染者16,903件，AIDS患者7,658件である．

本邦における届出された23のAIDS指標疾患の内訳では，全体の70～75％を呼吸器関連疾患が占める[1]．

b. HIV関連肺病変

HIV感染肺病変の病因スペクトラムは幅広く，鑑別疾患も多岐にわたる．病因から代表的疾患は下記の3群に分類される．多くの疾患はCD4陽性Tリンパ球（以下CD4数）数との関連が重要である．

1）感染症

本邦ではニューモシスチス肺炎（PCP）が全体の半数超を占め，サイトメガロウイルス（Cytomegalovirus：CMV）感染症（14.8％），活動性肺結核（5.9％），*Mycobacterium avium* complex（MAC），細菌肺炎と続く[1]．アメリカでは細菌性肺炎が第2位と重要視されているが[2,3]，本邦では1.9％と極めて低率である[1]．その理由として細菌性肺炎の発症時に，基礎疾患として検査すべきHIV感染が見逃されていることが示唆される．このような症例は，数年後にほかの重篤なAIDS指標疾患を発症して，初めてHIV感染に気づかれることが多い．

2）非感染症

Kaposi肉腫，非ホジキンリンパ腫（non-Hodgkin's lymphoma：NHL），リンパ球性間質性肺炎（LIP），HIV関連肺高血圧症，HIV関連肺塞栓症，肺癌など．

3）免疫再構築症候群（immune reconstitution imflammatory syndrome：IRIS）

HIV感染により免疫不全が進行した状態で combination antiretroviral therapy（cART）を導入すると，疾患によって異なるがIRISとして10～25％前後の患者で日和見感染症，腫瘍，炎症などが発症，再発，再増悪することがある．IRISの機序[4]としてはHIV量の減少とともに急速に回復した免疫担当細胞により，抗原に対する宿主の免疫応答を誘導することが考えられている．ほとんどの疾患で認められるが，臨床的にはPCP，結核，MAC，クリプトコックス性髄膜炎，肺Kaposi肉腫が特に重要である．

画像・病理からみた鑑別診断の考え方は？

画像所見からみた鑑別疾患を表1に示した．

a. びまん性間質性陰影

PCPに関する詳細は本書の「各論Ⅱ-14. ニューモシスチス肺炎」を参照されたい．

単独のCMV性肺炎はまれであり，PCPを筆頭とするほかの病原微生物との重複感染が多く，剖検時に発見されることがほとんどである[2,5]．肺門周囲や下肺野中心の広範なすりガラス影，結節影（粟粒から3cm大），胸水を認めることがある．PCPの治療開始後，いったん酸素化が改善するも再増悪または遷延化した場合，特にCD4数が50cells/μL以下の場合にはCMV肺炎の合併を積極的に除外する（図1）．

肺結核でもCD4数が50cells/μL未満では浸潤影が中心となる[6]．

肺Kaposi肉腫も末期では，胸部単純X線ではびまん性間質性肺炎像を示し（図2-A），胸部CTでは，多発結節腫瘤影の融合像を示す（図2-B, C）．

リンパ球性間質性肺炎は13歳以下ではAIDS指標疾患であるが，成人では予後良好で慢性のHIVに対するリンパ組織反応と考えられている[5]．胸部CTでは両側性のすりガラス影や小葉中心性結節，気管支血管周囲束の腫大，小葉間隔壁の肥厚が認められる．またリンパ球の浸潤により，二次

表1　本邦における画像所見からみた，頻度的に重要な病因

1. びまん性間質性肺炎
   Pneumocystis jirovecii，結核（CD4数が50 cells/μL未満），CMV，免疫再構築症候群，進行したKaposi肉腫
2. 巣状肺炎
   肺炎球菌，インフルエンザ菌，結核（CD4数が200 cells/μL以上），非結核性抗酸菌症，HIV関連肺血栓症
3. 肺門・縦隔リンパ節腫大
   結核，非結核性抗酸菌症，非ホジキンリンパ腫
4. 空洞性病変
   緑膿菌，ブドウ球菌，*Pneumocystis jirovecii*（CD4数が50 cells/μL未満），肺炎球菌，結核（CD4数が200 cells/μL以上），*Cryptococcus neoformans*
5. 結節・腫瘤影
   結核，Kaposi肉腫，非ホジキンリンパ腫，肺癌

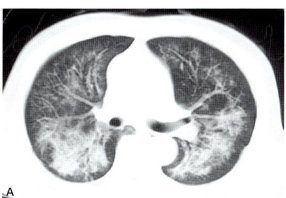
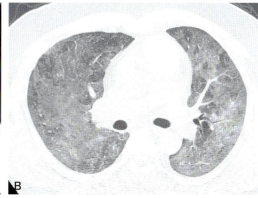

図1　PCP＋CMV肺炎
A：治療開始前，PCPの治療開始後は経過良好であったが，1週後に酸素化障害が出現し（B），経気管支肺生検にて腫大した肺胞上皮に核内封入体が多数認められた（C）.

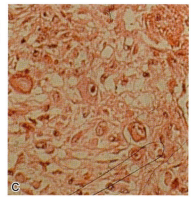

的な気管支拡張から囊胞形成を認めることもある[23].

b. focal consolidation（巣状肺炎様）

ほとんどが感染症である．細菌性肺炎が最も多く，頻度的には肺炎球菌，インフルエンザ菌が多いが，AIDS患者では市中感染であっても黄色ブドウ球菌，緑膿菌の検出頻度が高いのが特徴的である．結核（CD4数が200 cells/μL以上），非結核性抗酸菌症，リンパ腫，肺Kaposi肉腫も鑑別疾患として重要である．PCPもまれであるが巣状肺炎様の画像所見が認められることがある．その場合には細菌性肺炎と異なって区域性肺炎像をとらない.

HIV/AIDS患者では凝固能の亢進が指摘されており，肺血栓栓塞栓症も報告されている（図3）.

c. 肺門・縦隔リンパ節腫大

結核はCD4数に応じて画像所見が異なる[5]．CD4数が200 cells/μL以下では初感染結核に類似

209

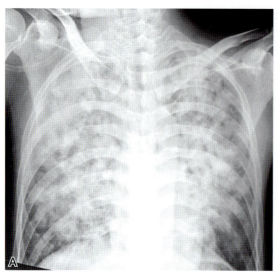
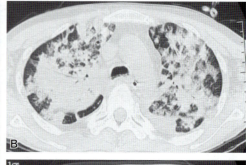
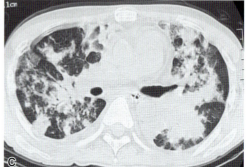

図2 肺Kaposi肉腫
胸部単純X線ではびまん性間質性肺炎像を示し（A），胸部
CTでは，多発結節腫瘤影の融合像を示す（B，C）.

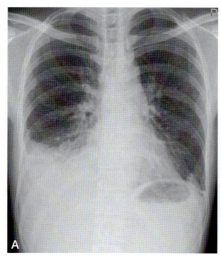
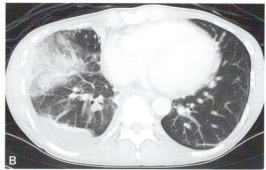

図3 HIV関連肺血栓塞栓症
胸部単純X線で右下肺野外側に浸潤影認める
（A）．胸部CT画像では右S8に楔形，肺動脈内
に血栓を認めた．右胸水を認めた（B，C）.

した所見を示し，空洞性病変が減少する．縦隔リ
ンパ節腫大，肺外結核，胸膜病変の頻度が高くな
る[6)]．胸部単純X線像も非典型的で，肺門・縦隔
リンパ節腫大や空洞を伴わない浸潤影が主体とな
る（免疫反応が低下しているため，肉芽腫形成が

できない）（図4）．MACは結核に類似し，縦隔リ
ンパ節腫大，結節，consolidationを呈し（図5，6），
*M. kansasii*はMACと異なり播種性病変は少な
く，呼吸器病変にほぼ限定され，縦隔リンパ節腫
大，間質性陰影，consolidation，薄壁空洞などを

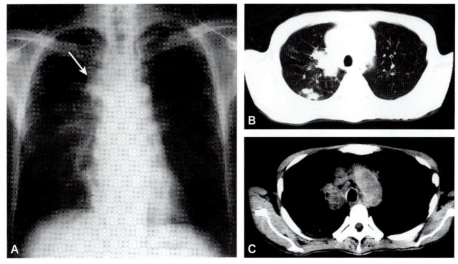

図4　AIDS患者に発症した活動性肺結核
縦隔・肺門リンパ節の著明な腫大（A〜C）と肺野の粒状結節影（B）とを認める．空洞は認めない．本症例からガフキー10号検出された．

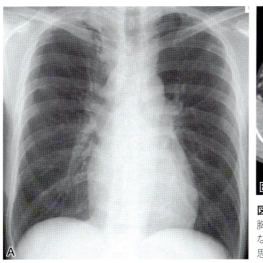

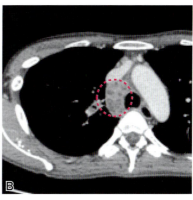

図5　MAC症例
胸部単純X線および胸部CT画像でも著明なリンパ節腫大を認めた．内部には壊死と思われる低吸収域を多数認める（点線部分）．

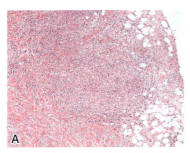
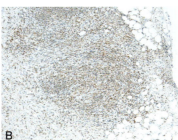
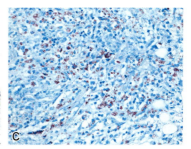

図6　図5症例の肺病変のHE染色
肉芽腫形成を認める．免疫染色（CD68陽性）（A），マクロファージの集簇を認める（B）．Ziehl-Neelsen染色では抗酸菌を多数認め（C），PCRでMACが検出された．

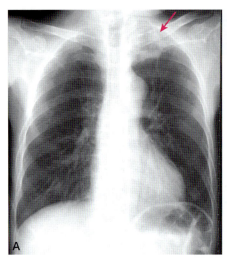
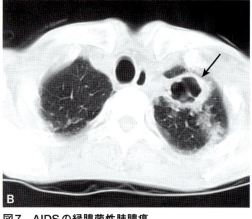

図7　AIDSの緑膿菌性肺膿瘍
CD4数が7 cells/μLと重度免疫不全．左肺尖部に空
洞を認める（A）．胸部CTでも左S1に厚壁空洞病変を
認める（B）．

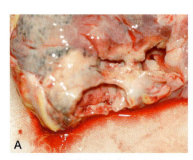
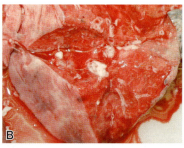

図8　緑膿菌性肺膿瘍（図7症例の剖検所見）
左肺尖部は壊死をきたし空洞形成していた．空洞部の検体より *P. aeruginosa* が分
離培養された（A）．右肺主気管支からは，多量の膿状の分泌物が検出され，同部
からも *P. aeruginosa* が分離培養された（B）．結核菌は分離培養されなかった．

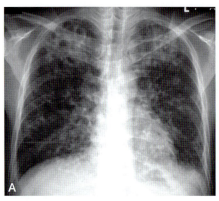
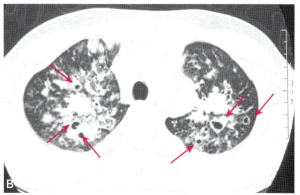

図9　肺Kaposi肉腫の空洞性病変
胸部単純X線写真でも，右および左肺尖部に多数の空洞を認める（A）．胸部CT画像でも両側S1，S1＋2に大小
の多数の空洞を認める（B）．

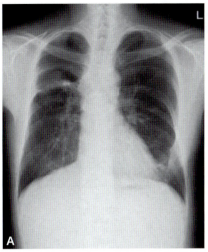
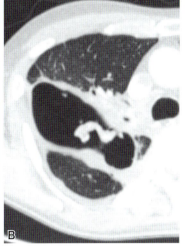

図10　肺炎球菌による空洞性病変
肺炎球菌性肺炎により空洞が形成された（A）．その後に慢性壊死性肺アスペルギルス症にRasmussen's aneurysmを併発した（B）．

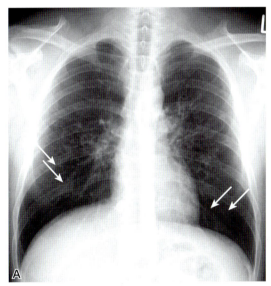
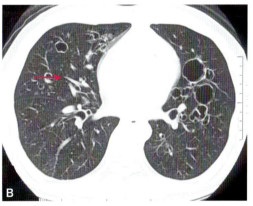

図11　PCPの空洞性病変
胸部単純Ｘ線で両側性に肺門から末梢に多数の空洞性病変を認める（A）．胸部CT画像では，囊胞性病変の集簇である（B）．PCPでも，CD4数が50 cells/μL以下の高度免疫不全で発症した場合，囊胞性病変の発症が増加する．

呈する．

肺Kaposi肉腫は縦隔リンパ節の腫大はまれである．

d. 空洞性病変

空洞性肺炎を認めた場合，CD4数が50 cells/μL以下の免疫不全者では，結核よりも，緑膿菌性肺炎（図7, 8），黄色ブドウ球菌，肺Kaposi肉腫（図9）を積極的に除外すべきである．肺炎球菌による空洞性病変は非HIV感染者ではまれだが，

AIDS患者では認めることがある（図10）．PCPでも，CD4数が50 cells/μL以下の高度免疫不全で発症した場合，囊胞性病変の発症が増加する．全症例の5％程度に認められる（図11）．

e. 結節・腫瘤影

肺の結節・腫瘤影はAIDS関連肺疾患の多くで認められ，鑑別疾患も膨大である．Jasmerら[7]は，病変のサイズと分布様式による鑑別疾患の分類を提唱した．すなわち1cm未満で分布様式は

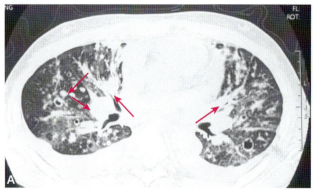
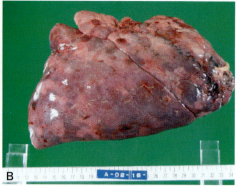
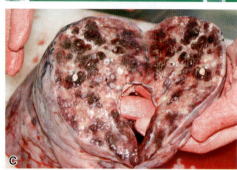

図12　肺Kaposi肉腫症例
A：胸部CT画像では肺門から末梢にかけて空洞を伴う小結節影および気管支血管束周囲像が認められる．両側胸水も認める．剖検時の肺のマクロ像では，肺は膨化し（B），断面ではair spaceはほとんどがKaposi肉腫に置き換わっている（C）．

小葉中心性であれば感染症が最も可能性が高く，1cmより大きな小結節は腫瘍の可能性が高いことを指摘した．粟粒大の多発結節はクリプトコックスなどの真菌感染またはtuberculosis（TB）の可能性が高いとしている．

　リンパ腫と肺癌は末梢性に生じやすいと報告している．これと対照的に肺Kaposi肉腫は肺門から末梢へと空洞を伴う小結節影および気管支血管束周囲像が認められる（図12）．胸水は30％程度に認められる．GaシンチグラフィではKaposi肉腫は腫瘍であるが集積を認めない．

文　献

1) 平成25年エイズ動向委員会報告［http://api-net.jfap.or.jp/status/index.html］（2016/10）
2) Sax PE et al : Pulmonary manifestations of human immunodeficiency virus infection. Mandell, Douglas, and Bennett's Principles and Practice of Infectious Diseases, John EB et al(eds), Elsevier, philadelphia, 8th ed, p1558, 2014
3) Hirschtick RE et al : Bacterial pneumonia in persons infected with the human immunodeficiency virus. Pulmonary Complications of HIV Infection Study Group. N Engl J Med **333** : 845-851, 1995
4) Shelburne SA et al : Immune reconstitution inflammatory syndrome : more answers, more questions. J Antimicrob Chemother **57** : 167-170, 2006
5) Allen CM et al : Imaging lung manifestations of HIV/AIDS. Ann Thorac Med **5** : 201-216, 2010
6) 藤田明：エイズ合併結核：その臨床と対策，木村哲ほか（監修），結核予防会結核研究所（編），新企画出版社，p85，東京，2003
7) Jasmer RM et al : Clinical and radiographic predictors of the etiology of pulmonary nodules in HIV-infected patients. Chest **117** : 1023-1030, 2000

3　悪性リンパ腫の肺病変

Clinical　その疾患の病態は？

a. 概　念[1]

　悪性リンパ腫はリンパ球に由来し腫瘍を形成する悪性腫瘍である．胸部に発生する悪性リンパ腫は肺野病変，縦隔病変あるいは胸膜・胸壁病変として認められる．なかでも縦隔を中心に腫瘤を形成する症例が最も多く，肺野に原発するリンパ腫（primary pulmonary lymphoma：PPL）はまれであり，全リンパ腫の0.4％，NHLの3.6％を占めるに過ぎない．一般的に，肺に病変を形成する悪性リンパ腫の多くは続発性（転移性）であり，肺が原発と思われても全身検索を行うとほかの部位に原発巣が発見されることが多い．したがってPPLと診断するには，① 肺あるいは気管支またはその両者に，一側性あるいは両側性に発生していること，② 過去に胸郭外発生の悪性リンパ腫の既往がないこと，③ 診断時に身体所見や画像検査および骨髄検査などによって胸郭外のリンパ腫やリンパ性白血病が存在しないこと，④ 診断後3ヵ月以内に胸郭外の病変が出現しないことなどの条件を満たす必要がある．

　悪性リンパ腫はホジキンリンパ腫（Hodgkin' lymphoma：HL）と非ホジキンリンパ腫（non-Hodgkin' lymphoma：NHL）に大別される．PPLの70～80％はNHLであり，そのほとんどが低悪性度のB細胞性で mucosa-associated lymphoid tissue（MALT）リンパ腫である．MALTリンパ腫がPPLとして肺に発生する原因はいまだ不明であるが，リンパ節外のリンパ組織であるMALTは肺や気管支の上皮下に存在し粘膜免疫反応に関わっているため，慢性炎症や感染症あるいは自己免疫疾患などに伴う免疫異常がMALTの過形成を誘導し，これがリンパ腫発生の原因になるという考え方が現在では支持されている．

　PPLにおいてMALTリンパ腫に次ぐ頻度でみられるのは，高悪性度リンパ腫であるびまん性大細胞型B細胞性リンパ腫（diffuse large B-cell lymphoma：DLBCL）である．MALTリンパ腫とDLBCLを合わせるとPPLの95％程度を占める．HLは1.5～2.4％程度と報告されている．まれにはT細胞系リンパ腫の発生も報告されている．

b. 問診および身体所見[2]

　臨床症状はMALTリンパ腫とDLBCLで異なる．DLBCLではほとんどの症例で咳，全身倦怠感，発熱，寝汗あるいは体重減少などのいわゆる「B症状」を伴っているが，MALTリンパ腫では約4割の症例で自覚症状が認められない．MALTリンパ腫は画像上も極めて緩徐にしか増大しないことが多く，このことが自覚症状の欠如につながっていると考えられる．

c. 検査所見

　後述するように胸部画像検査は非特異的であり，悪性リンパ腫の正確な診断は病理検査につきる．病理検査では常にリンパ球細胞の特性やその単クローン性を証明するために多種の免疫組織化学染色，表面マーカー解析および染色体解析などが必要となる．したがって悪性リンパ腫を強く疑った場合には一定以上の大きさの肺組織を採取できるよう計画しなければならない．経気管支肺生検（TBLB）で確定診断に至る確率は30～40％程度であり，70％近い症例では侵襲的な外科的生検により診断[1]されている．外科的生検あるいは切除による診断率は約90％と報告されている．

d. 病期分類，重症度分類

　Ann ArborによるPPLの病期分類[1]では

stage Ⅰ：肺内に限局した病変の場合（両側性であっても可）

stage Ⅱ：胸腔内に病変が限局している場合（肺門・縦隔リンパ節浸潤や胸壁，横隔膜病変も可）

stage Ⅲ：横隔膜を超える病変が認められる場合

stage Ⅳ：びまん性の病変が存在する場合

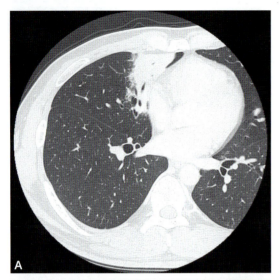

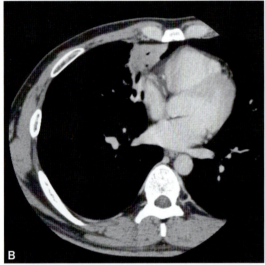

図1　症例1の胸部HRCT肺野条件（A）と縦隔条件（B）

とされている.

　PPLはヘテロな集団であるが，平均生存期間は71.3ヵ月でこの中でも低悪性度の場合は117ヵ月，高悪性度の場合は33ヵ月と報告されている．3年生存率は86％，5年生存率は57％である．MALTリンパ腫に限れば5年生存率68％，10年生存率53％と報告されている．予後不良因子としては①T細胞性リンパ腫の場合，②胸水の存在，③両側性病変の場合，④不完全切除例など

が挙げられているが，この点はいまだ十分解明されておらず，異なる報告も存在する.

Clinical　鑑別診断の考え方は？

　PPLは自覚症状や血液検査に特異的所見がなく，この点からの鑑別診断は難しいといわざるをえない．画像所見も非特異的な所見が多く，結節影や腫瘤影を呈する場合は肺癌や転移性腫瘍との鑑別が必要であり，浸潤影をきたす場合は細菌性肺炎や器質化肺炎を鑑別する必要がある．しかし，リンパ腫は基本的にリンパ路を侵す疾患であり，HRCT読影の際に気管支血管束周囲間質や小葉間隔壁の肥厚など広義間質に異常を発見した場合には常に鑑別疾患の1つとして考えるべきである．広義間質に病変を認める疾患としてCastleman病，IgG4関連疾患，リンパ球間質性肺炎（LIP）などのリンパ増殖性疾患あるいはサルコイドーシスや癌性リンパ管症などが挙げられるが，これらの疾患との鑑別には多くの場合病理組織所見が必須となる.

Radiological　どんな画像がみられる？

　画像所見としては孤立結節影，多発結節影，斑状陰影，air bronchogramを伴う腫瘤状の浸潤影，すりガラス影，空洞陰影，囊胞様陰影，胸水，無気肺など多彩で非特異的である．頻度としては斑状陰影や腫瘤状の浸潤影を示す症例が多く約70％を占める．多発性の病変を示す頻度は約25％である．両側肺の病変を有する症例が21〜44％，リンパ節浸潤の認められる症例は28〜45％と報告されている．また，胸水を伴う症例は25％と報告されている[1,3,4].

　MALTリンパ腫とDLBCLの肺野における画像所見に大きな違いはない．しかし，MALTリンパ腫の特徴[4]として，①肺内に病変が限局することが多い，②肺門・縦隔リンパ節の腫大はまれ，③胸水貯留の頻度は低いなどが挙げられ，この点でDLBCLとやや異なっている．FDG-PET検査では多くの症例で病変部へのFDG集積が認められる.

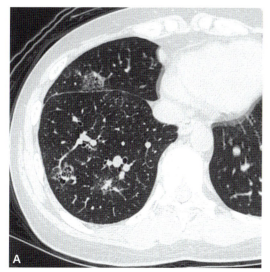

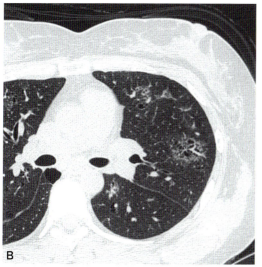

図2　症例2の胸部HRCT肺野条件（A）と縦隔条件（B）

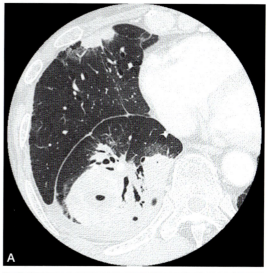

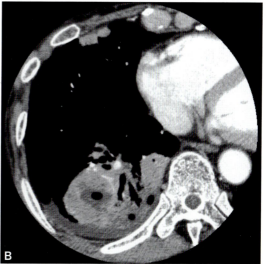

図3　症例3の胸部HRCT肺野条件（A）と縦隔条件（B）

a. 浸潤影を呈したMALTリンパ腫の症例

症例1

　30歳代の男性．自覚症状なし．3年前から中葉に浸潤影が認められており，毎年検診で指摘されていたが，増大傾向がないことから放置されていた．3年目の検診時にごくわずかな陰影の増大が認められたため，TBLBが施行されMALTリンパ腫と診断された．HRCT（図1）では中葉S5にair bronchogramを伴う浸潤影が認められる．周囲にごくわずかなすりガラス影を伴うが，画像のみで肺炎との鑑別は困難である．

b. 多発結節影，すりガラス影を呈した MALTリンパ腫の症例

症例2

　20歳代の女性．自覚症状なし．Sjögren症候群が背景に存在している．この症例はTBLBでは診断がつかず，胸腔鏡下肺生検を行いMALTリンパ腫の診断が得られた．症例1と異なり，HRCT（図2）では両肺に多発する結節影であり，内部の濃度が濃いものからすりガラス状のものまでさまざまである．比較的大きな病変では内部が嚢胞状に抜けてみえる．極めて多彩な所見を呈している．

217

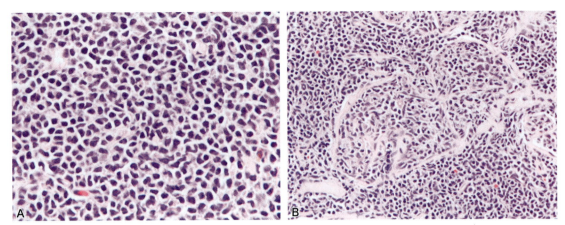

図4　症例1のHE染色像（A：centrocyte-like な腫瘍細胞の増殖，B：lymphoepithelial lesion）

c. 空洞を有する腫瘤影を呈したDLBCLの症例

 症例3

　60歳代の男性．高熱，全身倦怠感，食欲不振，体重減少などの自覚症状を有していた．前医では肺膿瘍の診断にて抗菌薬を投与されたが改善が認められなかった．HRCT（図3）の肺野条件では右下葉内に空洞とair bronchogramを有する腫瘤陰影が認められる．また，周辺にはすりガラス影を伴っている．縦隔条件では腫瘤内部に造影された血管（CT angiogram sign）および胸水が確認できる．この症例はTBLBを2度にわたって行ったが診断に至らず，胸腔鏡下肺生検にて確定診断を得た．

Pathological 病理から何がわかる？

a. MALTリンパ腫

　MALTリンパ腫は形態的に多彩な細胞成分を示す節外性B細胞リンパ腫である．その構成細胞として胚中心細胞類似細胞（centrocyte-like cell），単球様B細胞，小型リンパ球および少数の大型芽球様細胞が混在し主に濾胞辺縁帯（marginal zone）から濾胞間領域にかけて浸潤増殖する．しばしば腫瘍細胞は上皮内に浸潤し，lymphoepithelial lesion（LEL）を形成する．免疫マーカーでMALTリンパ腫に特異的なマーカーは存在しな

い．症例1のTBLBで得られた病理組織像（図4）を示す．この症例では中型のcentrocyte-likeな腫瘍細胞がびまん性に増殖しており，一部にLEL所見が認められる．免疫組織化学染色では腫瘍細胞はCD20，CD79α，CD43が陽性であった．

b. DLBCL

　DLBCLは大型B細胞の腫瘍性疾患であり，びまん性増殖の像を呈するものである．少なくともその40％が節外性とされている．免疫マーカーは通常CD19，CD20，CD22，CD79α，PAX5が発現する．症例3の胸腔鏡下肺生検で得られた病理組織像（図5）を示す．明瞭な核小体を有する大型から中型のリンパ腫細胞がびまん性に浸潤増殖し，免疫組織化学染色では腫瘍細胞はCD20，CD79α，CD30およびMUM-1に陽性であった．

CRP CRPカンファレンス

　PPLとしてのMALTリンパ腫は臨床症状や血液検査所見に乏しく，胸部画像所見は多彩で非特異的かつ経時的変化にも乏しい．加えてTBLBでも診断が困難であり，まさに呼吸器専門医泣かせの疾患である．したがって，診断に難渋する胸部異常陰影をみた場合は常にMALTリンパ腫を鑑別疾患の1つに入れておく必要がある．たとえば，症例1のように経年的に少しずつ増大する異常陰影をみた場合や，症例2のように肺の異常陰影が極めて多彩であるが，症状が軽微であるような場合には，MALTリンパ腫の可能性を考慮する必要がある．一方，同じような胸部異常陰影を呈し

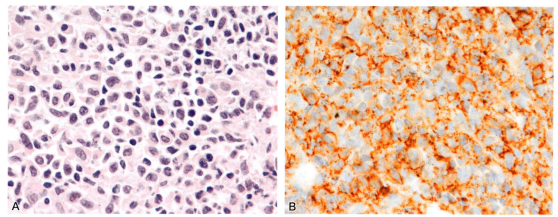

図5　症例3の大型から中型のリンパ腫細胞の浸潤（A：HE染色，B：CD20による免疫組織化学染色）

ていても，症例3のように高熱，全身倦怠感，食欲不振などの全身症状があるが，抗菌薬無効の肺野病変を有するような症例に遭遇した場合には，DLBCLを鑑別疾患として想定しておく必要がある．MALTリンパ腫もDLBCLもその診断には一定以上の大きさの組織が必要となるため，可能性がある場合には外科的生検法を躊躇せず施行すべきである．生検前に血液内科専門医にコンサルテーションを行い，得られる組織の処理方法などについて検討しておくとよい．

治療戦略・治療選択の考え方

　肺のMALTリンパ腫は疾患の頻度が低く，大規模な臨床試験実施は困難であるため治療方針は確立されていない[5]．それぞれの症例における臨床症状や病変部位および病期などを総合的に考慮して治療方針を決定する．治療選択肢として外科切除，放射線療法，抗体療法を含む化学療法などがあるが，いずれの方法を選択しても予後は比較的良好である．また，慎重な経過観察も選択肢の

1つである．限局期の症例では外科切除を受ける症例が多い．この際，残存病変がなければ経過観察でよいが，残存病変があれば局所放射線療法や化学療法の追加を考える．一方，進行期の症例においてはrituximab単剤療法あるいはrituximab併用化学療法を考慮する．DLBCLについては限局期，進行期ともにrituximab併用化学療法が標準治療となる．

文　献

1) Parissis H : Forty years literature review of primary lung lymphoma. J Cardiothorac Surg **6** : 23, 2011
2) Cordier JF et al : Primary pulmonary lymphomas : a clinical study of 70 cases in nonimmunocompromised patients. Chest **103** : 201-208, 1993
3) Bae YA et al : Marginal zone B-cell lymphoma of bronchus-associated lymphoid tissue : imaging findings in 21 patients. Chest **133** : 433-440, 2008
4) Knisely BL et al : Pulmonary mucosa-associated lymphoid tissue lymphoma : CT and pathologic findings. AJR **172** : 1321-1326, 1999
5) 日本血液学会（編）：MALTリンパ腫／辺縁帯リンパ腫．造血器腫瘍診療ガイドライン2013年版，金原出版，東京，p157，2013

各論 Ⅷ 腫瘍性疾患

1 小細胞肺癌

Clinical その疾患の病態は？

a. 疫学・概念

日本人の肺癌死亡数は1955年以降，男女とも一貫して増加している．1998年からは肺癌が全悪性腫瘍の中で死亡数の第1位となり，2013年の肺癌死亡数は72,734人（男性52,054人，女性20,680人）であった．肺癌は，腺癌，扁平上皮癌，大細胞癌などに分類される非小細胞肺癌と，小細胞肺癌の2つに大別される．小細胞肺癌は肺癌全体の約10～15％を占め，増殖が速くリンパ節や他臓器に転移しやすい一方，化学療法や放射線治療に対する感受性が高いといった生物学的特性を持つ．2015年のWHO分類では，小細胞肺癌は，神経内分泌腫瘍に分類されることになった[1]．

b. 危険因子

小細胞肺癌は喫煙との関連が大きく，喫煙は小細胞肺癌の最も重要な危険因子である[1]．しかし，まれではあるが，非喫煙者においても小細胞肺癌が発症することがある．喫煙以外の危険因子として，COPDや気管支喘息などが報告されている．

c. 症 状

小細胞肺癌は進行が速いため，約80％の患者が初診時に何らかの症状を有している．咳嗽，喀痰，呼吸困難，胸痛，体重減少などが，代表的な症状として挙げられる．また上大静脈症候群による顔面や上肢の浮腫や，反回神経麻痺による嗄声を認めることもある．さらに，神経内分泌細胞に由来する癌であるため，抗利尿ホルモン不適合分泌症候群（SIADH），Cushing症候群，Lambert-Eaton症候群などの腫瘍随伴症候群を伴う場合もある．

Clinical 鑑別診断の考え方は？

a. 鑑別診断

小細胞肺癌の鑑別診断として，非小細胞肺癌や転移性肺腫瘍が挙げられる．患者背景（年齢，喫煙歴），画像所見，腫瘍マーカー，進行の速さなどの特徴から，臨床的に小細胞肺癌を疑うことができるケースもあるが，確定診断には組織診もしくは細胞診による病理診断が必要である．

早期の小細胞肺癌で孤立性結節影のみの場合は，過誤腫，結核腫，肺クリプトコックス症などの，結節影を呈する良性疾患も鑑別に挙がる．臨床的に小細胞肺癌が疑われ，手術適応のある患者においては，外科的生検も積極的に考慮する必要がある．

b. 診断・検査

病理診断は，組織診もしくは細胞診によって行われる．原発巣からの組織採取は，気管支鏡下生検またはCTガイド下針生検によって行われることが多い．薬物療法や放射線治療を行う場合は，組織診もしくは細胞診による確定診断が必要不可欠である．

NSEおよびproGRPは，小細胞肺癌に対して比較的特異度の高い腫瘍マーカーであり，診断時や再発時に用いられる．

病期分類のため，胸部～腹部CT検査，頭部CT/MRI検査，エコー検査，骨RI，PET-CT検査などが施行される．

c. 病期分類

悪性腫瘍の病期分類には，国際対がん連合（UICC）が作成したT（原発腫瘍），N（所属リンパ節），M（遠隔転移）によって評価するTNM分類が用いられることが一般的であり，小細胞肺癌でもUICC TNM分類より，TNM分類を使用して，病期分類されることとなった．

一方で，化学療法や放射線治療を行う際には，従来どおり限局型と進展型の2つに分類されることが多い．限局型は，根治的放射線照射が可能な範囲内に腫瘍が限局するものである．限局型についての定義はないものの，多くの臨床試験において，「病変が同側胸郭内に加え，対側縦隔，対側鎖骨上窩リンパ節までに限られており，悪性胸

水，心囊水を有さないもの」と定義づけられている[2]．限局型の範囲を超えて腫瘍が進展している場合は，進展型に分類される．

Radiological　どんな画像がみられる？

小細胞肺癌は，早期からリンパ節転移をきたしやすいため，診断時に肺門リンパ節や縦隔リンパ節の腫大を伴っていることが多い．小細胞肺癌は肺門部に好発するとされていたが，画像検査の進歩により，末梢肺野に原発巣が同定されるケースが増えている．

遠隔臓器への転移も高頻度に認めるため，頭部や腹部の画像検査も不可欠である．

a．胸部単純X線（図1）

肺野の結節影は比較的小さく，辺縁整で境界明瞭な結節が多い．リンパ節転移による肺門部腫大を指摘されることが多い．

b．胸部CT（図2，3）

一般的に，小細胞肺癌の肺病変は辺縁整・境界明瞭な結節影である．喫煙による気腫性変化を伴っていることが多い．

縦隔条件では，リンパ節転移による肺門部〜縦隔のリンパ節腫大を伴っていることが多い．

Pathological　病理から何がわかる？

「肺癌取扱い規約（第7版）」では，小細胞肺癌は「小型の細胞からなる悪性上皮性腫瘍である．腫瘍細胞は円形，卵円形，または紡錘形などの形態を示し，細胞質は乏しく，細胞境界は不明瞭である．核は微細顆粒状のクロマチンを有し，核小体はないか，あっても目立たない．核の相互圧排像が著明で，核分裂像が多い．」と定義されている[3]．

細胞の大きさはリンパ球の3倍未満と比較的小型であり，神経内分泌分化を示唆する組織学的特徴（ロゼット形成，索状配列など）は乏しい（図4，5）．核分裂像が多く，増殖の程度を表すKi-67指数（MIB-1 index）は，50％以上であることが多い．

免疫組織化学では，クロモグラニンA，シナプトフィジン，CD56などの神経内分泌マーカーが高頻度に陽性となるが，一部で陰性の症例も認める（図6）．

また小細胞肺癌の一部に，腺癌，扁平上皮癌，大細胞神経内分泌癌などの成分を含む，混合型小

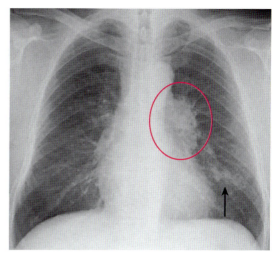

図1　胸部単純X線写真

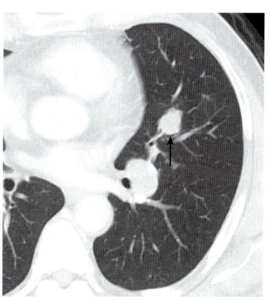

図2　胸部CT（肺野条件）

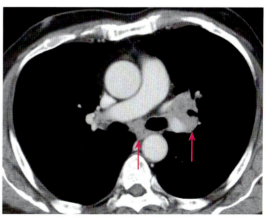

図3　胸部造影CT（縦隔条件）

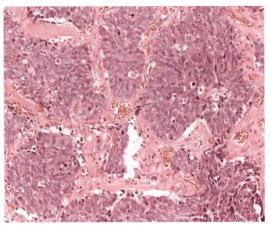

図4 手術検体の病理標本（×200，HE染色）

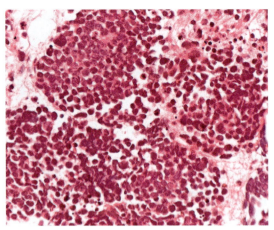

図5 EBUS-TBNA検体の病理標本（×200，HE染色）

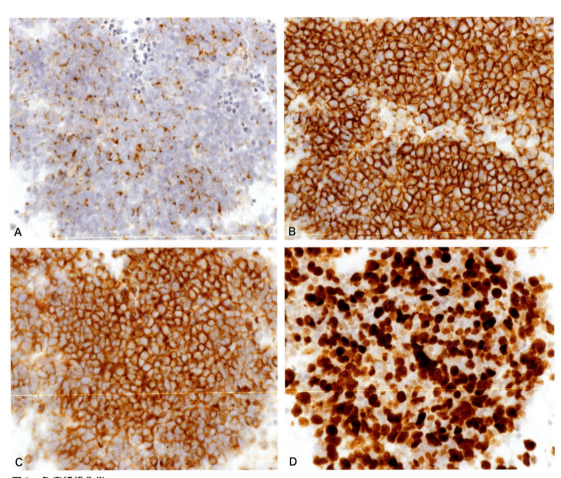

図6 免疫組織化学
A：クロモグラニンA．B：CD56．C：シナプトフィジン．D：Ki-67．

細胞肺癌を認める.

CRP　CRPカンファレンス

　小細胞肺癌は，進行が速いため，早急に確定診断を得て，治療を開始する必要がある.

　診断時にリンパ節転移や遠隔臓器への転移を有している患者が多い. 典型例では，患者背景や画像所見，腫瘍マーカーの上昇などから，臨床的に小細胞肺癌を疑うことができるケースもあるが，確定診断には，組織診もしくは細胞診による病理診断が必須である.

　病理診断では，大細胞神経内分泌肺癌，非小細胞肺癌，転移性肺腫瘍との鑑別が重要である. 生検検体では，細胞が挫滅しやすく，診断が困難となることがあるため，正確な確定診断を下すためには，十分な量の生検検体を採取することが必要である.

　臨床医，放射線診断医，病理診断医が情報を共有し，連携することが，早期に診断および治療開始するために重要である.

治療戦略・治療選択の考え方

　小細胞肺癌は，化学療法および放射線治療への感受性が高いため，全身状態が比較的不良（performance status 3程度）であっても，積極的な加療を考慮する必要がある.

　限局型小細胞肺癌は，化学療法と胸部放射線治療の併用が標準治療であり[2]，20〜25％の患者に治癒が期待される. 全身状態が良好な患者には，化学療法と放射線治療の早期同時併用を行う. また，限局型小細胞肺癌で化学放射線治療後に完全奏効が得られた患者には，予防的全脳照射を施行することが推奨されている.

　進展型小細胞肺癌に対しては，化学療法が施行される[2]. 70歳以下で全身状態が比較的良好（performance states 0〜2）な患者の初回治療としては，cisplatin + irinotecan 療法が標準治療である. 70〜80％の患者で初回治療が奏効を示すが，ほぼ全例で再発を認める.

　現時点では，小細胞肺癌に対する分子標的治療は確立されていない[4].

文　献

1) Travis WD et al : WHO Classification of Tumours of the Lung, Pleura, Thymus and Heart, WHO, Geneva, 4th ed, 2014
2) 日本肺癌学会（編）：EBMの手法による肺癌診療ガイドライン2014年版，金原出版，東京，2014
3) 日本肺癌学会（編）：臨床・病理　肺癌取扱い規約（第7版），金原出版，東京，2010
4) Umemura S et al : Genomic profiling of small-cell lung cancer : the era of targeted therapies. Jpn J Clin Oncol 45 : 513-519, 2015

VIII

1

小細胞肺癌

2 腺 癌

Clinical その疾患の病態は？

a. 概念・疫学

肺腺癌は肺癌全体の約50〜60％を占める最も頻度の高い組織型である．近年，腺癌の割合が増えており，2002年の肺癌登録合同委員会の報告では腺癌が肺癌全体の約56％を占めている．

b. 臨床症状

肺癌で一般に認められる臨床症状としては咳嗽，喀痰，呼吸困難，胸痛，喀血などの気道症状のほか，疼痛，神経症状，黄疸など転移巣による症状がある．また，腫瘍随伴症候群と呼ばれる抗利尿ホルモン不適合分泌症候群（SIADH）やLambert-Eaton症候群を伴うことがある．しかし，腺癌は末梢側に発生する頻度が高いため，発症早期にはこのような臨床症状を認めないことが多い．

Clinical 鑑別診断の考え方は？

a. 鑑別診断

肺腺癌は胸部異常影として発見されることが多い．胸部以外の他臓器にも腫瘍性病変が認められる場合，原発性肺癌もしくは転移性肺腫瘍である可能性が極めて高くなる．しかし腺癌は画像上さまざまな像を呈するため，真菌感染や器質化肺炎，サルコイドーシスなどといった疾患が鑑別となることも多い．

b. 診 断

1）病理診断

ほかの腫瘍性疾患と同様に病理学的検査により確定診断へと至る．検査方法としては喀痰細胞診，気管支鏡検査，CTガイド下生検，超音波ガイド下生検などが挙げられる．これらの方法で診断困難な場合，胸腔鏡下・開胸肺生検も検討される．

2）血清学的検査

血清学的な検査として腫瘍マーカーが挙げられる．腺癌で上昇を示す代表的ものとしてはCEA，SLXである．しかし腫瘍マーカーは偽陽性を示すこ

ともしばしばあることから，補助診断や治療効果，進行・再発の評価の指標の1つとして用いられる．

3）病期分類

T（原発腫瘍），N（所属リンパ節），M（遠隔転移）によって評価するTNM分類により病期を決定する．病期により治療方針を決定する．

4）driver mutation

近年肺腺癌では発癌に多大な影響を及ぼす遺伝子異常（driver mutation）に対する研究が進み，それに対する分子標的治療薬の出現が肺腺癌に対する治療を大きく変化させた．

(a) EGFR遺伝子変異

腺癌の中で最も高頻度に認められる遺伝子異常であり，本邦では腺癌のうち約半数で認められる．特に腺癌，東アジア人，女性，非喫煙者といった背景を有する患者に多く認められることからアジアでの頻度が高い一方，欧米ではその頻度は約10％程度に留まる．内訳としてはexon 19欠失変異とexon 21点突然変異によるものが90％以上を占めている．

(b) ALK融合遺伝子

腺癌の中の約5％で認められる遺伝子異常であり，ALK遺伝子といくつかの相手方の遺伝子が転座・融合したものである．免疫染色，FISH法，RT-PCR法で検査が可能である．

(c) その他の遺伝子異常

EGFR遺伝子変異，ALK融合遺伝子のほか，ROS1，RETの融合遺伝子，BRAF，HER2，KRASなどの遺伝子変異が発見されており，一部では治療開発も進められている．

Radiological どんな画像がみられる？

肺腺癌で，ほかの組織型と異なる特徴的な画像所見の1つとしてCTでみられる肺野末梢のすりガラス状結節（ground-glass nodules：GGN）である．後述するWHO分類で，前癌病変および早期癌である異型腺腫様過形成（AAH）や上皮内腺癌

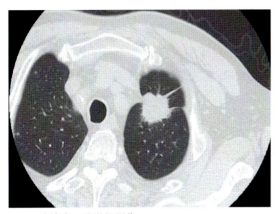

図1 肺腺癌の特徴的画像
左上葉肺尖部にspiculaと胸膜陥入を伴う腫瘍を認める.

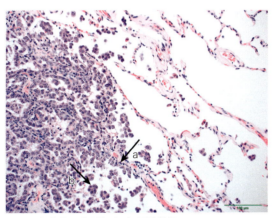

図2 肺腺癌の典型的な病理組織像
腺腔構造を形成する異型細胞集団の増殖を認める. 一部,肺胞置換性増殖(a)や線維血管性の芯を欠いた微小乳頭状増殖(micropapillary pattern)(b)を認める.

(AIS)は pure GGN を呈する. pure GGN は進行するにつれsolidな部位が出現し増大に伴い浸潤癌へと至る.

その他特徴的な画像所見としては腫瘍辺縁のいびつなspiculaと呼ばれる気管支血管束の引き込み像や,末梢病変における胸膜の引き込み像である胸膜陥入像がある(図1). 扁平上皮癌でしばしばみられるような空洞形成は頻度が低い.

また特殊な形態を示すものとして,浸潤性粘液性腺癌と呼ばれるタイプの腺癌は多量な粘液産生により画像上肺炎のような浸潤影を呈することがある.

表1 肺癌の病理学的分類(WHO分類)

adenocarcinoma	腺癌
lepidic adenocarcinoma	置換型腺癌
acinar adenocarcinoma	腺房型腺癌
papillary adenocarcinoma	乳頭型腺癌
micropapillary adenocarcinoma	微乳頭型腺癌
solid adenocarcinoma	充実型腺癌
variant of adenocarcinoma	特殊型腺癌
invasive mucinous adenocarcinoma	浸潤性粘液性腺癌
mixed invasive mucinous and non-mucinous adenocarcinoma	粘液・非粘液混合腺癌
colloid adenocarcinoma	コロイド腺癌
fetal adenocarcinoma	胎児型腺癌
enteric adenocarcinoma	腸型腺癌
minimally invasive adenocarcinoma	微小浸潤性腺癌
atypical adenomatous hyperplasia	異型腺腫様過形成
adeno carcinoma in situ	上皮内腺癌

(Travis WD et al : WHO classification of tumors of the lung, pleura, thymus and heart, 4th ed, 2014 より改変して引用)

Pathological 病理から何がわかる?

肺腺癌は多彩な組織像を呈する(図2). 病理診断ではほかの組織型とは,形態学的特徴や,免疫組織化学マーカーで鑑別される. 腺癌ではTTF-1やnapsin Aが代表的なマーカーである.

a. WHO分類(表1)[4]

病理学的分類としてはWHO分類が広く用いられている. 2015年には10年ぶりにWHO新分類(第4版)へと改訂され,腺癌領域では2011年にIASLC/ATS/ERSにより提唱された新分類によっている.

b. 野口分類(表2)[5]

腺癌の初期病変は肺胞構造を置換しながら増殖するタイプと肺胞構造を破壊しながら増殖するタイプの2種類に分けられ,これによって分類したものが野口分類である. 野口分類は肺胞構造を置換するタイプをA,B,Cに分類し,肺胞構造を破壊するタイプをD,E,Fに分類している. この分類の特徴は予後と相関する点である. type A・Bは極めて予後が良好で,術後5年生存率は

表2　野口分類

肺胞上皮を置換性に増殖する腺癌
type A：腫瘍内に線維化巣を認めない肺胞上皮癌
type B：腫瘍内に肺胞虚脱型の線維化巣を認める肺胞上皮癌
type C：腫瘍内に線維芽細胞の増生を認める肺胞上皮癌

肺胞上皮を破壊性に増殖する腺癌
type D：充実破壊性に増殖する低分化腺癌
type E：管状腺癌
type F：破壊性に増殖する乳頭腺癌

100％である．逆にtype Dは予後が不良で5年生存率は50％程度に留まる．もう1つの利点としてはHRCTの所見で野口分類の予測がつくという点である．限局性すりガラス影は含気を保つ腫瘍を示しており，部分的にでもすりガラス影を示す病変はtype A・B・Cに含まれると判断できる．

CRP **CRPカンファレンス**

　腺癌は肺癌の中でも近年最も研究が進んでいる組織型といっても過言ではない．分子標的薬の開発により遺伝子変異陽性患者の全生存期間は明らかに延長し，旧来の殺細胞性抗悪性腫瘍薬と比較し，内服であることや有害事象が比較的軽度であることから患者のQOL維持も得られている．しかし依然として，肺癌は今なお予後不良疾患であり，根治的治療は基本的には手術のみである．手術適応のあるⅠ期でさえ約2〜3割の患者が再発をきたし，手術症例全体としては約半数が再発に至る．肺腺癌は多彩な画像所見を認めるため，画像のみでは鑑別が困難なこともあるが，早期の外科的治療の介入が根治率を高める大きな要因であり胸部異常影を認めた際は肺腺癌の可能性を常に考慮すべきである．

　また進行・再発肺腺癌治療において治療を行う上でdriver mutationの有無は患者の予後に大きく影響する因子である．病理学的検査の際は可能な限りEGFR遺伝子変異およびALK融合遺伝子の検索が望まれ，確定診断がなされていてもdriver mutationが不明の場合には再生検も考慮される．今後も新規の免疫チェックポイント阻害薬やEGFR-TKI耐性遺伝子（T790-M）を対象とした第三世代EGFR-TKIなど新たな薬剤が開発され，さらなる予後改善の期待がされている．

　肺癌領域では近年新たな治療・薬剤の開発に伴い，併用療法や術前・術後補助化学療法などさまざまな使用法が模索され，薬剤のバイオマーカー研究もさかんに行われている．今後も数多くの報告がなされるが，それぞれの患者に応じた最適な治療法を選択することが重要である．

治療戦略・治療選択の考え方

a. 外科治療

　非小細胞肺癌の治療に準じ，Ⅰ〜Ⅱ期および切除可能ⅢA期肺腺癌では根治的治療として手術が第一選択となる．T1bであるⅠA期およびⅠB期ではテガフール・ウラシル配合錠が，ⅡA〜ⅢA期ではプラチナ併用化学療法が術後化学療法として推奨されている．

b. 放射線療法

　耐術能などの問題で手術不能のⅠ〜Ⅱ期肺腺癌に対しては根治的放射線療法が選択されることがある．また切除不能ⅢA期および根治的照射可能なⅢB期肺腺癌に対してはプラチナ製剤併用での根治的化学放射線療法が第一選択となる．そのほか，骨転移や脳転移，皮膚転移などといった遠隔転移の局所制御目的に放射線療法が行われる．

c. 化学療法

　術後再発や進行期肺腺癌の治療においては化学療法が第一選択となる．化学療法を行う上で腺癌がほかの組織型と大きく異なる点として，EGFR遺伝子変異およびALK遺伝子の有無により治療戦略が変わる点である．EGFR遺伝子変異陽性肺癌ではgefitinib（イレッサ），erlotinib（タルセバ），afatinib（ジオトリフ）といったEGFRチロシンキナーゼ阻害薬（EGFR-TKI）の投与が推奨される[1]．またALK遺伝子陽性肺癌ではALK阻害薬であるcrizotinib（ザーコリ）やalectinib（アレセンサ）の投与が推奨される[2]．

　通常の殺細胞性抗悪性腫瘍薬による化学療法としては，分子標的薬を除く初回化学療法では可能であればプラチナ併用化学療法が推奨される．特に非扁平上皮癌ではプラチナ製剤とpemetrexed（アリムタ）の併用療法に引き続くpemetrexedの

維持療法や，プラチナ併用療法とbevacizumab（アバスチン）の併用が多く用いられる．二次治療以降ではdocetaxel（タキソテール）やpemetrexedなどの非プラチナ製剤単剤投与が推奨される．

また，近年話題となっているのが免疫療法である．2015年12月にヒト型抗PD-1モノクローナル抗体であるnivolumab（オプジーボ）が非小細胞肺癌の二次治療以降において適応となった[3]．今後免疫療法の実臨床での効果が期待されている．

文　献

1) Mok TS et al : Gefitinib or carboplatin-paclitaxel in pulmonary adenocarcinoma. N Engl J Med **361** : 947-957, 2009
2) Benjamin J et al : First-line crizotinib versus chemotherapy in ALK-positive lung cancer. N Engl J Med **371** : 2167-2177, 2014
3) Borghaei H et al : Nivolumab versus docetaxel in advanced nonsquamous non-small-cell lung cancer. N Engl J Med **373** : 1627-1639, 2015
4) Travis WD et al : WHO classification of tumors of the lung, pleura, thymus and heart, World Health Organization, 4th ed, 2014
5) Noguchi M et al : Small adenocarcinoma of the lung. Histologic characteristics and prognosis. Cancer **75** : 2844-2852, 1995

VIII

2

腺
癌

3　扁平上皮癌

Clinical　その疾患の病態は？

a. 概　念

　肺扁平上皮癌（squamous cell carcinoma：SqCC）は，喫煙などの影響により扁平上皮化生した気道上皮細胞から発生する．喫煙のほか，ヒ素との関連も報告されている．肺癌全体の20〜30％を占めるとされるが，肺癌全体に占めるSqCCの割合は年々減少している．

b. 症　状

　原発巣と遠隔転移の部位，局所浸潤の有無により，それぞれに対応した症状を生じる．肺門部に病変が存在する場合には，咳嗽・血痰・喘鳴・呼吸困難などがしばしば認められる．閉塞性肺炎や腫瘍内壊死が存在する場合，発熱・膿性痰がみられる．縦隔浸潤による気道狭窄症状・嚥下困難・嗄声・上大静脈狭窄に伴う浮腫や胸膜浸潤に伴う痛みも生じうる．胸水や心嚢水が貯留している場合には呼吸困難感，心不全症状を生じる．

Clinical　鑑別診断の考え方は？

　確定診断は細胞診もしくは組織診により得られる．検体採取は，喀痰採取・気管支鏡下生検・経皮生検・胸腔鏡下生検・開胸生検などから，病変の部位や性状に加えて，患者の状態に応じて選択する．

　腫瘍マーカーは質的診断の補助，治療効果のモニタリング，再発診断の補助として用いられ，SqCCにおいてはSCC，CYFRA21-1が上昇することが多い．

　病期診断は胸部CT検査，頭部MRI検査，PET-CT検査により行われる．PET-CT検査が施行できない場合には，骨シンチと腹部CTで代用する．

Radiological　どんな画像がみられる？

　従来，SqCCは中枢気管支に発生することが多いとされていたが，末梢発生のSqCCの頻度が増えている．肺腺癌では原発巣の径が大きくなるにつれて転移の頻度が増えるが，SqCCにおいては原発巣が大きくなってもある程度の径までは転移の頻度が増えない傾向が示され[1]，診断時の病期としても，SqCCではⅣ期で発見される割合が腺癌と比較して低い（図1）．特徴的な画像所見を図2に提示する．

Pathological　病理から何がわかる？

　SqCCは病理学的には角化あるいは細胞間橋を示す悪性上皮性腫瘍と定義される．典型的な組織像を図3に示す．マクロ像では充実性の腫瘍の周囲に軽度の閉塞性肺炎をきたしている（図3-A）．弱拡像では内部に角化像を伴い腫瘍細胞が充実性，シート状に増殖しており（図3-B），強拡像では，角化像や癌真珠がみられる（図3-C）．診断の補助（腺癌との鑑別）として，TTF-1（腺癌で陽性），p40（SqCCで陽性）などを用いた免疫染色を行うこともある（図3-D）．

CRP　CRPカンファレンス

　SqCCは肺癌全体の20〜30％を占めるとされるが，喫煙者の減少に伴い，年々その頻度は少なくなっている．SqCCの画像上の特徴は，中枢気道発生，内部壊死，局所進行傾向であるが，近年は末梢発生のSqCCの頻度も増えている．

　診断方法・治療選択に関しては，非小細胞肺癌においては組織型によらずおおむね一定であるが，化学療法の薬剤選択に際しては，SqCCかそれ以外かの鑑別は非常に重要である．病理学的には，シート状増殖と角化像が典型的な像とされるが，典型像を示さず，腺癌との鑑別が困難な例も存在し，近年は分類不能癌を減らすべく，必要に応じて免疫染色などまで行うよう推奨される傾向にある．腫瘍マーカーも診断の補助として使用されるが，質的診断としてよりは治療効果のモニタ

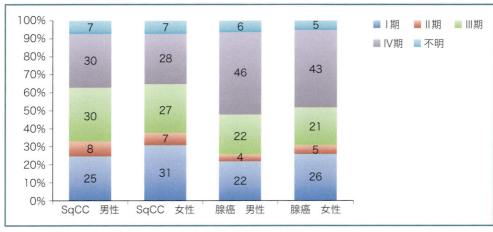

図1　扁平上皮癌および腺癌症例の診断時病期の割合

（Meza R et al：PLoS One **10**：e0121323, 2015 より改変して引用）

Ⅷ

3

扁平上皮癌

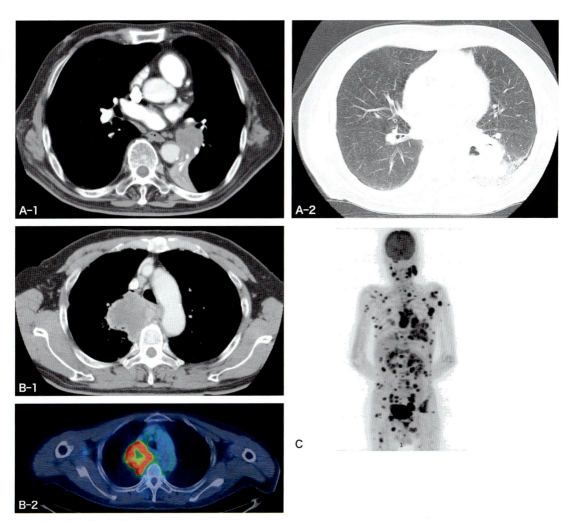

図2　扁平上皮癌の画像所見
A：肺門部に存在する原発巣の末梢に無気肺（A-1）や閉塞性肺炎（A-2）を伴っている．B：右上葉に存在する縦隔へと浸潤する原発巣は内部壊死を伴っており，CT検査では内部が低吸収域となり（B-1），PET検査でも病変辺縁へのFDG高集積と病変内部の集積低下域が存在する（B-2）．C：左肺門部の原発巣に加え，全身リンパ節転移，肺転移，多発骨転移，多発皮下転移にFDG集積が認められる．

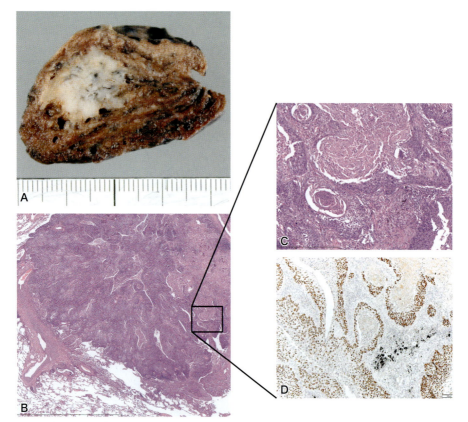

図3　肺扁平上皮癌の病理像

A：白色調の充実性腫瘍の周囲に軽度の閉塞性肺炎をきたしている．B：弱拡像，腫瘍細胞が充実性，シート状に増殖している．C：強拡像，角化像や癌真珠がみられる．D：免疫染色，p40陽性が確認された．

（九州がんセンター病理診断科 田口健一先生より提供）

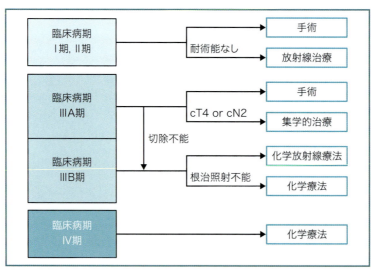

図4　臨床病期と標準的治療のアルゴリズム

表1　扁平上皮癌に対する主な一次治療レジメン

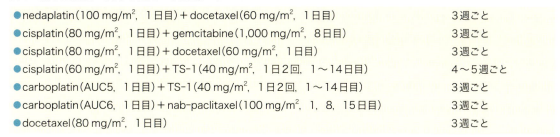

● nedaplatin（100 mg/m², 1日目）＋docetaxel（60 mg/m², 1日目）	3週ごと
● cisplatin（80 mg/m², 1日目）＋gemcitabine（1,000 mg/m², 8日目）	3週ごと
● cisplatin（80 mg/m², 1日目）＋docetaxel（60 mg/m², 1日目）	3週ごと
● cisplatin（60 mg/m², 1日目）＋TS-1（40 mg/m², 1日2回, 1〜14日目）	4〜5週ごと
● carboplatin（AUC5, 1日目）＋TS-1（40 mg/m², 1日2回, 1〜14日目）	3週ごと
● carboplatin（AUC6, 1日目）＋nab-paclitaxel（100 mg/m², 1, 8, 15日目）	3週ごと
● docetaxel（80 mg/m², 1日目）	3週ごと

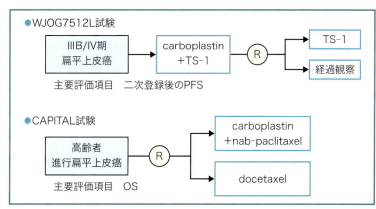

図5　扁平上皮癌に対する臨床試験
R：無作為化割り付け.

リングや再発の補助診断として用いることが多い. 診断・症状緩和を含めた治療に際しては, 患者の症状・全身状態・ニーズに合わせて選択することが重要なのはいうまでもない.

治療戦略・治療選択の考え方

治療方針決定のため, TNM分類を用いたステージングを行う. 病期に対応した治療方針決定のアルゴリズムは図4の通りであり, 手術・放射線治療・化学療法のうち, いずれかもしくは複数の組み合わせで治療が行われる. 臨床病期Ⅰ〜Ⅲ期に対して施行される手術療法の標準的術式は肺葉切除とリンパ節郭清である. 放射線治療は根治照射と緩和照射に分類され, 目的に合わせて選択する. 根治照射の対象は, ① 耐術能のない臨床病期Ⅰ, Ⅱ期, ② 切除不能Ⅲ期である. Ⅰ期に対しては定位照射も検討される. 化学療法は年齢, 全身状態（PS）, 臓器機能を考慮して, その適応が評価される.

a. 一次治療
ほかの治療方法と異なり, 薬剤選択は組織型によ

り異なる. 進行期SqCCに対する一次（初回）治療として, ① PS＝0〜1, 75歳未満に対してはプラチナ併用療法が, ② PS＝0〜1, 75歳以上もしくは③ PS＝2に対しては非プラチナ製剤単剤治療もしくはcarboplatinとの2剤併用療法が選択される. 代表的なレジメンを表1に示す.

1）cisplatin＋gemcitabine＋necitumumab

EGFR抗体であるnecitumumabのcisplatin＋gemcitabine併用化学療法への上乗せ効果を検証することを目標としたランダム化比較第Ⅲ相試験（SQUIRE試験）が行われた. 全生存期間（OS）はnecitumumab群で有意に良好であった（HR＝0.84, 95％CI：0.74〜0.96）. 無増悪生存期間（PFS）もnecitumumab群で有意に良好であった（HR＝0.85, 95％CI：0.74〜0.98）[2].

b. 二次治療
1）nivolumab

二次治療としてのnivolumabとdocetaxelを比較した第Ⅲ相試験（CheckMate-017試験）が行われた. OSはnivolumab群で有意に良好であった（HR

=0.59，95％CI：0.44〜0.79）．PFSもnivolumab群で有意に良好であった（HR=0.62，95％CI：0.47〜0.81）．毒性は，Grade 3以上の有害事象は7％と57％で，nivolumab群において頻度が少なかった[3]．

2） docetaxel＋ramucirumab

二次治療としてのdocetaxel＋placeboとdocetaxel＋ramucirumabを比較した第Ⅲ相試験（REVEL試験）の組織型別のサブグループ解析で，SqCC症例においても，OSはramucirumab群において良好な傾向が確認された（HR=0.88，95％CI：0.69〜1.13）[4]．

c. 開発中のレジメン（図5）

1） carboplatin＋TS-1導入療法後のTS-1維持療法

進行・再発SqCCを対象としてcarboplatin＋TS-1併用療法を施行した後に，TS-1の維持療法を行うことの有効性，安全性を評価する目的で無作為化比較第Ⅲ相試験が行われている．

2） 高齢者に対するcarboplatin＋nab-paclitaxel

高齢者ⅢB/Ⅳ期・術後再発SqCCに対するdocetaxelとcarboplatin＋nab-paclitaxel併用療法の有効性と安全性を比較検討する目的で無作為化比較第Ⅲ相試験が行われている．

文　献

1) Lin PY et al：Tumor size matters differently in pulmonary adenocarcinoma and squamous cell carcinoma. Lung Cancer **67**：296-300, 2010
2) Thatcher N et al：Necitumumab plus gemcitabine and cisplatin versus gemcitabine and cisplatin alone as first-line therapy in patients with stage IV squamous non-small-cell lung cancer（SQUIRE）：an open-label, randomised, controlled phase 3 trial. Lancet Oncol **16**：763-774, 2015
3) Brahmer J et al：Nivolumab versus Docetaxel in Advanced Squamous-Cell Non-Small-Cell Lung Cancer. N Engl J Med **373**：123-135, 2015
4) Garon EB et al：Ramucirumab plus docetaxel versus placebo plus docetaxel for second-line treatment of stage IV non-small-cell lung cancer after disease progression on platinum-based therapy（REVEL）：a multicentre, double-blind, randomised phase 3 trial. Lancet **384**：665-673, 2014

4　縦隔腫瘍

縦隔腫瘍を前縦隔，中縦隔，後縦隔に分けて述べる．また部位別でその鑑別は異なるため，本書のスタイルである鑑別診断およびCRPカンファレンスは，それぞれの病変の項で述べる．

前縦隔腫瘍

a. 胸腺腫

胸腺関連腫瘍は縦隔腫瘍の中で最も多く，そのうち胸腺腫は約90％を占める．好発年齢は30〜50歳で性差はない．胸腺腫には非浸潤性と浸潤性があるが，非浸潤性でも潜在的には悪性腫瘍である．しかしその増殖速度は肺癌と比べると遅く，再発しても長期生存することはまれではない．種々の自己免疫疾患を合併することがあり，重症筋無力症，赤芽球癆，低γグロブリン血症などが知られている．特に重症筋無力症の合併頻度が高く，胸腺腫の20〜50％に合併する．発生部位は胸腺組織の存在部位であればどこでも発生する．胸腺腫を分類する上で重要なのは進行度と組織型分類である．

進行度は正岡が提唱した臨床病期分類が広く使われており，Ⅰ期（被膜に覆われ，浸潤がない），Ⅱ期（被膜外に浸潤），Ⅲ期（隣接臓器である大血管，肺，心膜などへの浸潤），Ⅳa期（胸膜および心膜播種），Ⅳb期（リンパ節転移，遠隔転移）に分けられ，Ⅰ・Ⅱ期とⅢ・Ⅳ期の間には予後の差がある（図1）[1]．Ⅰ・Ⅱ期に対しては手術療法単独で5年生存率95％と予後良好であるが，Ⅰ・Ⅱ期でも術後5年，10年以降に胸膜播種や肺転移をきたすこともある．ただし再発しても長期生存することが多い．そのことが術後10年以降の生存率を徐々に下げている1つの要因である．Ⅲ期に対しては化学療法，放射線療法，手術療法の併用が行われ，切除可能症例の5年生存率は65〜75％と報告されているが，切除不能の際の予後は悪い．なお完全切除されても術後5年以降に胸膜播種などで再発をきたすことはまれではない．

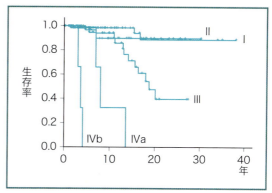

図1　胸腺腫の病期分類と術後生存期間
（Masaoka A et al : Cancer 48 : 2485, 1981 より改変して引用）

胸腺腫の病理所見について30年ほど前の教科書では「胸腺腫は病理所見で良性と悪性の区別のつかない腫瘍である」と書かれていたが，1980年代に「浸潤性と非浸潤性胸腺腫の間には組織所見に差がある」という報告がいくつかなされ[2,3]，2002年にWHO組織分類が決まった[4]．同組織分類では type A・AB・B1・B2・B3・C に分類される．type C は胸腺癌を意味する．type A・AB・B1の予後は良好であるが，type B2・B3になるに従い予後は不良となる（図2）．ただし，type A・ABであっても転移再発することもまれではないところに，胸腺腫の組織所見の不思議なところがある．

非浸潤性胸腺腫では胸部CTで前縦隔に辺縁明瞭な球状の充実性腫瘍として認められ，組織型は type A・AB・B1が多い（図3）．ときに分葉状で内部に囊胞性変化を示す．一方，浸潤性胸腺腫では辺縁の不整が強く周囲への浸潤がうかがわれ，非浸潤性に比して内部は不均一で，組織型は type B2・B3が多い（図4）．FDG-PETでは一般的に胸腺腫は弱陽性，胸腺癌（type C）では強陽性となる[5]．

b. 胸腺癌

胸腺腫の組織分類の中の type C である．癌の

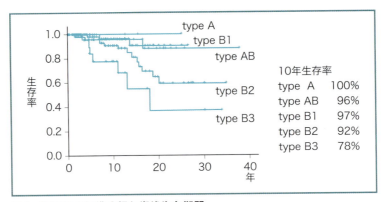

図2 胸腺腫の組織分類と術後生存期間
（Okumura M et al：Cancer **94**：624, 2002 より改変して引用）

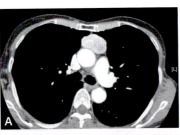

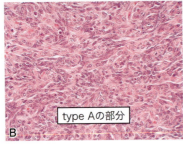

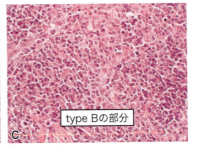

図3　非浸潤性胸腺腫（組織型：type AB）

A：前縦隔に辺縁明瞭な腫瘍を認め，手術所見では周囲への浸潤はなかった．紡錘形の type A 胸腺腫（B）にリンパ球が豊富な領域の type B が混在（C）．

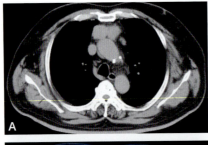

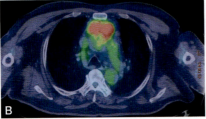

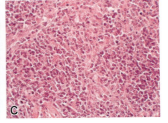

図4　浸潤性胸腺腫（組織型：type B3）

前縦隔に分葉状の腫瘍を認め（A），FDG-PET で高集積を認める（B）．心嚢，右肺，左腕頭静脈に浸潤．C：type B2 に比べてリンパ球が少なく，核が小型であり，クロマチンに富む．

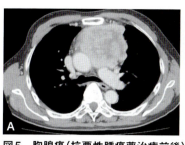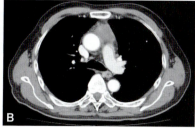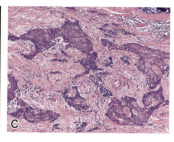

図5　胸腺癌（抗悪性腫瘍薬治療前後）

A：化学療法前．前縦隔に巨大な腫瘍を認め周囲に広範囲に浸潤している．B：化学療法後，腫瘍の著明な縮小を待った後，手術施行し完全切除された．術後3年，無再生存中．C：切除材料では抗悪性腫瘍薬の効果による線維化とともに扁平上皮癌の遺残を認める．

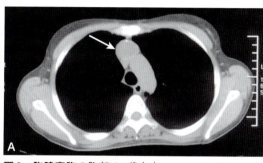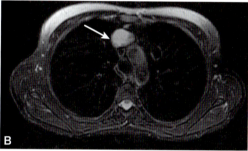

図6　胸腺嚢胞の胸部CT像（A），MRIのT2強調画像（B）

単房性の嚢胞で，T2強調画像にて高信号を呈する．

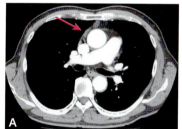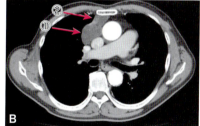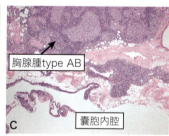

図7　胸腺嚢胞の5年後の増大

他院初診時（A）と5年後の胸部CT（B），Bの病理像（C）．B，C：病理像では胸腺嚢胞（①）の脇に胸腺腫 type AB（②）が存在．

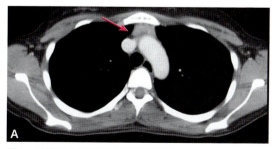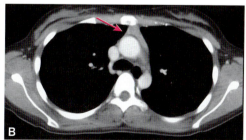

図8　重症筋無力症に伴う胸腺肥大

Aの写真では一見，腫瘤状だが，Bの写真では病変が心嚢の外側方向に裾野のように広がる所見より，胸腺肥大と診断できる．

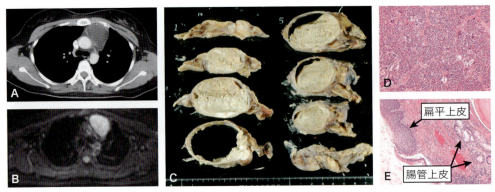

図9 （20歳代，女性）囊胞性奇形腫
A：胸部CT．B：MRIのT2強調画像では高信号．C：囊胞部分と充実性部分が混在する．病理標本では膵組織の外分泌系細胞（D），扁平上皮，腸管上皮（E）が認められる．

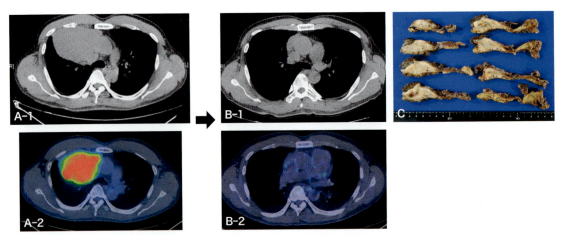

図10 縦隔セミノーマ（化学療法前後）
A：化学療法前．B：化学療法後．胸部CTでの腫瘍の著明縮小とFDG-PETでのFDG集積度の著明低下がみられる．C：病変の残存が認められたので切除を行ったが，すべて壊死組織であった．

組織型としては扁平上皮癌が最も多く，そのほか，カルチノイド，腺癌，小細胞癌などがある．自己免疫疾患の合併はほとんどない．胸腺癌の多くは発見時，浸潤性であることが多いが，化学療法の効果があることも多く，抗悪性腫瘍薬治療の腫瘍縮小後に切除できることも少なくない（図5）．胸部CT像では胸腺腫との違いはないが，隣接臓器への浸潤度が極めて高い場合，胸腺癌であることが多い．

c. 胸腺囊胞

胸腺囊胞は胸腺腫と同様に前縦隔の広範囲から発生し，その多くは先天性で単房性である．内部は液体であるためMRIのT2強調画像では高信号値を呈し，胸腺腫と鑑別できる（図6）．ただし，ときに囊胞壁の脇に胸腺腫の潜んでいることがあるため，CTによる数年のフォローが必要である（図7）．

d. 重症筋無力症における胸腺肥大

重症筋無力症では胸腺腫を合併することが多いが，ときに腫瘤状を呈する胸腺肥大も認められる（図8）．

e. 奇形腫

奇形腫は成熟型と未熟型に分類され，前者は若年成人に好発し奇形腫の90％を占め良性であるが，後者は男児に多く，ときに悪性化する．多くは無症状である．画像所見は多くの場合，壁の厚い単房性あるいは多房性の囊胞性腫瘤としてみられ，部分的に充実成分を有することが多い（図9）．

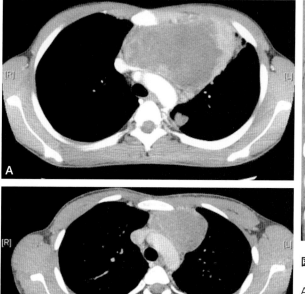

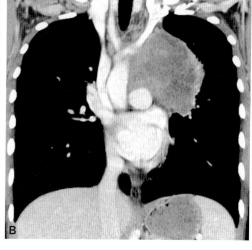

図11　（10歳代，男性）卵黄嚢腫（抗悪性腫瘍薬治療前後）

A，B：初診時の胸部CT像の水平断と冠状断．C：抗悪性腫瘍薬治療後の胸部CT．抗悪性腫瘍薬治療後，腫瘍の縮小を得たため手術を施行したが，完全切除にもかかわらず16ヵ月後に肝転移，肺転移にて死亡．

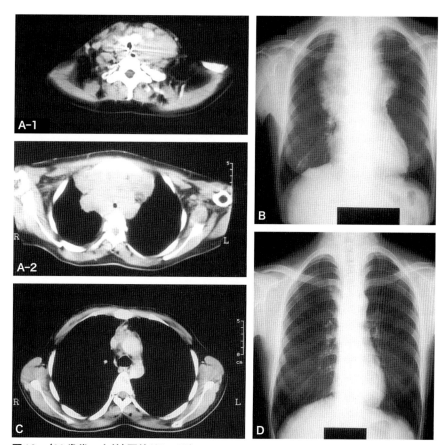

図12　（20歳代，女性）悪性リンパ腫

A，B：呼吸困難で受診．気管を著明に圧迫する悪性リンパ腫．針生検で大細胞性B細胞リンパ腫と診断．C，D：人工呼吸管理下にて抗悪性腫瘍薬治療を行い，著明寛解を得て人工呼吸より離脱できた．

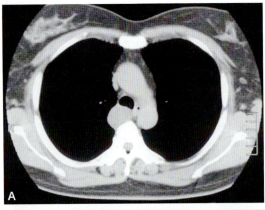

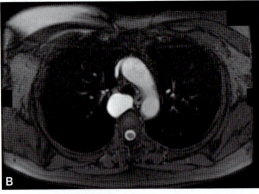

**図13　気管支原性嚢胞の胸部CT像（A），MRIのT2
強調像（B）**
気管下部と食道の脇に単房性の嚢胞性病変を認める.

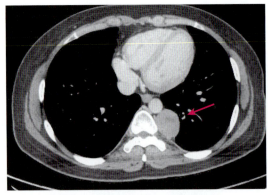

図14　（40歳代，女性）神経鞘腫の胸部CT像
左側の椎体の脇に腫瘍（→）を認める.

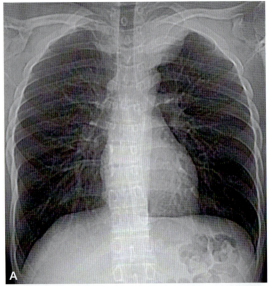

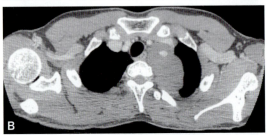

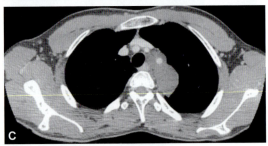

図15　（10歳代，男性）神経節細胞腫
頭側の後縦隔に発生した左鎖骨下動脈を取り囲む神経節細
胞腫．胸部CTで造影効果は乏しい．手術にて完全切除さ
れた.

多房性であれば胸腺嚢胞よりは嚢胞性奇形腫を疑
う．また，病巣の一部または全部に脂肪組織ある
いは石灰化がみられればほぼ確定診断となるが，
性腺由来の奇形腫と異なり明らかな脂肪や歯牙な
どの特徴的所見の頻度は低く50％前後である．
一方，胸腺腫や胸腺癌でも石灰化を認めることは
あるが，その場合は微小石灰化や辺縁の石灰化で
あることが多い．病変のほとんどが嚢胞状の場
合，胸腺嚢胞や気管支原生嚢胞との鑑別を要する
が，奇形腫の嚢胞壁は厚いことが多い.

f. 悪性胚細胞腫瘍

　若年男性で前縦隔腫瘍が認められたら，まず本
疾患を疑う．セミノーマ（精巣上皮腫）と非セミ
ノーマに分類され，後者には胎児性癌，悪性奇形
腫，卵黄嚢腫（yolk sac tumor），絨毛癌および混

合型胚細胞腫瘍がある．セミノーマは化学療法と放射線照射の両方が有効で予後良好であるのに対して（図10），非セミノーマは化学療法が有効であるがセミノーマほどの感受性はなく放射線照射はほぼ無効であるため（図11），両者の鑑別は重要である．CT所見として，セミノーマは比較的均一な吸収値を示し，非セミノーマはより内部不均一になるなどとされるが，胸部CTのみではほかの縦隔腫瘍との鑑別は困難であり，針生検が必要である．

g. 悪性リンパ腫

縦隔悪性リンパ腫のほとんどは前縦隔に発生し，WHOでは大細胞性B細胞リンパ腫［mediastinal（thymic）large B-cell lymphoma：Med-DL-BCL］に分類されている．比較的若年者に多い．増殖速度が極めて速いので多くの場合，腫瘍浸潤による咳嗽・呼吸困難・上大静脈症候群などで発見される（図12）．胸部CTで縦隔腫瘤に加え縦隔リンパ節腫大が約60％にみられるが，特徴的な画像所見はなく針生検が必要となる．抗悪性腫瘍薬や放射線治療の感受性が高いが，5年生存率は50％程度と予後はよくない．

中 縦隔腫瘍

中縦隔には頻度の多いものから気管支原性嚢胞，心膜嚢腫があり，まれに悪性リンパ腫がある．

a. 気管支原性嚢胞

発生時期に前腸由来の細胞が気管，気管支あるいは食道周囲に迷入し，その後徐々に内腔に気管支腺からの分泌が貯留して長期間経て嚢胞を形成する．画像所見では多くの場合，気管，気管支および食道に隣接した壁の薄い嚢胞として認められる（図13）．

b. 心膜嚢腫

多くは気管分岐部の頭側，あるいは心臓尾側の右縁に発生する．心膜嚢腫は気管支原性嚢胞と比較して，内容液の濃度が薄いためCT値が低く，MRIで典型的なT1低信号，T2高信号を呈する．

後 縦隔腫瘍

後縦隔には神経原性腫瘍が好発する．神経線維由来の腫瘍（神経鞘腫や神経線維腫）と神経細胞由

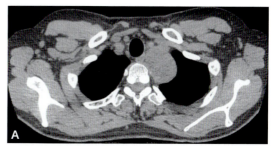
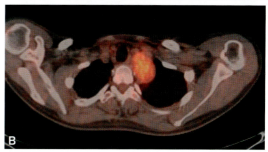

図16　頭側の縦隔に発生した神経鞘腫
FDG-PETで強陽性であり，組織型ではAntoni A型が優位．

来の腫瘍（神経節細胞腫，神経節芽細胞腫，褐色細胞腫）に分類される．その中で代表的なものとしては，成人に発生する神経鞘腫（図14）と小児に発生する神経節細胞腫がある（図15）．FDG-PETでは多くは陰性であるが，Antoni A型の成分が多いと高集積となる（図16）．そのほか，神経線維腫症I型（NF1，Recklinghausen病）に伴う神経線維腫がある．

文　献

1）Masaoka A et al : Follow-up studies of thymomas with special reference to their clinical stages. Cancer **48** : 2485-2492, 1981
2）Nomori H et al : Evaluation of the malignant grade of thymoma by morphometric analysis. Cancer **61** : 982-988, 1988
3）Nomori H et al : Malignant grading of cortical and medullary differentiated thymoma by morphometric analysis. Cancer **64** : 1694-1699, 1989
4）Travis WD et al : WHO classification of tumours. Pathology and genetics of tumours of the lung, pleura, and heart, IARC Press, Lyon, 2004
5）Shibata H, Nomori H et al : 18F-fluorodeoxyglucose and 11C-acetate positron emission tomography are useful modalities for diagnosing the histologic type of thymoma. Cancer **115** : 2531-2538, 2009

5　転移性肺腫瘍

Clinical　その疾患の病態は？

a. 病　態

　肺の主たる機能は呼吸であり，全身の血液が酸素を取り込むために肺を循環する．豊富な毛細血管が血液に対するフィルターの役割をなしていることから，他臓器原発の腫瘍細胞が血中に流出すると肺で捕捉され，肺転移を形成すると考えられている．つまり，転移性肺腫瘍をきたす経路はほとんどが血行性転移と考えられており[1]，リンパ行性転移や経気道性転移の頻度は少ない．肺転移をきたす悪性腫瘍としては，結腸・直腸癌，頭頸部癌，乳癌，腎癌，子宮癌，骨軟部肉腫など，多岐にわたっている．表1に筆者の施設での2013〜2015年の転移性肺腫瘍手術症例数を示した．当該期間中の軟部肉腫肺転移に対する手術症例数は123例で，そのうち子宮平滑筋肉腫が57例であった．

b. 症　状

　転移性肺腫瘍は末梢肺野に発生しやすいこともあり，一般的には自覚症状を認めない．原発腫瘍治療後の経過観察中に胸部単純Ｘ線や胸部CT検査で指摘されることが多いが，腫瘍の進展とともに自覚症状を認める場合もある．腫瘍が気管支腔内に浸潤した場合は発熱・咳嗽などの肺炎症状や，血痰を認めうる．

Clinical　鑑別診断の考え方は？

　他臓器悪性腫瘍の経過観察中に胸部単純Ｘ線や胸部CTで異常陰影かつ増大傾向を認める場合，転移性肺腫瘍を疑うのは容易である．特に多発性に肺結節を認める場合，その可能性は高い．単発病変の場合は，肺癌などの原発性肺腫瘍との鑑別が必要となる．CTガイド下肺生検などによる組織診によって診断するが，既往の悪性腫瘍と肺腫瘍の組織型がともに腺癌の場合はTTF-1などの免疫染色や*EGFR*遺伝子検査は原発性肺癌との鑑別に有用となりうる．近年は原発腫瘍治療

表1　筆者の施設における転移性肺腫瘍手術症例（2013〜2015年）

原発腫瘍	症例数
軟部肉腫	123
結腸・直腸癌	42
頭頸部癌	21
骨肉腫・軟骨肉腫	17
肺癌	8
腎臓癌	8
肝臓癌	7
子宮癌	7
食道癌	6
精巣腫瘍	4
腎盂癌	4
乳癌	3
縦隔腫瘍	3
その他の悪性腫瘍	12
計	265

後の経過観察で胸部CT検査が頻繁に行われているため，小さな肺結節が早期に指摘されることも多い．結節が非常に小さい場合，炎症性結節との鑑別が困難な場合もあるため，いったん胸部CT検査での経過観察が選択されることも多い．

Radiological　どんな画像がみられる？

　肺転移の早期診断のためには胸部CT検査は必須である．典型的には，境界明瞭な結節影として指摘される．図1にＳ状結腸癌の単発肺転移のCT画像を示す．図2は子宮平滑筋肉腫の多発肺転移のCT画像である．頻度は少ないが空洞を形成する肺転移も認める．図3は下咽頭癌（扁平上皮癌）の肺転移症例のCT画像である．また，化学療法後に充実性の腫瘍が空洞化する症例も経験される．骨肉腫では石灰化を有する肺転移が認められることがある（図4）．

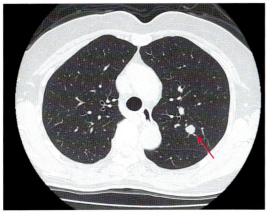

図1　（60歳代，女性：S状結腸癌術後）胸部CT画像
左肺上葉に孤発性の結節影を認めた.

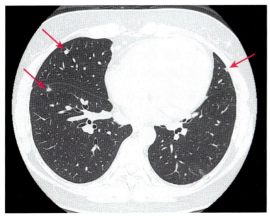

**図2　（40歳代，女性：子宮平滑筋肉腫術後）胸部CT
　　　画像**
両側肺に多発結節影を認めた.

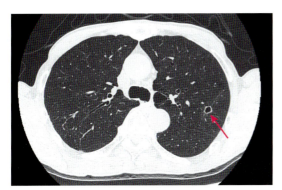

図3　（50歳代，男性：下咽頭癌術後）胸部CT画像
左上葉に空洞性病変を認める. 術後病理診断は扁平上皮癌
であった.

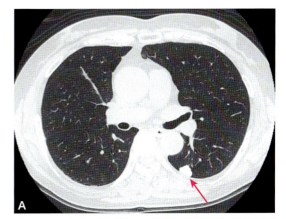

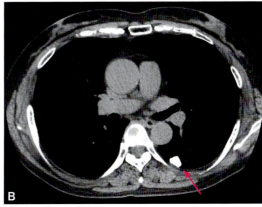

**図4　（50歳代，女性：右大腿骨骨肉腫術後）胸部CT
　　　画像**
肺野条件（A），縦隔条件（B）ともに左下葉の結節影は高吸
収性である. 手術標本の病理組織では類骨や軟骨組織，骨
組織の形成を伴っていた.

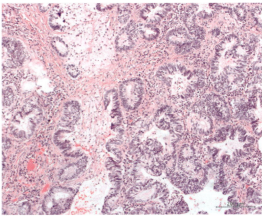

図5　S状結腸癌術後肺転移の病理組織像
クロマチンに富み，卵円形に腫大した核を持つ高円柱上皮
細胞が，不整形に融合した腺管あるいはふるい状に融合し
た腺管を形成し，増殖している.

VIII

5

転移性肺腫瘍

241

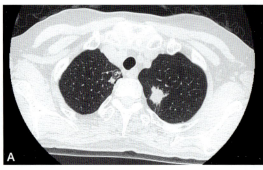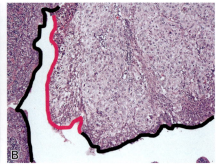

図6 ［50歳代，女性：子宮頸癌（扁平上皮癌）術後］胸部CT画像（A）と手術標本の病理組織像（B）
左上葉肺転移疑いで左上区切除術を実施した症例．気管支上皮が扁平上皮癌によって置換されている領域を認め（Bの赤線で示す領域，黒線は正常上皮），肺原発の扁平上皮癌と診断された．

Pathological 病理から何がわかる？

　転移性肺腫瘍の病理組織像は基本的に原発腫瘍の特徴を反映する．図5にS状結腸癌の肺転移切除標本のHE染色画像を示す．原発腫瘍と同様の組織像を呈している．原発腫瘍が扁平上皮癌で，肺病変も扁平上皮癌である場合は，転移性肺腫瘍と原発性肺癌との鑑別が難しいことがある．図6に示す症例は子宮頸癌（扁平上皮癌）の肺転移疑いとして切除した症例（術式は左上区切除）であるが，病理組織診断では原発性肺癌の診断であった．

CRP CRPカンファレンス

　他臓器悪性腫瘍治療後の患者に対しては胸部CT検査を定期的に実施する場合が多くなっていると考えられるため，臨床症状よりも画像診断によって早期に肺腫瘍が診断されやすい．CT上，多発肺結節として認める場合は，臨床経過から転移性肺腫瘍と容易に診断されるため，転移性肺腫瘍に対する治療前にCTガイド下肺生検などの組織診断が必ずしも必要ではないと考えられるが，単発性の肺結節で画像上原発性肺癌も疑われる場合は，組織診断を施行するのが望ましいと考えられる．転移性肺腫瘍の場合，病理組織上は原発臓器の腫瘍の特徴を有していることが多いが，前述のように扁平上皮癌などでは原発性肺癌との鑑別が困難な場合もある．転移性肺腫瘍のほとんどは血行性転移により発症する，すなわち全身性疾患（systemic disease）であることを考慮すると，治療戦略としては全身化学療法が適切であると考え

られる．乳癌など，有効な全身化学療法が確立されている腫瘍では外科的切除は第一選択とはならない．しかし，原発腫瘍の種類によっては有効な化学療法・ホルモン療法・分子標的薬などの選択肢が乏しい．特に，肉腫では適用される化学療法剤または分子標的薬はその効果が十分とはいえず，病勢のコントロールのためには外科的切除が肺転移に対する治療の選択肢となりうる．

治療戦略・治療選択の考え方

　肺転移に対して局所療法である手術が有効であるとする根拠として「cascade-spreading process」が仮定されている[2]．たとえば，結腸癌の血行性転移は最初に肝臓に，続いて肺に，最後にその他の全身臓器へと段階的に進展すると考えられる．また，頭頸部癌・乳癌・腎癌・子宮癌など，多くの臓器の腫瘍では肺が最初のフィルターとなると考えられるため，この段階ではpre-systemic diseaseであると考えると，手術を含めた局所療法を行うことに一理あると考えられる．

　転移性肺腫瘍の手術適応についてはThomfordらが提唱した原則が広く適用されていたが，現在はこの原則からさらに以下のように適応拡大されてきている[3]．

① 全身状態が耐術可能である．
② 原発巣が切除あるいはコントロールされており局所の再発がない．
③ 肺以外の転移を認めない，または肺以外の転移巣のコントロールが可能である．

④ 多発病変（両側性を含む）であっても肺機能上切除可能である.

　原発腫瘍の種類によっては化学療法や分子標的薬の進歩が顕著であるため，転移性肺腫瘍に対しても化学療法が第一選択となるが，多発肺転移に対してまず化学療法を実施し，効果が乏しい残存腫瘍に対してのみ外科的切除を実施するという集学的治療の考え方も受け入れられてきている.

　転移性肺腫瘍に対する手術術式としては肺部分切除・肺区域切除・肺葉切除などが選択されているが，近年は肺部分切除の割合が高くなっている[4].肺切除範囲を少なくし，肺機能を極力温存するという観点からは部分切除は理想的である．しかし，腫瘍の大きさや局在によっては，技術的に部分切除は困難であり，区域切除や肺葉切除が選択される．また癌腫の肺転移では，肺転移巣から肺所属リンパ節への二次転移と肺転移巣周囲の微小転移を起こすものが存在する[5]ため，根治性を考えると肺葉切除およびリンパ節郭清が必要となることがある．一方，肉腫の肺転移では大半は圧排性に発育するため，切除マージンを最低限確保して極力肺実質を温存する部分切除が標準術式となる.

文　献

1) 正岡昭ほか：転移性肺腫瘍. 呼吸器外科学, 藤井義敬（編）, 南山堂, 東京, 第4版, p262-273, 2009
2) Viadana E et al : Cascade spread of blood-borne metastases in solid and nonsolid cancers of humans. Pulmonary metastasis. Weiss L（eds）, Martinus Nijhoff Medical Division, Hague-Boston, p142-167, 1978
3) Kondo H et al : Surgical treatment for metastatic malignancies. Pulmonary metastasis : indications and outcomes. Int J Clin Oncol 10 : 81-85, 2005
4) Higashiyama M et al : Pulmonary metastasectomy : outcomes and issues according to the type of surgical resection. Gen Thorac Cardiovasc Surg 63 : 320-330, 2015
5) Seki M et al : Surgical treatment of pulmonary metastases from uterine cervical cancer. Operation method by lung tumor size. J Thorac Cardiovasc Surg 104 : 876-881, 1992

VII

5

転移性肺腫瘍

243

6 　胸膜中皮腫

Clinical 　その疾患の病態は？

a. 概　念

　胸膜中皮腫は壁側胸膜の中皮細胞に初発する極めて予後不良の悪性腫瘍である．すべての胸膜を腫瘍化するように発育するため，びまん性悪性胸膜中皮腫とも呼ばれる．まれに限局性に発育することがある．中皮腫は腹膜，心膜，精巣鞘膜にも発生するが，胸膜発生が最も多い．男女比は4：1である．かつてまれな腫瘍であったが，世界的な増加傾向があり，わが国ではICD-10が導入された1995年の500人から，2015年には1,504人に増えている．

b. 危険因子

　中皮腫がアスベストを原因として発生することは明らかであり，建築や解体，断熱材の取り扱いなどのアスベスト関連職歴の聴取は重要である．曝露から発症までの潜伏期間は40年と長く，また極めて低濃度の曝露でも発生するため，曝露歴が明らかでない場合もある．アスベストは珪酸塩からなる繊維状鉱物の総称で，クロシドライト（青石綿），アモサイト（茶石綿），クリソタイル（白石綿）が主に使われてきた．すべてのアスベスト使用は2006年に禁止されているので，新たな曝露は規制前の建築物の解体撤去やアスベスト除去作業時に発生する．催中皮腫性比率はクロシドライト：アモサイト：クリソタイル＝500：100：1である．繊維状ゼオライトのエリオナイトも中皮腫を発生させる．トルコのカッパドキアには中皮腫が多発する村があり，家屋にエリオナイトが多く利用されていることが原因と考えられている．中皮腫の多発家系が知られ，癌抑制遺伝子（BRCA-1 associated protein-1：BAP1）のgerm line mutationが示されている[1]．BAP1体細胞遺伝子変異は23％の中皮腫にみられ，特に上皮型に多く認められることが明らかにされている[2]．

c. 病　態

　胸膜には胸腔内面を内貼りする壁側胸膜と肺を覆う臓側胸膜がある．中皮腫が初発するのは壁側胸膜の中皮細胞である．臨床的に確認可能な最も早期の所見は無症候性胸水であり，増加に伴い胸部圧迫感や労作時呼吸困難が出現する．臨床病期［International Mesothelioma Interest Group (IMIG)分類，図1］により症状が異なるが，T1期は胸痛がなく，胸壁浸潤の始まるT2期以降に胸痛・背部痛を自覚する．進行すると疼痛は高度になる．胸腔穿刺部の皮下組織に播種性腫瘤を高頻度に触知するが，これは穿刺路に沿って中皮腫細胞が遊走し，播種巣を形成するからである．腫瘍が横隔膜下に浸潤すると腹水が貯留する．

Clinical 　鑑別診断の考え方は？

a. 孤在性胸膜線維性腫瘍と胸膜中皮腫

　孤在性胸膜線維性腫瘍（solitary fibrous tumor：SFT）は，かつて良性限局型胸膜中皮腫または良性線維性胸膜中皮腫と呼ばれてきた腫瘍である．中皮細胞由来と考えられてきたが，中皮下層の間葉系細胞由来であることが明らかになり，SFTに名称を変えている．中皮腫が壁側胸膜に初発するのに対し，ほとんどのSFTは臓側胸膜に発生し，胸腔内にポリープ状に発育する．

b. 石綿胸膜炎，びまん性胸膜肥厚と線維形成型中皮腫

　石綿胸膜炎（良性石綿胸水）は潜伏期の最も短いアスベスト関連疾患であり，曝露後10年頃から発症がみられる．完全ではないが胸水は自然消退し，発見時にはすでに円形無気肺，胸膜肥厚を呈していることが多い．同様に，アスベストと関連するびまん性胸膜肥厚は，胸水貯留を伴うことが多く，主として臓側胸膜が肥厚する．線維形成型中皮腫（desmoplastic mesothelioma）は，腫瘍組織の50％以上が硝子化線維組織で占められ（図2），病理像が石綿胸膜炎，びまん性胸膜肥厚と

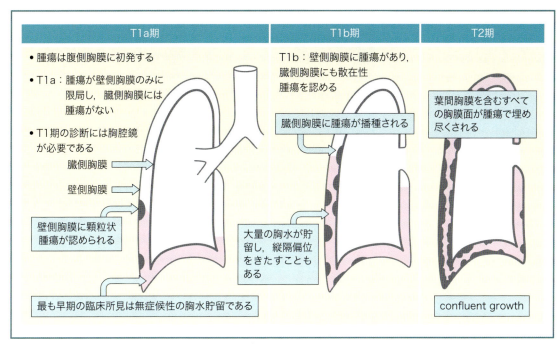

T1a期	T1b期	T2期

T1a期
- 腫瘍は腹側胸膜に初発する
- T1a：腫瘍が壁側胸膜のみに限局し，臓側胸膜には腫瘍がない
- T1期の診断には胸腔鏡が必要である

臓側胸膜

壁側胸膜

壁側胸膜に顆粒状腫瘍が認められる

最も早期の臨床所見は無症候性の胸水貯留である

T1b期
T1b：壁側胸膜に腫瘍があり，臓側胸膜にも散在性腫瘍を認める

臓側胸膜に腫瘍が播種される

大量の胸水が貯留し，縦隔偏位をきたすこともある

T2期
葉間胸膜を含むすべての胸膜面が腫瘍で埋め尽くされる

confluent growth

図1　胸膜中皮腫の発育経過（IMIG 分類 T1a～T2）

非常に類似しているため注意が必要である．わずかな壊死像や限局的な肉腫巣（sarcomatoid foci）を参考にするが，鑑別には臨床所見が重要になる．

c. 反応性中皮細胞増生と中皮腫細胞増殖（良・悪性の鑑別）

反応性中皮細胞増生と中皮腫細胞増殖の鑑別はしばしば困難であり，極めて早期の中皮腫を疑わせる症例が発見されても，良悪の判定が難しいことが多い．反応性中皮細胞増生の原因は，感染，膠原病，胸膜直下の肺癌，外傷，非特異的炎症反応などであり，細胞密度は胸腔側に高く，深部の間質にはみられないのに対して，中皮腫では細胞密度が高く，間質で囲まれた細胞集簇があり，免疫染色では p53（45 %），EMA（80 %），GUT-1（90 %）の陽性所見を示す．一方，反応性中皮細胞増生は通常これらは陰性である．また，*p16* 遺伝子の homozygous deletion は良性の中皮細胞増生にはなく，欠失があれば悪性と判断される[3]．

d. 診　断

病理診断は HE 所見と中皮腫陽性マーカーおよび中皮腫陰性マーカーの染色性をもとに診断する．陽性マーカーにはサイトケラチン，カルレチニン，WT-1，D2-40（podoplanin）などがあり，

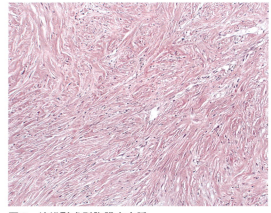

図2　線維形成型胸膜中皮腫
良性の線維性胸膜炎と類似している．

陰性マーカーには CEA，Ber-EP4，TTF-1，MOC-31，Leu-M1（CD-15）がある．

胸水細胞診は重要であるが，細胞診のみで中皮腫の診断は行うべきではなく，胸腔鏡で十分量の組織を採取して病理診断を行う必要がある．

血清補助診断マーカーとしては，可溶性メソテリン関連ペプチド（SMRP，正常値 1.5 nmol/L 以下）がある．SMRP はメソテリン可溶化分子の C 末端断片であり，N 末端の megakaryocyte po-

245

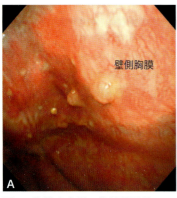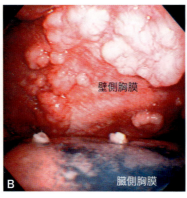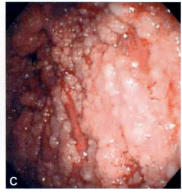

図3　胸膜中皮腫の胸腔鏡所見
最も早期には壁側胸膜のみに顆粒状腫瘍が認められ，臓側胸膜には腫瘍が認められない（A：T1a）．次に，臓側胸膜にも播種巣が認められるようになり（B：T1b），やがて腫瘍がすべての胸膜面を埋め尽くすように進展する（C：T2）．

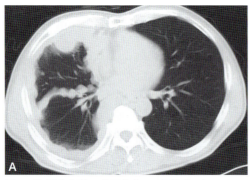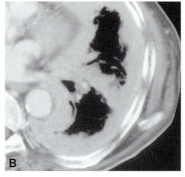

図4　胸膜中皮腫の典型的なCT画像（T2）
すべての胸膜の著明な肥厚と肺実質への浸潤が認められる（B）．

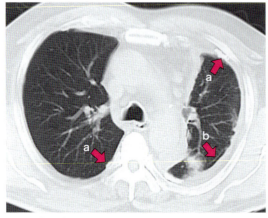

図5　職業性アスベスト曝露で発生した胸膜中皮腫
石灰化胸膜プラーク（a）や胸膜下曲線状陰影（b）も認められる．

tentiating factor も中皮腫マーカーとなり，両者は相関する．

　CEA は代表的な中皮腫陰性マーカーであり，肺腺癌では80〜100％が染色されるが，中皮腫は染色されない．これは血清および胸水にも反映され，中皮腫ではCEA値は増加しない．

　多くの中皮腫細胞はIL-6を産生するので，血清IL-6レベルは増加し，血小板増多やCRPなどの急性期炎症蛋白の増加がみられる．

Radiological　どんな画像がみられる？

　中皮腫はアスベストを原因として発生することがほとんどであるため，中皮腫の読影に際しては，胸膜の原発性悪性腫瘍としての所見に加えて，石綿肺（肺線維症）や胸膜肥厚斑（胸膜プラーク）などの中皮腫以外のアスベスト関連の所見がみられることがある．

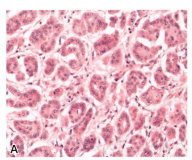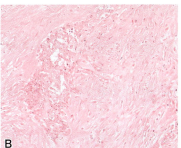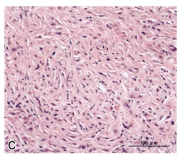

図6　胸膜中皮腫の病理像（A：上皮型，B：二相型，C：肉腫型）

a. 早期の画像診断

　胸膜中皮腫は壁側胸膜の顆粒状腫瘍で初発する．腫瘍は壁側胸膜に限局し（T1a），次に臓側胸膜に播種性腫瘍を形成する（T1b）（図3）．早期には腫瘍の局在を胸部CTで同定することは難しい．最も早期の画像所見は胸水貯留であり，細胞診に加え，胸腔鏡検査が必須である（図3）．腫瘍がやや発育すると，T1期でもCTで腫瘍の局在が示される．

b. T2以降の画像診断

　中皮腫は，T1b期を過ぎると葉間胸膜を含むすべての胸膜を埋め尽くすように発育し（confluent growth，T2），肺を取り囲むような特有の画像所見を呈するようになる（図3，4）．同時に，横隔膜筋層浸潤（T2）が始まり，肺実質（T2）（図4-B）や内胸筋膜（T3），縦隔脂肪組織（T4）に浸潤する．胸腔穿刺部位や手術創に沿って，比較的早く播種巣を形成するが，これは中皮腫の特徴的な病態である（完全切除が可能な場合はT3，不可能な場合はT4）．

c. 中皮腫以外のアスベスト関連所見

　中皮腫の所見に加えて，胸膜下曲線状陰影や胸膜プラークなどのほかのアスベスト関連所見を同時に認めることがある（図5）．

Pathological　病理から何がわかる？

　中皮腫の組織亜型には上皮型（60％），肉腫型（10％），二相型（30％）があり，組織型は最も重要な予後因子である．肉腫型はあらゆる治療に抵抗し，予後は不良で，切除可能であっても外科適応から除外することがある．一方，上皮型は治療に反応し，3年以上生存している症例のほとんど

は上皮型である．二相型はその中間である（図6）．肉腫型の特殊亜型である線維形成型中皮腫（図2）は良性の線維性胸膜炎と病理像が類似し，鑑別が難しい．線維形成型中皮腫は胸膜中皮腫の中でも最も予後が悪い．

CRP　CRPカンファレンス

　原発性胸膜腫瘍には，壁側胸膜に初発する胸膜中皮腫と臓側胸膜に発生するSFTがある．両者は大きく異なり，SFTはアスベストとの関係がない有茎性発育を特徴とする線維性腫瘍であり，胸膜中皮腫は，アスベスト曝露が発生に密接に関係している極めて難治性の悪性腫瘍である．中皮腫の診断に際してはアスベスト曝露歴の問診は重要である．アスベスト関連職域での高濃度職業性曝露だけでなく，アスベスト取り扱い工場近隣での環境曝露や，一般生活における極めて低濃度の曝露でも中皮腫は発生する．

　胸膜中皮腫の臨床的に確認しうる最も早期の臨床所見は胸水貯留である．診断の第一歩は胸水細胞診であるが，肺癌は細胞診のみで診断するが，中皮腫の確定診断は細胞診のみでは難しく，組織診を追加する必要がある．十分な生検組織量を得るためには外科的胸腔鏡検査を行う．明らかな胸膜腫瘍が画像で認められる場合は，局麻下胸腔鏡かCTガイド下生検でもよい．病理診断は，HE所見に加えて，サイトケラチンなどの中皮腫陽性マーカーとCEAなどの中皮腫陰性マーカーの染色性で行う．上皮型，肉腫型，二相型の組織型があり，上皮型は治療に反応するが，肉腫型は治療抵抗性で最も予後が悪い．血清補助診断にはSMRPを用いる．多くの中皮腫細胞はIL-6を産

生するので，腫瘍随伴性の血小板増多やCRPの増加が認められる．

　中皮腫は胸腔穿刺路に沿って中皮腫細胞が遊走し，播種巣を形成することが多い．切除可能例では，穿刺部の切除を考え，皮切線上の穿刺が望ましい．臨床早期には縦隔偏位をきたすほどの多量の胸水貯留が認められ，ドレナージを行っても再貯留のスピードは速い．しかし，病期が進行して胸膜がすべて腫瘍で置き換わるようになると，胸水貯留の勢いは減弱する．また，胸膜の腫瘍性肥厚が進行すると，縦隔偏位は主として板状に発育した胸膜腫瘍によって起こるため，胸水ドレナージに努めても偏位を元に戻すことはできなくなる．また，胸腔内は腫瘤形成が主体となり，徐々に胸腔が腫瘍組織で置き換わるようになる．

治療戦略・治療選択の考え方

　現在の標準的初回化学療法はcisplatin（CDDP）＋pemetrexed（PEM）であるが，CDDP＋PEM ± bevacizumab（BEV）の第III相試験の結果，CDDP＋PEM＋BEV療法の生存期間中央値（18.8ヵ月）の有意の延長が示され[4]，本治療法が今後の標準的治療法となると考えられる．外科治療には胸膜・肺・横隔膜・心膜を一塊として切除する侵襲的な拡大術式である胸膜肺全摘術（extrapleural pneumonectomy：EPP）と患側肺を温存させる縮小術式である胸膜切除・肺剥皮術（pleurectomy/decortication：P/D）がある．治療関連死はP/DはEPPの約1/2であり，P/Dを含む治療法が主流になっている．

文　献

1) Testa JR et al：Germline BAP1 mutations predispose to malignant mesothelioma. Nat Genet **43**：1022-1025, 2011
2) Yoshikawa Y et al：Frequent inactivation of the BAP1 gene in epithelioid-type malignant mesothelioma. Caner Sci **103**：868-874, 2012
3) Husain AN et al：Guidelines for Pathologic Diagnosis of Malignant Mesothelioma：2012 Update of the Consensus Statement from the International Mesothelioma Interest Group. Arch Pathol Lab Med **137**：647-667, 2013
4) Zalcman G et al：Bevacizumab for newly diagnosed pleural mesothelioma in the Mesothelioma Avastin Cisplatin Pemetrexed Study（MAPS）：a randomised, controlled, open-label, phase 3 trial. Lancet **387**：1405-1414, 2016

1 珪肺

Clinical その疾患の病態は？

a. 概念

珪肺は結晶性遊離シリカ（石英）を吸入して起こる最も重要な職業性疾患であり，塵肺の1つである．慢性の珪肺（単純性珪肺）が一般的な形態で肺の結節性線維化病変を特徴とする．慢性に進行し，数十年の曝露後に発症する．初期には無症状だが，数年かけて呼吸器症状，低酸素血症，肺高血圧症などを引き起こす．診断は，詳細な職業歴聴取と画像診断に基づく．有効な治療法は支持療法以外にはない．まれなタイプの急性珪肺は数ヵ月の大量曝露によって発症しうる．

珪肺に対して，過去数十年間予防対策が行われてきた．日本および西欧諸国での珪肺での死亡率は，職場環境の改善，粉塵マスクなどの予防策により一定の減少となっている．しかし，現在でも珪肺は世界各地で問題となっており，特に低～中所得国でよく発生し，しかもサーベイランスが十分でないため，過少報告になっている場合が多い．中国では最も多くの珪肺の発症がみられ，1991～1995年の間に50万人以上の患者が報告され，現在も毎年6,000人以上の新規発生の報告がされている．またブラジルでは1つの金鉱山だけで1978～1998年までの間に4,500人の珪肺が報告されている[1]．

b. 危険因子

酸素とケイ素は地球を構成する元素の約75％を占めるため，シリカ（二酸化ケイ素）は非常に一般的な化合物である．大理石，砂岩などの岩石やある種の金属鉱石に含まれ，砂の主要成分であることが多い．これら物質の切断，破壊，粉砕，研磨などにより微細なシリカ粉塵が発生する．危険性の高い職種は，岩や砂を運ぶまたは爆破する人（炭坑労働者，採石場労働者，トンネル工），シリカを含む岩または砂の研磨剤を扱う人（研磨作業員，ガラス職人，宝石加工職人，陶磁器職人）である．

c. 病態

珪肺はシリカの小粒子により起こる結節性線維化病変を特徴とする．肺胞マクロファージは吸入された遊離シリカ粒子を取り込み，サイトカイン（IL-1，TNF-α），TGF-β，オキシダントを放出し，肺実質の炎症，コラーゲンの合成，線維症を引き起こす．結晶シリカの炎症作用はNALP3 inflammasome（炎症惹起蛋白複合体）が仲介していると考えられている[2]．肺胞マクロファージは死滅すると，呼吸細気管支の周囲の間質にシリカを放出し，そこに珪肺結節を形成する．

Clinical 鑑別診断の考え方は？

石炭の粉塵を吸入した結果生じる炭鉱夫肺との鑑別は，職業歴上も画像上も難しい．単純性珪肺の画像所見はサルコイドーシス，癌性リンパ管症，粟粒結核，真菌感染症，特発性間質性肺炎などとの鑑別が必要になる．珪肺結節が癒合して腫瘤を形成する場合（複雑性珪肺）は肺癌との鑑別が問題となる．

Radiological どんな画像がみられる？

a. 胸部単純X線

単純性珪肺において胸部単純X線所見は明瞭な小結節が，左右対称性に肺の上部や背側領域に分布する（図1）．複雑性珪肺［進行性塊状線維症（progressive massive fibrosis：PMF）］は珪肺結節が癒合したより大きな腫瘤（直径が1cm以上）が特徴的である．肺門リンパ節の腫大は多くの場合認められ，しばしば石灰化をきたす．卵殻上石灰化は珪肺特有の所見とされるが，5％と頻度は高くない．

b. HRCT，FDP-PET，MRI

HRCTでは小結節影は，小葉中心性あるいはリンパ管周囲性に胸膜下優位に分布し，小粒状影のサイズは直径2～5mmが主体である（図2）．珪

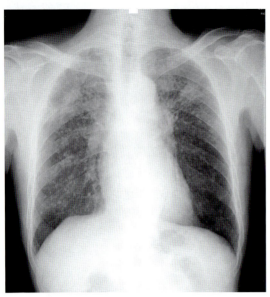

図1 （60歳代，男性，36年間の炭鉱歴あり）胸部単純X線像

両側上肺野優位，左右対称性に小粒状影を呈する．両側上肺野にPMFを形成する．

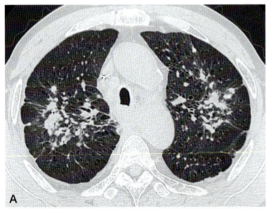

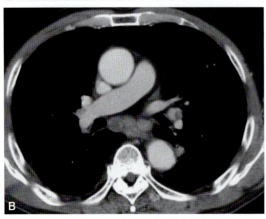

図2 同一症例のHRCT（A）と造影CT（B）

A：肺野条件．両肺上肺野優位に小粒状影，PMF，線維性収縮性変化を認める．B：縦隔条件．腫大した縦隔肺門部リンパ節を認める．一部に石灰化像を認める．

肺に肺癌が合併する確率が高く，PMFは肺癌との鑑別がしばしば問題になる[3]．FDP-PETを用いてもPMFは代謝亢進領域として陽性となることが多く，肺癌との鑑別診断は容易ではないが，遅延相での集積の増減が良悪性の鑑別に有用との報告もある[4]．また，MRIに関しても原発性肺癌はT2強調画像にて高信号域を呈するのに対し，塵肺結節はT1・T2強調画像にて低信号域を呈することにより鑑別に有用との報告がある[4]．

急性珪肺は高濃度で大量の遊離ケイ酸を数ヵ月曝露することで生じる．PAS陽性の肺胞腔内蛋白様物質が特徴的であり，シリカ蛋白症と呼ばれ，典型的には両側性の浸潤影とすりガラス影を示し，原発性肺胞蛋白症に類似する．

c. 塵肺法に基づくX線の分類

塵肺の分類は胸部単純X線の① 円形陰影（粒状影）不整形陰影のタイプ，区分分類，② 密度分類，③ 大陰影の分類によって行われる．粒状影または不整形影の数で第1型から第3型までに区別され，大陰影があると認められる場合には第4型に区分される．X線の型の区分にあたっては，標準X線フィルムを比較判定の基準に用いる．

症例

60歳代男性で36年間の炭鉱作業歴あり．胸部つかえ感を主訴に来院された．胸部単純X線像で両側上肺野優位，左右対称性に小粒状影を，両側上肺野にはPMF形成が認められた（図1）．胸部CTでは肺野条件で両肺に小粒状影，PMF，線維性収縮性変化を，縦隔条件では一部石灰化した縦隔肺門リンパ節の腫大を認めた（図2）．症状が強く，悪性疾患の鑑別のため縦隔リンパ節生検を行った．組織で境界明瞭な円形で膠原線維が渦巻き状になった同心円状の層状構造を認め，珪肺結節と診断した（図3）．

Pathological 病理から何がわかる？

珪肺の病理は① 単純性珪肺，② PMF，③ 珪肺蛋白症，④ びまん性間質性線維症の4つからなる[5]．珪肺結節は成熟するにつれ中心部が古典的なタマネギの皮様の外観をした密な球状の線維素性瘢痕

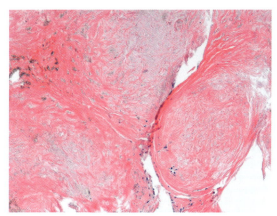

図3　同一症例の縦隔リンパ節生検組織(HE染色)
境界明瞭な円形で膠原線維が渦巻き状になり同心円状の層状構造を呈する珪肺結節を認める.

となり，炎症細胞からなる外層に囲まれる(単純性珪肺)．より強力で長期の曝露でこれらの結節は融合し，ときに集塊化した大きな腫瘤(PMF)を形成する．急性珪肺は，短期間の強力なシリカの曝露が原因であるが，肺胞腔は肺胞蛋白症に認められるものと類似したPAS陽性の蛋白物質で埋められる．

CRP　CRPカンファレンス

　詳細な職業歴(粉塵作業歴)の聴取と，特徴的な画像所見が重要である．病状が初期の間は無症状であるが，進行すると呼吸器症状(呼吸困難，咳嗽，喀痰など)を呈する．診断は，画像的には上肺野優位のびまん性の小結節影±PMFが特徴的である．特異的な治療が存在しないため，職業歴と画像で珪肺に特徴的であれば，病理学的診断は必要とせず，経過をみる場合が多いと考えられる．ただ，合併頻度が高いとされる肺結核，非結核性抗酸菌症の合併を疑った場合，積極的診断が必要である．肺癌の合併も高いとされ，特にPMFと肺癌の鑑別が必要な場合は，前述のようにFDP-PETやMRIを含めた総合的な画像診断が必要であるが，肺癌を否定できない場合は侵襲的検査(気管支鏡，手術)が行われる．

　現在までに珪肺に対して治癒可能な治療法は存在せず，支持療法(気管支拡張薬，鎮咳薬，去痰薬など)が主体となる．肺結核の発症率が高く，潜在性結核感染症の治療が結核発症に対し有効との報告もある．

文　献

1) Leung CC et al : Silicosis. Lancet **379** : 2008-2018, 2012
2) Beamer CA et al : Innate immune processes are sufficient for driving silicosis in mice. J Leukoc Biol **88** : 547-557, 2010
3) Arakawa H et al : Pulmonary malignancy in silicosis : factors associated with radiographic detection. Eur J Radiol **69** : 80-86, 2009
4) Matsumoto S et al : Diagnosis of lung cancer in a patient with pneumoconiosis and progressive massive fibrosis using MRI. Eur Radiol **8** : 615-617, 1998
5) Mossman BT et al : Mechanisms in the pathogenesis of asbestosis and silicosis. Am J Respir Crit Care Med **157** : 1666-1680, 1998

Ⅸ

1

珪肺

2　石綿肺

Clinical　その疾患の病態は？

a. 概　念

　石綿肺とは石綿繊維に高濃度曝露することによって発生する塵肺症の1種である[1].

b. 危険因子

　一定以上の高濃度石綿累積曝露量(25石綿繊維/cc×年以上)を上回らないと発症しないと考えられている. 過去に石綿高濃度曝露があった作業として石綿紡績, 石綿吹き付け, 石綿セメント製造および断熱・保温作業などが挙げられる.

c. 病　態

　経気管支的に吸入された石綿繊維が細気管支周囲から肺胞腔に沈着する. そして, 沈着した石綿繊維自体が持続的に炎症を引き起こすとともに, 肺胞マクロファージなどの白血球からサイトカインや活性酸素などのケミカルメディエーターが放出され, 細気管支炎・肺胞炎が惹起される. 持続する炎症後の修復機転により線維化が起こる. 線維化は隣接する気管支から進展して二次小葉に波及することにより石綿肺が完成する.

Clinical　鑑別診断の考え方は？

a. 特発性慢性間質性肺炎(IPF/UIP)との画像上の違い

　小葉中心性の線維化が周囲へと波及する石綿肺に対して, IPF/UIPは小葉辺縁から中心へと進展するため, 発生機序が異なる. しかし, 画像上の鑑別は容易ではない. 小葉中心性の線維化を示唆する subpleural curvilinear lines や subpleural dots を HRCT 上で確認できれば石綿肺と診断が可能であることが多い(表1). また, 石綿曝露による胸膜病変である胸膜プラークやびまん性胸膜肥厚の合併頻度が高いとともに parenchymal bands のような胸膜病変を合併することが多い[2].

b. 診　断

　重要な点は職業性石綿曝露歴を確認することである. そして, 胸部単純X線写真上で両側下肺野を中心とした不整形陰影を認める. 呼吸機能検査では拘束性呼吸機能障害を呈し, 全肺気量の特に肺活量が低下する. また, 肺胞・血流拡散障害により DLco 低下を示す.

表1　石綿肺と慢性間質性肺炎の HRCT 所見の比較

HRCT 所見	石綿肺(%)	慢性間質性肺炎(%)	p値
interlobular thickening	70(88)	69(86)	NS
intralobular thickening	55(69)	78(98)	< 0.0001
subpleural dots shadow	65(81)	20(25)	< 0.0001
ground glass opacity	76(95)	79(99)	NS
honey combing	27(34)	61(76)	< 0.0001
traction bronchiectasis	55(69)	76(95)	< 0.0001
fibrotic consolidation	35(44)	47(59)	NS
traction bronchioloectasis	11(14)	47(59)	< 0.0001
subpleural curvilinear lines	55(69)	22(28)	< 0.0001
parenchymal bands	38(48)	3(4)	< 0.0001
mosaic pattern	38(49)	9(11)	< 0.0001

NS : not significant.

(Akira M et al : Am J Radiol **181** : 163, 2003 より改変して引用)

各論 IX 職業性肺疾患

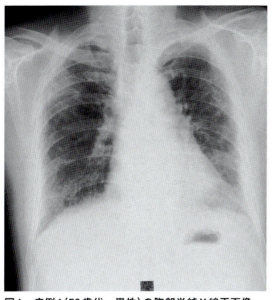

図1　症例1（50歳代，男性）の胸部単純X線正面像
職業歴は石綿吹き付け作業を17年間であった．

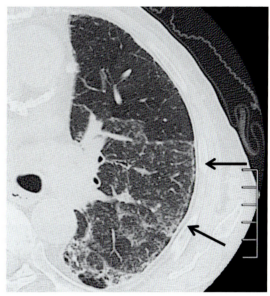

図2　症例2（50歳代，男性）の肺HRCT
職業歴は断熱保温作業を30年間であった．胸部HRCT上にsubpleural curvilinear linesを認める（→）．

IX
2
石綿肺

　臨床所見として，病状が進展するまでは通常自覚症状はない．肺の線維化が一定以上に進行すると労作時呼吸困難および空咳を伴う．通常聴診にて両側肺底部に吸気時に捻髪音を聴取する．鑑別診断としてほかの類似疾患，たとえば慢性間質性肺炎，アルミニウム，炭素などによる粉塵吸入による塵肺を除外することも確定診断上重要である．

Radiological どんな画像がみられる？

a. 不整形陰影

　胸部単純X線正面像で両側下肺野を中心とした不整形陰影を認める（図1）．不整形陰影は下肺野外側から内側上方へと進展する．塵肺法ではPR1型以上を石綿肺と称する．胸部CT上石綿曝露による線維性変化をわずかに認めるのみでは通常石綿肺とは呼ばない．

b. subpleural curvilinear lines

　HRCTにおいて比較的病変の軽い部位に認められることが多い．胸膜直下2〜3mmの箇所に胸膜に沿った小結節が線状に連なる所見（図2, 3）をいう．石綿肺診断上，そのほかの所見と比較して特異度が高い（表2）[3]．

c. 蜂窩肺

　古典的な石綿肺における合併頻度は15〜20％

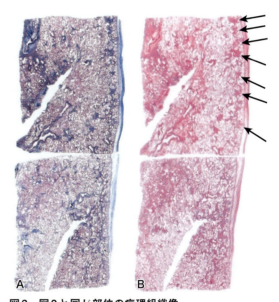

図3　図2と同じ部位の病理組織像
A：Elastica-Masson染色．B：HE染色．細気管支周囲からの線維化病変（→）が線状に連なる．

と低率である．通常石綿肺の蜂窩肺はIPF/UIPに比較して小さく，形もさまざまであり定型的ではない（図4, 5）．

d. その他

　胸膜プラークあるいはびまん性胸膜肥厚といっ

表2　臨床上石綿肺と診断されていたが，病理学的に石綿肺であった症例とそうでない症例の比較

	石綿肺（n=15）（%）	石綿肺でない症例（n=18）（%）	p値
subpleural dot-like opacity	15（100）	16（88.9）	0.489
subpleural curvilinear lines	13（86.7）	9（50）	**0.034**
honeycomb lung	6（40）	12（66.7）	0.17
mosaic perfusion	2（13.3）	2（11.1）	1
parenchymal band	8（53.3）	5（27.8）	0.169
pleural plaque	13（86.7）	17（94.4）	0.579
diffuse pleural thickening	6（40）	5（27.8）	0.488

（Arakawa H et al：Eur Radiol **26**：1485, 2015 より改変して引用）

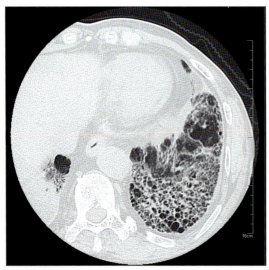

図4　症例2の左下肺野の胸部CT画像
網目の細かい蜂窩肺を認める．

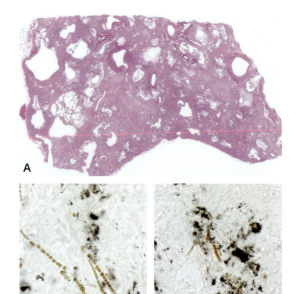

図5　症例2の左下肺野の病理組織像
蜂窩肺を呈する（A）．この部位では無染色で多数の石綿小体を認める（B，C）．

た石綿曝露による胸膜病変と合併する頻度が高い．

Pathological　病理から何がわかる？

　細気管支周囲から始まる線維化は細気管支から肺胞道，肺胞嚢，肺胞壁へと進展していくとともに隣接する細気管支周囲を巻き込んで広範囲に進展する（図3）．病期が進行すると蜂窩肺を呈することがあるが，この線維化の特徴は炎症性変化を欠き，肺胞腔内のみならず線維化巣内にも石綿小体が多数認められる（図5）．線維化の進展はIPF/UIPに比較して緩徐で，fibroblastic fociを欠くことが多い．胸膜直下の病変は臓側胸膜に進展して，胸膜の線維化すなわちびまん性胸膜肥厚を呈することがある．

　1997年のHelsinki criteria[4]では進展固定肺による肺組織1 cm^{2}に2本以上の石綿小体を検出すればどのような肺の線維化であっても石綿肺と診断するとした．しかし，2010年のアメリカ呼吸器病理医による石綿肺診断基準レポートでは細気管支周囲からの線維化と石綿小体あるいは繊維の沈着が石綿肺の診断に必要であると変更している[5]．石綿肺は塵肺の1種であるから，量-反応関係があるべきで，この関係を認めないIPF/UIP型肺線

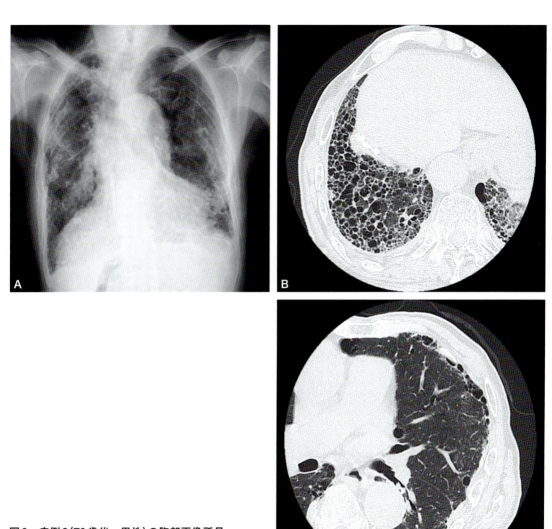

図6　症例3(70歳代，男性)の胸部画像所見
両側石灰化胸膜プラークと不整形陰影を認める(A)．胸部CTでは典型的な蜂窩肺を認める(B)とともにHRCTではsubpleural dotsを認める(C)．

維症を石綿肺と診断するには矛盾がある．

CRP　CRPカンファレンス

　石綿肺は石綿高濃度曝露によって発生する塵肺症であるが，過去の職業歴を聴取しても曝露の累積量を推定することは実際上難しい．

　症例3は石灰化胸膜プラークを伴う肺線維症を呈するが，胸部CT像ではIPF/UIPを示唆する蜂窩肺が特徴的である．しかし，左上肺野にはHRCTでsubpleural dots所見を認める(図6)．石綿曝露歴は造船所における艤装作業が15年と建

設業が15年あり，中等度の曝露量が示唆される．

　病理所見では細気管支周囲からの線維化が認められ，多数の石綿小体が認められるため石綿肺と診断できる(図7)．

　症例2は古典的な石綿肺と診断される症例で肺内石綿小体数が272万本/g検出された．一方，症例3は45万本/gであった．石綿曝露量によって石綿肺の病態が異なることがうかがわれる．石綿肺が疑われる症例ではsubpleural curvilinear linesあるいはdotsのようなHRCT上小葉中心性の線維性変化を積極的に見出す努力が必要である．

255

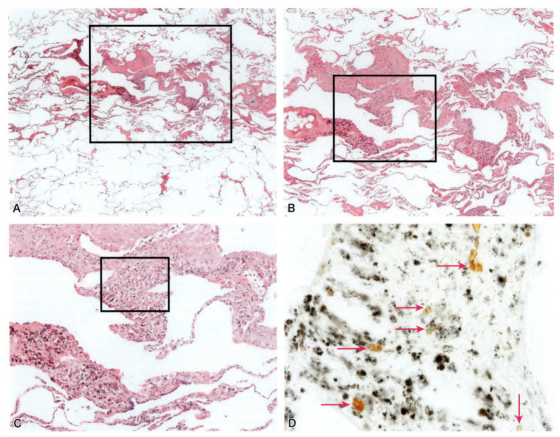

図7　症例3の左上肺野の病理組織像

A，B，C：細気管支周囲の線維化を認めるとともに，末梢へと進展する線維化病変を認める．D：細気管支周囲には多数の石綿小体を認める．

文　献

1）岸本卓巳：アスベスト肺の診断．日内会誌 **96**：232-238, 2007

2）Akira M et al：High-resolution CT of asbestosis and idiopathic pulmonary fibrosis. Am J Radiol **181**：163-169, 2003

3）Arakawa H et al：Asbestosis and other pulmonary fibrosis in asbestos-exposed workers：high resolution CT features with pathological correlations. Eur Radiol **26**：1485-1492, 2015

4）Asbestos, asbestosis and cancer：the Helsinki criteria for diagnosis and attribution. Scand J Work Environ Health **23**：311-316, 1997

5）Roggli VL et al：Pathology of asbestosis- An update of the diagnostic criteria：report of the asbestosis committee of the collage of American pathologists and pulmonary pathology society. Arch Pathol Lab Med **134**：462-480, 2010

各論

IX

職業性肺疾患

1　肺分画症

Clinical　その疾患の病態は？

a. 概　念

　肺発生時の先天性疾患で，体循環系からの異常動脈を認め，中枢気道とbronchial treeを介する直接交通のない肺組織が形成された状態である．異常肺組織が独立した胸膜に包まれる肺葉外分画症と正常肺葉胸膜と共通して包まれる肺葉内分画症に分類する．歴史的には現在の肺葉外分画症に相当する症例がRektorzikにより1861年に初めて発表され[1]，その後症例報告が増加し1946年Pryce[2]により「Sequestration」と命名され異常動脈の関係で3つの型が提唱された(図1)．しかし，現在は，分画肺が存在しないtype Ⅰは肺底動脈大動脈起始症とされる．発生頻度は非常にまれで，正確な数字は明らかではないが，先天異常の0.15～6.4％との報告がある[3,4]．

b. 肺葉内分画症

　分画肺と正常肺が共通の胸膜で覆われている分画症である．分画症の約75％がこの型で，性差はなく下葉に発生しやすく，やや左側が多い．異常動脈は大径で下行大動脈・腹部大動脈から生じていることが多く，還流静脈は主に肺静脈である．ほかの発生異常はまれで，間接的に中枢気道と交通する組織が存在する．

c. 肺葉外分画症

　分画肺が独立した胸膜に覆われている分画症である．男女比は3～4倍で男性優位であり，横隔膜ヘルニアなどほかの発生異常を伴いやすい(40～65％)．分画肺は左側の下葉と横隔膜の間に生じることが多く，縦隔や腹腔に発生することもある．異常動脈は細経で，胸部大動脈・腹部大動脈からのものが多い．還流静脈は奇静脈や半奇静脈など体静脈であるが，実際には細経で同定が難しい．中枢気道と交通はないが，消化管と交通するものがある．ほとんど症状がなく，ほかの発生異常とともに発見されるなど偶然発見されることが多い．ただし胎児期や乳幼児期に発見される肺葉外分画症のなかには，大量胸水の原因になったり横隔膜ヘルニアや先天性肺気道奇形(congenital pulmonary airway malformation：CPAM)を合併したりするなどで呼吸困難の原因となることがある．両者の違いを表1にまとめる[3～6]．

Clinical　鑑別診断の考え方は？

a. 鑑別が必要な疾患

　肺分画症は分画肺と中枢気道の交通がなければ症状を呈することはまれである．肺葉内分画症で繰り返す気道感染のため，肺膿瘍や肺化膿症を慢性的に起こし，咳嗽，喀痰，発熱，血痰などの症状が生じることがある．無症状の場合，胎児期に発見される症例は妊婦健診でのエコー検査異常，小児・成人での発見例は検診などの胸部異常陰影を指摘されることが多い．感染を併発している場合，肺炎や肺化膿症，肺膿瘍，気管支拡張症などが鑑別となり，感染がない場合，肺底動脈大動脈起始症や腫瘍性疾患，気管支嚢胞，心膜嚢胞，前腸嚢胞，CPAMなどが鑑別に挙がる．

b. 診　断

　肺分画症の診断は，①中枢気道と交通を持たない分画肺の証明と②主に体循環から分画肺へ流入する異常動脈の証明である．このため最も有効な診断方法は画像診断で，最も適しているものが胸部～上腹部造影CT検査である．肺野条件撮影により気管支欠落がなく，分画肺が存在していること，造影縦隔条件で分画肺への異常動脈の流入があることの証明が容易である．multi-planner reconstructionによる再構成や大血管の三次元再構成は異常血管を描出するため視覚的にも非常に有効である．造影剤が使用できない場合，磁気共鳴血管撮影(magnetic resonance angiography：MRA)による血管系の描出が有効な場合がある．侵襲的ではあるが，血管造影検査も異常動脈同定手段である．また，感染を併発している場

257

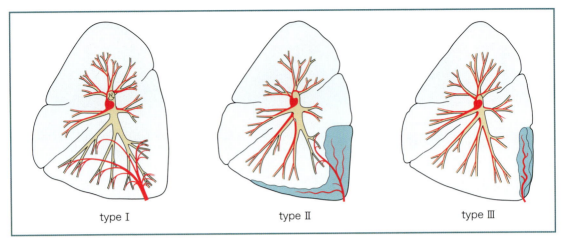

type Ⅰ　　　　　　　　　type Ⅱ　　　　　　　　　type Ⅲ

図1　Pryce の分類

表1　肺葉外分画症と肺葉内分画症の特徴

	肺葉外分画症	肺葉内分画症
頻　度	25％	75％程度
男女比	男性優位	性差なし
左　右	左側優位（＞80％）	やや左が多い
胸　膜	独立した胸膜	正常肺と共通
異常動脈	主に体循環系	体循環系
還流静脈	体静脈	肺静脈
中枢気道と交通	なし	あることがある
先天性異常の合併	50％以上	まれ

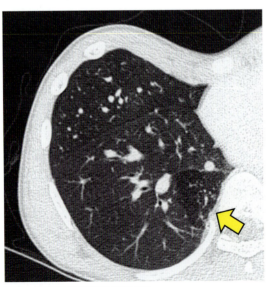

図2　肺葉内分画症の胸部CT
➡：分画肺

合，分画肺を特定することは非常に困難である．

Radiological　どんな画像がみられる？

　前述の通り，分画肺の証明と異常動脈の同定が重要である．感染が併発していない限り，分画肺の同定は異常動脈の走行や気管支流入のない肺組織など比較的容易であるが，感染を伴った場合，分画肺の証明は困難であるため，異常動脈の同定が重要な所見となる．

症例1

　8歳男児．漏斗胸の術前精査で胸部異常陰影を指摘された．漏斗胸以外の既往は特になく，胸部CTで気管支流入のない分画肺と下行大動脈からの異常動脈を認めた．に分画肺，に異常血管を示す．

症例2

　30歳代女性．20歳代に急性虫垂炎と帝王切開の既往がある．発熱と呼吸困難を主訴に前医を受診し，右肺下葉の肺化膿症として抗菌薬加療を受けた．炎症軽快後に分画症の疑いを指摘された．図4の胸部CTは肺化膿症を生じた部分であるが，分画肺と判断できる状態ではない．本症例は造影剤アレルギーがあり造影検査が施行できなかったためMRAを行い，異常動脈を疑う血管が確認された（図5）．

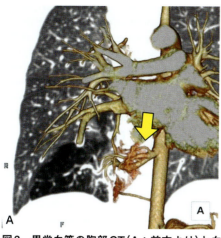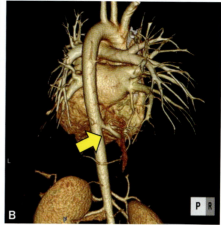

図3　異常血管の胸部CT（A：前方より）と血管再構成（B：後方より）

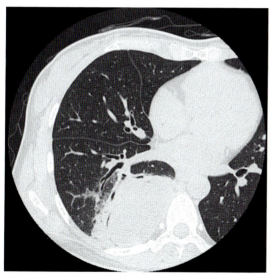

図4　感染を伴った分画症の胸部CT

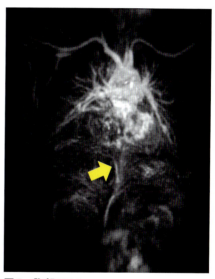

図5　胸部MRA
⇨：異常血管.

Pathological　病理から何がわかる？

　通常は気管支に伴走する体動脈（気管支動脈）がみられるが，肺分画症の組織像では気管支走行と関係なく存在している異常動脈（3層構造）が特徴的である．分画肺にはさまざまな変形を伴った通常肺組織がみられ，粘液の貯留を伴う肺胞拡張や気管支と関係なく軟骨組織が存在したり，部分的に肺胞脱落がみられる肺組織が無秩序に羅列したりしているなどの所見がある．また，感染が生じた肺葉内分画症の切除標本は広範囲な破壊像がみられ，通常の肺化膿症と区別することは困難である（図6，7）．

CRP　CRPカンファレンス

　肺分画症はSchechter分類のectoplasia with systemic supplyに相当する肺形成不全の1つである．肺分画症の現代の定義は，①分画肺と，②同部位への異常動脈の流入であり，感染がなければ臨床症状はほとんどなく，これらの画像所見が診断に重要である．諸説あるが，前腸から喉頭気管管が発生し，その先端に発生する肺芽組織の一部が大動脈などからの異常動脈と連続してしまい牽引され分画肺が生じるとされている[2]．通

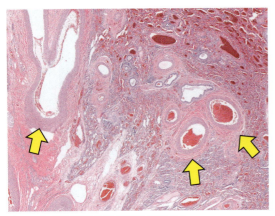

図6　非感染例切除肺組織（HE染色）
⇨：異常血管.

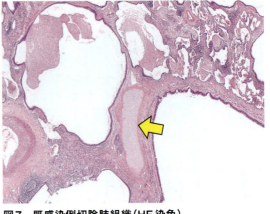

図7　既感染例切除肺組織（HE染色）
⇨：気管支と関係なく存在する軟骨組織.

常，肺に流入する体動脈からの血管は気管支に沿って肺を栄養する気管支動脈がみられるが，分画肺には気管支走行と関係ない体動脈がみられ，食道や胃など上部消化管と同様に大動脈系から流入する異常動脈が存在することが多い．牽引時期が前腸から肺原基に分離する前なら肺葉外分画症，それ以降なら肺葉内分画症とされている[2]．

治療戦略・治療選択の考え方

肺分画症は悪性疾患ではなく，無症状の肺葉内分画症であれば経過観察も議論の余地があるところであるが，感染やシャントの原因などから加療適応となることが多い．肺分画症の治療は外科的切除である．感染を併発している場合，感染症の治療を先行し，炎症が落ち着いてからの手術となる．近年は胸腔鏡下手術で行われる症例が増加している．手術内容は異常動脈を処理し，分画肺を切除することになる．肺葉外分画症は分画肺切除であり，肺葉内分画症は区域切除などを考慮できる症例もあるが，基本的に肺葉切除となる．

文　献

1) Rektorzik E : Ueber accessorische Lungenlappen. Wochenblatt Z KK Gesellschaft Aertze（Wien）**17** : 4-6, 1861
2) Pryce DM : Lower accessory pulmonary artery with intralobar sequestration of lung : a report of 7 cases. J Path Bact **58** : 457-467, 1946
3) Savic B et al : Lung sequestration : report of seven cases and review of 540 published cases. Thorax **34** : 96-101, 1979
4) Van Raemdonck D et al : Pulmonary sequestration : a comparison between pediatric and adult patients. Eur J Cardiothorac Surg **19** : 388-395, 2001
5) Gezer S et al : Pulmonary sequestration : a single-institutional series composed of 27 cases. J Thorac Cardiovasc Surg **133** : 955-959, 2007
6) Lagausie P et al : Video-assisted thoracoscopic surgery for pulmonary sequestration in children. Ann Thorac Surg **80** : 1266-1269, 2005

各論

X

先天性異常・形成不全

2 肺動静脈瘻

Clinical　その疾患の病態は？

a. 概　念

　肺動静脈瘻(pulmonary arteriovenous fistula：PAVF)は，肺動脈と肺静脈が薄い壁を有する血管嚢あるいは迷路状拡張血管で交通する血管異常である[1,2]．PAVF は，血管の形態学特徴からは nidus を伴わずに直接肺静脈に流入することから肺動静脈瘻とするのが適切である．しかし近年，肺動静脈奇形(pulmonary arteriovenous malformation：PAVM)がという用語も多く用いられる[1]．

b. 病態生理

　PAVFの病態生理の特徴は，右心系の血液が毛細血管を介さずに左心系に流入する右左シャントとなり低酸素血症を惹起する点であるが[1,2]，PAVFの日本における有病率は，人口10万に対して38人程度の比較的まれな疾患である．

　PAVFはその数から単発，多発，びまん性に分けられ，PAVFの 33〜50％は多発性である[1,2]．PAVFの分布の特徴は下葉に多いことで，65％が下葉にみられ[1,2]，病巣の多くは肺の末梢側にあり，臓側胸膜と近接している．

　PAVFの形態的分類(タイプ)としては，simple type と complex type の2種類に分類され(図1)[1]，この分類はカテーテル塞栓術の方法を決定する際に重要となる．

c. 自覚症状と臨床所見

　PAVFによる自覚症状としては，低酸素血症による息切れやチアノーゼ，奇異性塞栓による脳梗塞，一過性脳虚血，脳膿瘍による中枢神経症状，遺伝性出血性末梢血管拡張症(hereditary hemorrhagic telangiectasia：HHT)に合併した肝 AVM を介した高拍出性心不全症状などがある[1,2]．

d. 遺伝性出血性末梢血管拡張症との関連

　従来，PAVFはHHT(サイドメモ参照)に多く合併することが報告されている[1,2]．PAVF がHHTに合併する頻度は，欧米では15〜60％程度と報告によりその差が大きい[3,4]．PAVF からHHTの合併を検討した成績では，欧米では30〜70％程度と報告されているが[3]，2011年度の厚労省の難治性疾患克服事業の研究班による全国調査では，PAVF 202症例のうち50例(24.7％)においてHHTが基礎疾患として報告されている．また，多発性PAVFの中で80％以上がHHTであったとの報告[3]もあり，PAVF症例，特にその多発例に遭遇した場合には，常にHHTの合併を検討する

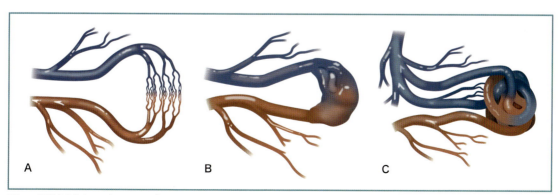

図1　動静脈瘻(AVF)のタイプ
A：正常の肺動静脈と毛細血管網．B：単純型(simple type)．C：複雑型(complex type)．
(塩谷隆信：呼吸器疾患の最新の治療2013-2015, 南江堂，東京，p441, 2013およびWhite RI Jr et al：J Vasc Interv Radiol **7**：787, 1996より改変して引用)

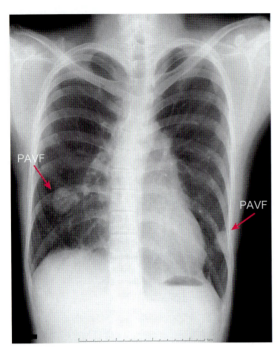

図2　肺動静脈瘻の胸部単純X線（自験例）

必要がある.

Clinical　鑑別診断の考え方は？

PAVFを疑う場合の鑑別診断には, HHTの合併の有無が重要な手がかりになるので, HHTの診断基準の4徴候がみられないかどうかを常に検討することが大切である（サイドメモ参照）.

Radiological　どんな画像がみられる？

a. 胸部単純X線

胸部単純X線において結節状あるいは腫瘤状陰影を呈する[1,2]. 陰影が大きければ流入動脈, 流出静脈が索状陰影としてみられることもある（図2）.

b. 胸部CT

PAVFの確定診断は流入・流出血管の存在を明らかにすることである[1,2]. PAVFの確定診断のために胸部CTが必須であり, カテーテル治療を行う際には肺動脈造影が必要となる. 胸部CTでも, PAVMは円形または楕円形で輪郭が分葉状の均一な濃度の腫瘤影として認められる（図3-A）.

最近では, 多列検出器CT（multi-detector-row

CT：MDCT）を用いた3DCTで明確な血管構造を把握することできるようになり, 侵襲的な血管造影検査なしでPAVFを容易に診断することが可能である（図3-B）.

c. 心エコー検査

PAVFにおける右左シャントの証明にはコントラスト（生食バブル）を用いた心エコー検査が非常に簡便で有用である（図4）.

Pathological　病理から何がわかる？

外科的に切除されたPAVFの病理像（図5）を提示する. 動脈とも静脈ともいえない迷路状に拡張した血管が観察される. PAVFの一般的な病理像としては, 壁が非常に菲薄化した部位から, 平滑筋および結合組織がある程度豊富で不規則に肥厚した部位まで混在する血管構造である. PAVFの破裂症例では, このように菲薄化した部位からの破裂であることが多いと報告されている.

治療戦略・治療選択

上述のように, PAVFは低酸素血症, 喀血, 奇異性塞栓による脳梗塞, 一過性脳虚血, 脳膿瘍などの重篤な合併症を惹起するために治療が必要である. 治療としては肺動脈塞栓術が基本となり, 症例によっては外科手術が行われる.

a. 肺動脈塞栓術

肺動脈塞栓術は, PAVFの直径が2〜3cm, 流入動脈径が3mm以上では合併症の危険性が増大するために, 無症状であっても治療適応である[1,2]. 1988年Whiteら[5]がPAVFに対する肺動脈塞栓術に関する集計例を報告してからは, 肺動脈塞栓術が本症に対する第一選択の治療法となった（図6-A, B）.

造影剤を使用せずにMDCTによりPAVFの存在の有無を確認し, 存在すればその個数, 部位, 流入動脈の数の確認・径などの正確な診断が可能である[1,2]. PAVFに対する肺動脈塞栓術の治療成績は90％以上と良好であり, 奇異性塞栓の予防のみならず低酸素血症の改善も期待できる[1,2]. しかし, 25％前後で再開通が起こるために, 画像による経過観察は必須である. 治療後半年から1年後に, 治療直後と比較して酸素飽和度が2〜3％低下するか動脈血酸素分圧が5〜10mmHg低下した

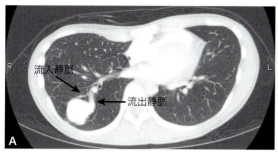

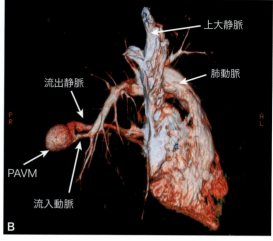

流入静脈

流出静脈

A

上大静脈

肺動脈

流出静脈

PAVM

流入動脈

B

図3　肺動静脈瘻の胸部CT（A）と3DCT（B）（自験例）

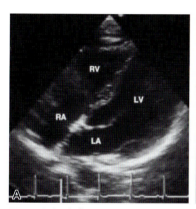
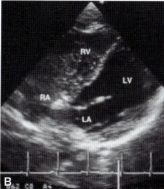
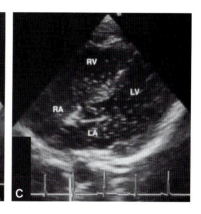

RV

LV

RA

LA

A

RV

LV

RA

LA

B

RV

LV

RA

LA

C

図4　生食バブルを用いたコントラスト心エコー（自験例）
A：生食バブル注入前．B：生食バブル注入5秒後は右心系のみが染影．C：生食バブル注入10秒後に，生食バブルが左房内に流入し左心系が染影．RV：右心室，RA：右心房，LV：左心室，LA：左心房．

場合も再開通が疑われる．再開通が確認されれば，肺動脈塞栓術の再治療が実施される[2,6]．

b．外科的切除

　外科的切除の絶対的適応としては，① 胸腔内破裂により血胸で発症した例，② 肺門近くの大きなPAVFで輸入動脈が短い例，③ 造影剤アレルギーのために塞栓術が行えない例，④ 一肺葉内に限局した多発性あるいはびまん性PAVFが挙げられている[1]．手術術式としては，肺実質を可及的に温存した核出術，部分切除が行われる．両側多発症例に対して肺移植の報告がみられる[1,2]．

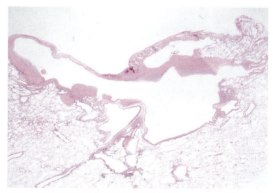

図5　肺動静脈瘻の病理像（HE染色，ルーペ像）（自験例）

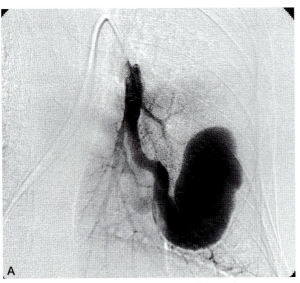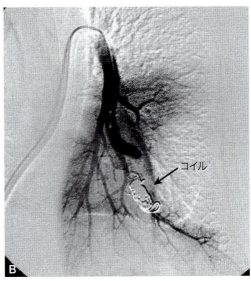

コイル

図6　経カテーテル肺動脈コイル塞栓術（自験例）
A：コイル塞栓術前：左A9末梢にPAVFが巨大な瘤を形成．B：コイル塞栓術後：直径10 mm，長さ10 cmのコイルによる塞栓術後，瘤は完全に消失．

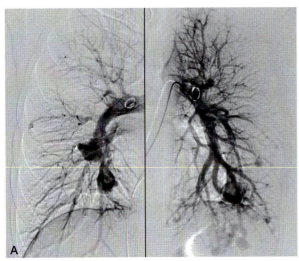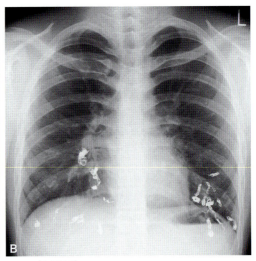

図7　HHT合併多発性PAVFにおける経カテーテル肺動脈塞栓術後（自験例）
A：コイル塞栓術前（肺動脈造影像）：両側下葉に多発性PAVFが存在．B：コイル塞栓術後（胸部単純X線）：両側下葉に多発性PAVFに経カテーテル塞栓術実施．

c. HTTに合併するPAVFの治療

　HHTに合併するPAVFは多発例が多いことが特徴である（図7-A）．このために，血管塞栓術によっても完全に閉塞できないことも多い（不完全閉塞群）（図7-B）．しかしながら，不完全閉塞群においても，塞栓術によりPaO$_2$，AaDO$_2$，右左シャントには有意な改善が認められる[6)]．しかし，不完全閉塞群の約70％において，長期経過中に奇異性塞栓による合併症が併発することから，HHTに合併するPAVFの塞栓術後においては，長期にわたって慎重な経過観察が必要である[6)]．

　HHTに合併したPAVFのもう1つの特徴は1〜2％の頻度で存在するびまん性PAVFの存在である[7)]．

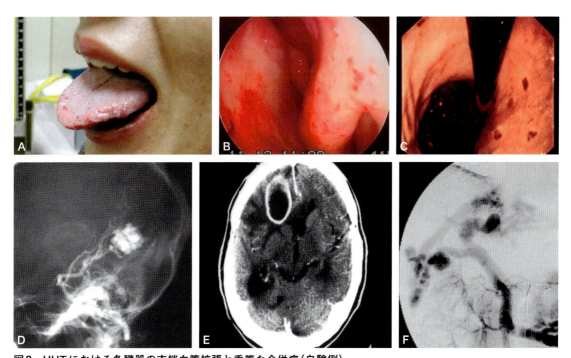

図8　HHTにおける各臓器の末梢血管拡張と重篤な合併症（自験例）
A：舌の末梢血管拡張．B：鼻腔の末梢血管拡張．C：胃粘膜の末梢血管拡張．D：脳動静脈奇形．E：脳膿瘍．F：肝動
静脈奇形．

サイドメモ：遺伝性出血性末梢血管拡張症 （HHT，Osler病）

HHTは，常染色体優性遺伝，皮膚粘膜，内臓の
多発性末梢血管拡張，反復する鼻出血を4徴候と
する全身性血管疾患である（図8）[4]．本症は，その
報告者にちなんでRendu-Osler-Weber disease
と呼ばれるが，日本およびドイツではOslerの業績
が高く評価されるために単にOsler病と呼ばれる
ことが多い．本症のキュラソー国際診断規準
（Curaçao criteria）は，4徴のうち3つ以上で確
実，2つで疑いとしている[3,4]．本症は，従来，欧
米に多くアジアには極めて少ないと考えられてい
たが，近年本邦における遺伝疫学調査の結果，発
症頻度が5,000〜8,000人に1人とそれほどまれ
ではないと考えられている[4]．本症は，鼻出血，肺，
脳，肝臓の動静脈奇形，消化管の末梢血管拡張症
により，ときに重篤な合併症をきたすが，近年血
管塞栓術，レーザー治療などによりその多くが治
療可能になってきている[3,4]．

文　献

1) 塩谷隆信：肺動静脈瘻（肺動静脈奇形）．呼吸器疾患の最新
の治療 2013-2015，貫和敏博ほか（編），南江堂，東京，
p440-444，2013
2) Shovlin CL : Pulmonary arteriovenous malformations. Am
J Respir Crit Care Med **190** : 1217-1228, 2014
3) Shovlin CL : Hereditary hemorrhagic telangiectasia :
Pathophysiology, diagnosis and treatment. Blood Rev **24** :
203-219, 2010
4) 塩谷隆信：オスラー病（遺伝性出血性末梢血管拡張症）．呼
吸 **33** : 845-855，2014
5) White RI Jr et al : Pulmonary arteriovenous malformations :
techniques and long-term outcome of embolotherapy.
Radiology **169** : 663-669, 1988
6) 塩谷隆信ほか：オスラー病と肺動静脈瘻．呼吸と循環 **63** :
81-87，2015
7) Faughnan ME et al : Diffuse pulmonary arteriovenous
malformations. characteristics and prognosis. Chest **117** :
31-38, 2000

X

2

肺動静脈瘻

索引

欧文

A

acute eosinophilic pneumonia（AEP） 149, 178
acute interstitial pneumonia（AIP） 118
acute lung injury（ALI） 36
acute pulmonary thromboembolism（APTE） 194
acute respiratory distress syndrome（ARDS） 36
adenosine deaminase（ADA） 93
air-crescent sign 74
airspace enlargement with fibrosis（AEF） 162
allergic bronchopulmonary aspergillosis（ABPA） 72, 149, 173
allergic bronchopulmonary mycosis（ABPM） 73
allergic mucin 176
apical cap 26
Aspergillus niger 74

B

Berlin 定義 36
bronchiolitis obliterans organizing pneumonia（BOOP） 25

C

CD1a 陽性細胞 147
centrilobular emphysema（CLE） 141
check valve 26
chemokine（C-C motif）ligand（CCL）17 180
Chlamydia pneumoniae 51
Chlamydia trachomatis 51
Chlamydophila pneumoniae 51
Chlamydophila psittaci 55
chromogranin A 33
chronic cavitary pulmonary aspergillosis（CCPA） 72
chronic eosinophilic pneumonia（CEP） 149
chronic necrotizing pulmonary aspergillosis（CNPA） 72
chronic obstructive pulmonary disease（COPD） 6, 105
chronic progressive pulmonary aspergillosis（CPPA） 72
chronic pulmonary aspergillosis（CPA） 72

chronic thromboembolic pulmonary hypertension（CTEPH） 194
combined pulmonary emphysema and fibrosis（CPFE） 140
connective tissue disease associated interstitial lung disease（CTD-ILD） 205
corpora amylacea 33
Coxiella burnetii 59
Cryptococcus gattii 77
Cryptococcus neoformans 77
cryptogenic organizing pneumonia（COP） 132
cytokeratins 31

D

diffuse large B-cell lymphoma（DLBCL） 215
diffuse panbronchiolitis（DPB） 110
diffuse pulmonary ossification（DPO） 27
double face 25
driver mutation 224

E

eosinophilic granulomatosis with polyangiitis（EGPA） 182
extranodal marginal zone lymphoma of mucosa-associated lymphoid tissue 33
extrapleural pneumonectomy（EPP） 248

F

fibroelastosis 26
focal consolidation 209
follicular bronchiolitis 26
fungus ball 76

G

giant lamellar bodies 33
Goodpasture 症候群 190
granulomatosis with polyangiitis（GPA） 182, 186

H

Hand-Schüller-Christian 病 144
hereditary hemorrhagic telangiectasia（HHT） 261
high attenuation mucus（HAM） 175
histiocytosis-X 144
HIV 関連肺病変 208
human immunodeficiency virus（HIV） 102

I

idiopathic pleuroparenchymal fibroelastosis (IPPFE) 136
idiopathic pulmonary fibrosis(IPF) 122
idiopathic pulmonary upper lobe fibrosis (IPUF) 136
immune reconstitution imflammatory syndrome (IRIS) 208
International Mesothelioma Interest Group (IMIG) 分類 244
interstitial pneumonia with autoimmune features (IPAF) 128
invasive pulmonary aspergillosis(IPA) 72

K

KL-6 28

L

Langerhans 細胞組織球症(LCH) 32, 144
Legionella pneumophila 64
Letterer-Siwe 病 144
lung ball 76
lymphangioleiomyomatosis(LAM) 32, 157
lymphoepithelial lesion(LEL) 33, 218

M

MALT リンパ腫 215
meningopenumonitis 56
meniscus sign 74
micro-aspiration 68
microscopic polyangiitis(MPA) 182
mosaic perfusion 20
MRSA肺炎 81
mucoid impaction 74
multi-detector-row CT(MDCT) 262
multifocal multinodular pneumocyte hyperplasia (MMPH) 32
Mycobacterium abscessus 97
Mycobacterium avium 97
Mycobacterium avium intracellulare complex (MAC) 97
Mycobacterium intracellulare 97
Mycobacterium kansasii 97
Mycobacterium simiae 100
Mycobacterium triplex 100
Mycoplasma pneumoniae 46

N

noninvasive positive pressure ventilation (NPPV) 45
nonspecific interstitial pneumonia(NSIP) 127
nontuberculous mycobacteria(NTM) 97

P

Panton-Valentine leukocidin(PVL) 81
paraseptal emphysema(PSE) 141
pleuroparenchymal fibroelastosis(PPFE) 32, 136
Pneumocystis jirovecii pneumonia(PCP) 102
primary pulmonary lymphoma(PPL) 215
Pryce分類 258
pulmonary alveolar proteinosis(PAP) 152
pulmonary arteriovenous fistula(PAVF) 261
pulmonary arteriovenous malformation (PAVM) 261
pulmonary hypertension(PH) 199

Q

Q熱 59

R

rapidly progressive glomerulonephritis(RPGN) 190
RB-ILD 162
Rendu-Osler-Weber disease 265
rim enhancement 96
Runyon分類 101

S

S100蛋白陽性樹状細胞 32
simple pulmonary aspergilloma(SPA) 72
single face 25
smoking-related interstitial fibrosis(SRIF) 162
solitary fibrous tumor(SFT) 244
SP-A 29
SP-D 29
squamous cell carcinoma(SqCC) 228
subpleural curvilinear lines 253
synaptophysin 33

T

tip構造 48
TTF-1 29
tuberous sclerosis complex(TSC) 157

和文

あ

悪性中皮腫　31
悪性胚細胞腫瘍　238
悪性リンパ腫　215, 239
アスベスト　244
アスペルギルスガラクトマンナン抗原　73
アモサイト（茶石綿）　244
アレルギー性気管支肺アスペルギルス症（ABPA）
　72, 149, 173
アレルギー性気管支肺真菌症（ABPM）　73

い

異型腺腫様過形成（AAH）　225
意識レベル　3
遺伝性出血性末梢血管拡張症（HHT）　261
イムノクロマト法　46

え

壊死性肉芽腫性血管炎　186
壊疽性膿瘍　85
エリオナイト　244

お

オウム病　55

か

下気道症状　2
架橋線維化　170
核内封入体　31
過敏性肺炎　169
可溶性メソテリン関連ペプチド（SMRP）　245
間質浮腫　178
鑑別診断　7
乾酪壊死　92, 95

き

気管支拡張症　115
気管支原性嚢胞　239
気管支上皮化生　27
気腫合併肺線維症（CPFE）　140
喫煙関連間質性線維症（SRIF）　162
喫煙関連肺疾患　178
急性間質性肺炎（AIP）　118
急性好酸球性肺炎（AEP）　149, 178
急性呼吸促迫症候群（ARDS）　36
急性呼吸不全　36
急性肺血栓塞栓症（APTE）　194
急性肺障害（ALI）　36
急速進行性糸球体腎炎（RPGN）　190

キュラソー国際診断規準　265
胸腔鏡所見　94
胸水細胞診　245
胸腺癌　233
胸腺腫　233
胸腺嚢胞　236
胸痛　2
胸部CT　18
胸部画像診断　11
胸部単純X線写真　11
胸膜下曲線状陰影　247
胸膜切除・肺剥皮術　248
胸膜中皮腫　244
胸膜肺全摘術（EPP）　248
胸膜プラーク　247
菌球　74
緊急度・重症度の判定　6
筋線維芽細胞　24

く

クラミジア・ニューモニエ肺炎　51
クリソタイル（白石綿）　244
クロシドライト（青石綿）　244

け

頸静脈　7
珪肺　249
血液ガス　42
結核菌　89
結核結節（tubercle）　91
結核性胸膜炎　93
結晶性遊離シリカ　249
結節性硬化症（TSC）　157
顕微鏡的多発血管炎（MPA）　182

こ

抗GBM抗体病　190
抗アスペルギルス沈降抗体　73
抗アミノアシルtRNA合成酵素抗体（抗ARS抗体）
　128
膠原病　203
　―― 関連間質性肺疾患（CTD-ILD）　205
好酸球性多発血管炎性肉芽腫症（EGPA）　182
好酸球性肉芽腫症　144
後縦隔腫瘍　239
高二酸化炭素血症　41
高拍出性心不全症状　261
誤嚥　68
呼吸困難　2
呼吸細気管支　23
呼吸不全　41
呼吸補助筋　7
孤在性胸膜線維性腫瘍（SFT）　244

269

コントラスト心エコー　263

さ

細気管支　23
在宅酸素療法　42
細胞内寄生菌　63
サルコイドーシス　165

し

持続感染　53
縦隔腫瘍　233
縦隔セミノーマ　236
縦隔リンパ節腫大　209
シュウ酸カルシウム　74
重症筋無力症　236
集団発生　55
樹状細胞　32
上気道症状　2
小細胞肺癌　220
上皮内腺癌　225
上葉限局型肺線維症（IPUF）　136
小葉中心性線維化　170
小葉中心性肺気腫（CLE）　141
シルエットサイン　15
真菌感作重症喘息　173
神経鞘腫　239
腎血管筋脂肪腫　157
人獣共通感染症　55
侵襲性肺アスペルギルス症（IPA）　72
塵肺症　252
塵肺法　250
心膜嚢腫　239

せ

石英　249
石綿胸膜炎　244
石綿高濃度曝露　252
石綿肺　252
線維芽細胞　24
線維形成型中皮腫　247
線維性胸膜肥厚　138
腺癌　224
前縦隔腫瘍　233
全身状態　3
線毛運動機能　48

そ

臓側胸膜　244

た

多剤耐性緑膿菌　88
多発血管炎性肉芽腫症（GPA）　182, 186
多胞性大空洞　100

多列検出器CT（MDCT）　262
単純性肺アスペルギローマ（SPA）　72
単純性肺好酸球症　149
弾性線維　138

ち

中縦隔腫瘍　239
中枢性気管支拡張　174
中皮細胞　244
中皮腫　244
長時間作用性β_2刺激薬（LABA）　109
長時間作用性抗コリン薬（LAMA）　109

て

転移性肺腫瘍　240

と

動物由来感染症　59
特発性器質化肺炎（COP）　132
特発性肺線維症（IPF）　122
特発性肺ヘモジデローシス　192
鳥関連過敏性肺炎　169

な

夏型過敏性肺炎　169

に

肉芽腫性病変　92
肉芽様ポリープ　48
ニボー（鏡面像）　69
ニューモシスチス肺炎（PCP）　102

ね

粘液栓　174

の

嚢胞性奇形腫　236
野口分類　226

は

肺Kaposi肉腫　213
肺Langerhans細胞組織球症　144
肺アスペルギルス症　72
肺癌　30
肺クリプトコックス症　77
肺結核症　89
肺高血圧症（PH）　199
肺腺癌　31, 224
肺動静脈奇形（PAVM）　261
肺動静脈瘻（PAVF）　261
肺動脈リモデリング　198
肺膿瘍　68
肺病理診断　23

肺分画症　257
肺扁平上皮癌（SqCC）　228
肺胞気動脈血酸素分圧較差（A-aDO₂）　41
肺胞口　23
肺胞出血　190
肺胞蛋白症（PAP）　152
肺胞道　23
肺葉外分画症　257
肺葉内分画症　257
剥離性間質性肺炎（DIP）　162
播種性クリプトコックス症　77
ばち指　5

ひ

非結核性抗酸菌（NTM）症　97
非侵襲的陽圧換気療法（NPPV）　45
非特異性間質性肺炎（NSIP）　127
ヒト免疫不全ウイルス（HIV）　102
被包乾酪巣　100
びまん性大細胞型B細胞性リンパ腫（DLBCL）　215
びまん性肺疾患　9
びまん性汎細気管支炎（DPB）　110
微粒子凝集法　46

ふ

副鼻腔気管支症候群　110
不整形陰影　253
分化抗原　31

へ

壁側胸膜　244
扁平上皮癌　228

ほ

傍隔壁性肺気腫（PSE）　141
蜂窩肺　27

保菌動物　59
墨汁法　77
ポンティアック熱　64

ま

マイコプラズマ肺炎　46
慢性壊死性肺アスペルギルス症（CNPA）　72
慢性空洞性肺アスペルギルス症（CCPA）　72
慢性血栓塞栓性肺高血圧症（CTEPH）　194
慢性好酸球性肺炎（CEP）　149
慢性呼吸不全　41
慢性進行性肺アスペルギルス症（CPPA）　72
慢性肺アスペルギルス症（CPA）　72
慢性閉塞性肺疾患（COPD）　6, 105

め

メチシリン耐性黄色ブドウ球菌（MRSA）　81
免疫再構築症候群（IRIS）　208

も

モザイク灌流（mosaic perfusion）　20
モミの木様構造　75

ら

卵黄囊腫　237

り

罹患鳥　56
良性石綿胸水　244
緑膿菌　85
　── 性肺炎　85, 213
臨床経過　2
リンパ脈管筋腫症（LAM）　32, 157

れ

レジオネラ肺炎　64

~臨床・画像・病理を通して理解できる！~
呼吸器疾患：Clinical-Radiological-Pathological アプローチ

2017 年 4 月 25 日　発行

編集者　藤田次郎，大脳祐治
発行者　小立鉦彦
発行所　株式会社 南 江 堂
〒113-8410 東京都文京区本郷三丁目 42 番 6 号
☎（出版）03-3811-7236（営業）03-3811-7239
ホームページ http://www.nankodo.co.jp/
印刷・製本 公和図書
装丁 花村 広

Clinical-Radiological-Pathological approaches to respiratory diseases
© Nankodo Co., Ltd., 2017